果品药用与美食制作

主　编
姚海扬

副主编
孙永全　刘　彦

编著者
王东升　姚之歌
秦加志　鞠培德

金盾出版社

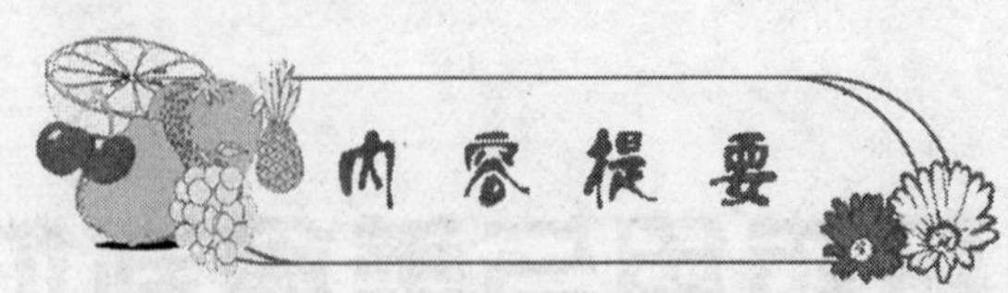

本书简要介绍了果品入膳溯源、烹制技法；详细介绍了常用果品的别名、性味、功效主治、营养成分、药用选方和果品药膳制作的原料、制作方法、功效等。全书内容丰富，通俗易懂，方法简便易操作，可作为广大群众保健养生药膳的参考书。

图书在版编目(CIP)数据

果品药用与美食制作/姚海扬主编．— 北京 ：金盾出版社，2016.5(2019.3 重印)

ISBN 978-7-5186-0702-0

Ⅰ.①果… Ⅱ.①姚… Ⅲ.①水果食物—疗法—食谱 Ⅳ.①R247.1②TS972.161

中国版本图书馆 CIP 数据核字(2015)第 313405 号

金盾出版社出版、总发行

北京太平路 5 号(地铁万寿路站往南)

邮政编码：100036 电话：68214039 83219215

传真：68276683 网址：www.jdcbs.cn

北京军迪印刷有限责任公司印刷、装订

各地新华书店经销

开本：850×1168 1/32 印张：10.25 字数：257 千字

2019 年 3 月第 1 版第 2 次印刷

印数：4 001～7 000 册 定价：31.00 元

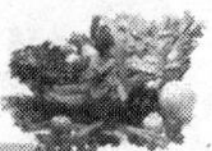

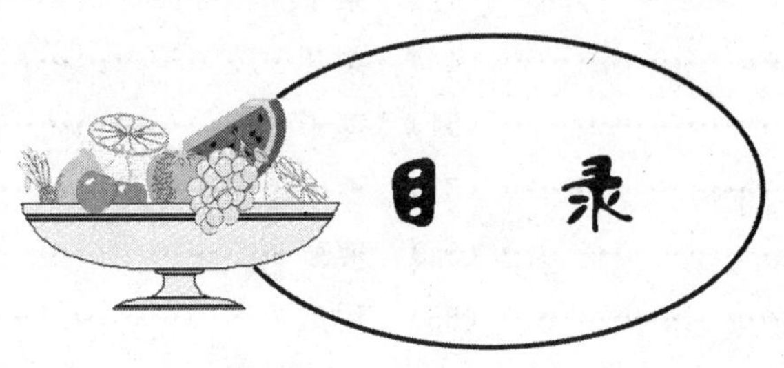

第一章 概述

第二章 果品的保健功效与药用选方

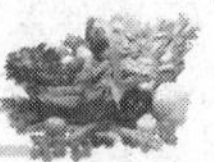

第三章　果品养生美食制作

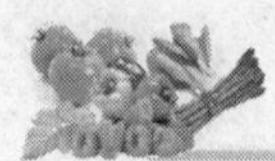

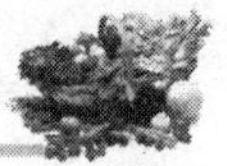

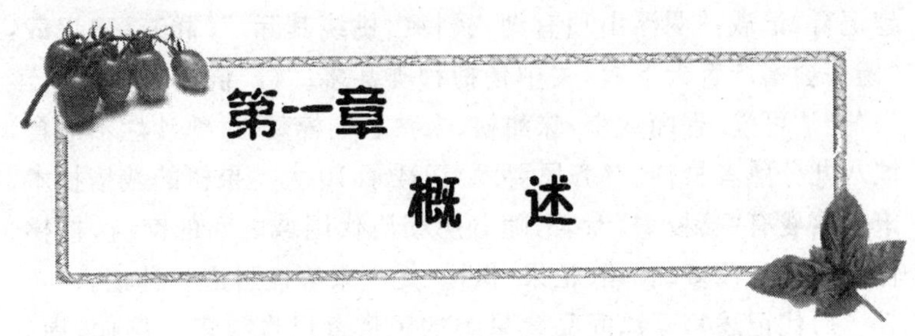

第一章 概 述

一、果品入膳溯源

果品是人类钟爱的食物之一。2 000 多年前的中医药权威经典《黄帝内经》就有“五谷为养,五果为助,五畜为益,五菜为充,气味合而服之,以补精益气”的论述。在 4 大类食物中,将果类排在第二位,显示出果类不仅是饱腹的美味,同时在饮食平衡和疾病治疗中有重要的保健作用。

据统计,有近 40 种果类植物的故乡在我国。我国是种植和食用药用果类最早的国家。1972 年,湖南长沙的西汉古墓中出土有梅的果核,同时出土的竹简上有梅、蜡梅、元梅的字样,距今已有 2 300多年。公元前 1134 年,周代的《礼记》中记载:“羞以含桃,先荐寝庙”。含桃是樱桃的古称,将樱桃作为祭祀祖先的珍品。《战国策》中记载:“北有枣栗之利,民虽不由田作,枣栗之实,足食于民”和《韩非子》有“秦饥,应侯谓王曰:五宛之枣栗请尽发与之”的记载,说明古代枣、栗被用于救灾的口粮。《山海经》有“灵山之下,其木多杏”和《尔雅》有“其在山上之名曰樆,人植之曰梨”的记载,梨在古代还称为“山樆”“玉露”“蜜久”;还有“树如梅,芝子大如指头,赤色似小柰,可食,此即山楂也”的记载。战国时的《同书》中有“秋食栌,梨,橘,柚”的记载。《诗经》里有咏桃的记载:“桃之夭夭,灼灼其华，桃之夭夭，有贲其实；于嗟鸠兮，无食桑葚。”陆贾的《南越记行》记载：“罗浮山顶有湖，杨梅山桃绕其际。”《群芳记》记载：“杨梅会稽产者天下冠，关中杨梅种类甚多。”《广群芳谱》记载，苹果“光洁可爱，香闻数步，味甜松，未熟者如棉絮，过熟沙烂不堪食，惟八九分熟者最佳。”《齐民要术》记载了 10 大类果树的栽培技术。宋代蔡襄有“荔枝谱”专著，随着历朝历代国域之间的交流，核桃、葡萄、枇杷、菠萝、香蕉、杧果、橄榄、无花果等被引进和种植。

历代记述宫廷民间品食果类的民俗食风也很多。例如，周处著述的《风土记》曰：“七月七日，其夜洒扫庭除，露施几筵，设酒脯时果，散香粉于筵上，祈请河鼓织女。”宗懔著述的《荆梦岁时记》曰：“是夕，人家妇女结彩缕，穿七孔针，或以金银石为针，陈瓜果于庭中以乞巧，有蜘蛛网于瓜上，则以为符应。”

王仁裕著述的《开元天宝遗事》中记载：“宫中以锦结成楼殿，高百尺，上可以胜数十人，陈以瓜果酒炙，设坐具，以祀牛女二星。”

果类以它独有的美味和特色被人们制作出多样的佳肴，果类入馔历史悠久。例如，《汉书》记有“煮木(杏)为酪”，五代王定保著述的《唐摭言》就有以樱桃为主命名的樱桃宴的记载：“新进士尤重樱桃宴，乾符四年(公元 877 年)，永宁刘邺第二子刘覃及弟……于是独置是宴，大会公卿，时长安樱桃初出，虽贵达未适口，而覃山积铺席，复和以糖酪者人享蛮榼 1 小盅，亦不啻数升。”《燕都小食品杂咏》曰：“一碗琼浆真适口，香甜莫比杏仁茶。”

元朝忽思慧的《饮膳正要》是一部食疗养生和烹饪相结合的饮食专著，介绍了 58 种果类保健功效和食用制作方法，如木瓜汤、荔枝膏、樱桃煎、金橘煎。清代朱彝尊著述的《食宪鸿秘》介绍了 49 种果类膳食的制作方法，如腌柿子，枸杞饼、素蟹、乌葚膏、核桃饼等。清代《调鼎集》介绍了 35 种果类的 234 种果膳制作方法，如西瓜甜酱、乌梅酱、栗子炒鸡块、梨煨老鸭、荸荠羹等。清代王士雄著述的《随息居饮食谱》介绍了 40 种果类的食疗作用和食用方法。

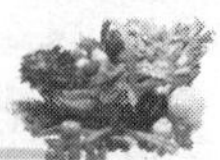

中国烹饪的集大成者《满汉全席》中有四干果：橘饼、香榧、腰果、瓜子仁；四鲜果：梨、香蕉、苹果、橘子；四蜜饯：蜜饯青梅、蜜饯桂圆、蜜枣、蜜饯银瓜；四茶点：杏仁茶、圆肉茶、莲子茶、龙井茶；一甜汤：八宝果羹（苹果、梨、樱桃、桂圆、蜜桃、橘子、菠萝、山楂糕）；菜品：桃仁鸡丁、炒榛子酱、菠萝鸡片、杏仁熗鱼、桃仁鸭方、松仁鸡蓉卷、秋梨斑鸠、蜜酿桂圆、桃仁鱼角、荔枝虾球、松仁香菇、板栗烧鹿肉等。八大菜系中果类入馔之例更不胜枚举。

近代创制出专以一种果类烹制成宴席的实例，如岭南荔枝宴、湖北全菱宴、海南椰子宴、深圳荔枝宴、广昌养生莲子宴、荸荠宴等，真是百味呈鲜，百果争艳。

果类对人体健康的保健功效和治疗功效，在我国最早的中药专著《神农本草》中就有详细的论述，如“枣，味甘，平，无毒。主心腹邪气，安中养脾，助十二经，平胃气，通九窍，补少气，少津液，身中不足，大惊，四肢重和百药，补中益气强力，除烦闷，疗心下悬，肠澼。久服轻身延年，不饥神仙；桂圆，味甘，平，无毒。主五脏邪气，安志厌食，除虫去毒。久服强魂，聪明，轻身不老，通神明”。《神农本草经》收录果类 21 种。明代李时珍的《本草纲目》收录果类 83 种，明代姚可成《食物本草》收录果类 117 种。近代《中药大辞典》收录果类 46 种，《中国食疗大典》收录果类 50 种。

人类不仅喜食果品，还以果品来表达自己的情感，以木瓜表示爱情（如投我以木瓜，报之以琼瑶）；以樱桃、杏、苹果描述女性的美丽（樱桃小嘴一点点，明眉杏眼，面如红苹果）；以桃言喻长寿，贺寿用寿桃，如西游记中的王母蟠桃；以枣、花生、栗子喻子孙繁衍的美好愿望，如结婚时食用枣、花生、栗子，谐音早生贵子；因吃果品未遂而相互反目残杀（二桃杀三士）等。据查，《中国饮食诗文大典》所列 1500 多条诗文中有 240 多条是歌咏果类。

随着科学技术的发展，人类对果品的保健价值有更深的研究和发现，提倡多食用果品，以预防和治疗高血压、高血脂、糖尿病、肥胖症、癌症，并且引起各国政府的高度重视。例如，美国提倡每人每天食用200克果品；日本农林水产省制定“有水果的饮食生活推进事业”的政策，从2001年8月组织实施“每天吃水果200克”的运动；丹麦政府2002年开始推行“水果蔬菜的素食。”可见，世界性的食用水果之风大兴。

二、果品入膳的烹制技法

烹调是烹和调的结合，烹是对原料加热，使之成熟，调和滋味。烹调的过程称之为烹调技法，是专门研究菜肴的原料性质、用途、切配、刀法、制作方法、调味方法，菜肴的色、香、味、形，以及如何保护和提高食物营养、功效的一门技术。烹调技法对保健果膳的制作有着决定性的作用，它不但增进保健果膳的色、香、味、形，使果膳色泽鲜艳，形状美观，美味可口，而且通过加工制作使果膳发生复杂的物理、化学变化和营养成分的分解，有利于人体的消化吸收和保健功效的发挥。

（一）果品入膳的形式

1. 以主料的形式入膳 如琥珀枇杷、拔丝荸荠、酥炸苹果环、夹沙香蕉、糖酥核桃仁、菠萝鸡丁。

2. 以配料的形式入膳 如大枣炖肘、山楂鱼球、木瓜蒸鸡、桂圆猪心、白果鸡丁、草莓炒蛋。

3. 以馅料的形式入膳 如松仁肉卷、庐江核桃烧卖、椒盐杏果、香杏粟米角。

4. 以调料的形式入膳 如香橙冬瓜、橘汁鸡。

5. 以盛器的形式入膳 如香橙枸杞龙凤米、白蜜银耳椰子盅。

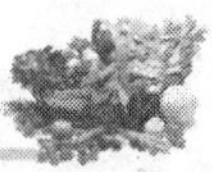

（二）切配、熟处理

1. 切配 原料经过不同的刀功处理后，成为既便于烹调，又便于食用的各种形状，常见的有块、片、丝、条、丁、粒、末、蓉泥、花等。

(1)块：块是菜肴原料中较大的一种形状，一般是用切、砍、剁等刀法加工成的。凡质地较为松芡、脆嫩或者质地虽然较坚硬，但去骨去皮后可以切断的原料，一般可采用刀法切成块。质地脆嫩的可用直切的方法，质地柔软的可用锯切的方法，质地较硬而且有皮带骨的，可用砍或剁的方法加工成块。块的种类比较多，常用的有象眼块、大小方块、长方块、排骨块、劈柴块、大小滚刀块等。

①象眼块。形如象眼而得名，又因它的形状为菱形，所以又叫菱形块。切法是先将原料切成大片，再将大片用斜刀改成长条，之后横截长条切出象眼块。

②方块。方块是指其长、宽、厚相同的块，边长在3.3厘米以下的叫小方块。一般用切或剁等刀法加工而成。

③长方块。形如骨牌，所以又叫骨牌块。一般是3～4厘米长，1.5～2厘米宽，0.8厘米左右厚。

④劈柴块。这种形状多用于切冬笋和茭白一类的原料。加工的方法是先用刀将原料顺长切成两半，再用刀身一拍，切成条形块，其形状像劈出的木柴一般。

⑤排骨块。排骨块是以猪的软肋骨的宽窄、薄厚为标准的。其实它也是一种长方块。

⑥滚刀块。这种块形是用滚切的方法加工而成的。一般用于根茎类和瓜果类蔬菜，如黄瓜、茄子、土豆、莴笋等。

因为块一般是用慢火长时间制作的烹调方法，块的大小和形状可根据烹调方法和原料的性质而定，力求选用形状比较适当的块形。

(2)片:片有大小、厚薄和形态的差别,一般常用的有月牙片、梭子片、蝴蝶片、骨牌片等,成形方法多是用切和片的刀法,随着烹调需要的不同,要求有所不同。一般氽汤用的料要稍薄些,过油滑的料可稍厚些,容易碎的料可稍厚些(如鱼片、豆腐片等),质地坚硬而韧性强的料可稍薄些(如猪肉片、鸡肉片、笋片等)。长宽比一般为2∶1或4∶1,主要根据原料的性质和烹调方法来确定片的形状、薄厚和大小。

片是烹调中用得最多的一种刀功形状。常用的片形有柳叶片、象眼片、月牙片、长方片、夹刀片、磨刀片等。切片持刀要平稳,左手按物要稳,用力均匀,轻重一致。在切片的过程中,要随时保持墩面干净。

①柳叶片。这种薄而窄,两头尖,形状如柳叶,一般是用长圆形原料切成。方法是先从长形原料上切下其外表的一大片,再将大片横切成柳叶片。

②象眼片。也叫菱形片,与象眼块的形状相似,只是比较薄。切法和象眼块相同。

③月牙片。先将圆形的料切成两半,再顶刀切成半圆形的片即可。

④长方片。与长方块的切法相似,只是比较薄,一般在0.3厘米之内。

⑤夹刀片。用直切的方法第一刀不切断,第二刀切断,成两片一组,一头开一头连,这样的片叫夹刀片。切夹刀片时,连着的部分约为整个料厚度的1/5,这种片多用于做中间夹料的菜肴,如“炸茄夹、炸藕盒”等。

⑥磨刀片。是用斜刀正片的方法片出的片,多用于薄而长的原料。

(3)丝:丝是比较难切的一种形状。切丝的具体操作方法是:先将原料切成大片,将大片像屋顶上的瓦一样码排起来,或者是一

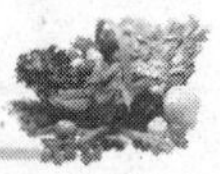

片片叠起来,再顶刀切成丝。

丝是菜肴中较小的一种形状,丝有粗细之分,性质韧而坚的原料,可以加工得细一些。丝的粗细,相当程度上决定于切出的片的厚薄,若切出的片比较厚,就不会切出细丝。丝的粗细,一般以普通火柴棍为标准,比火柴棍粗的叫粗丝,比火柴棍细的叫细丝。丝的长度一般在5厘米。

切丝的片要薄厚均匀,切丝时要切得长短尽量一致,粗细必须均匀。

切丝前,要将切好的片码整齐。不要码得太厚,否则切时就容易滑动,左手压料要压得紧些,不使料滑动,刀距要均匀。

切丝要根据原料的性质来决定丝的方向,有的需要横切,有的需要直切。像猪肉、鸡肉等较嫩的原料,应该顺纤维切丝,否则烹制后零乱不齐,牛肉的质地较老,肌肉中韧带较多,切丝时要横切下刀,使切出的肉丝不容易断且吃起来不觉得老。

(4)条:条加工的方法和丝相同,只是先切的片较厚,再改刀的刀距也较大。条的形状看上去就像是非常粗的丝,条的粗细要根据烹调需要而定,一般条的宽和厚约为1厘米,长约为4厘米。

(5)丁:丁的加工过程基本是先切厚片,再切条,最后改成丁。丁也分大小,可根据烹调方法而定,丁一般是由条横截改刀而成,大小约为1厘米见方,常用的有筷子丁、豌豆丁等。

(6)粒:粒是由细条或粗丝改刀而成,比丁小。粒大的如绿豆,小的如粟米,切法与丁相同。

(7)末:切法是先切出片,再由片切成丝,最后由丝改成末。末是由丝改刀而成,比粒小。

(8)蓉泥:蓉是用刀背斩成的,要求细而浓,加工蓉泥可以先将原料切成末,之后再剁成蓉。斩蓉前要将原料的筋、皮去净,精肥互搭。制鸡蓉、鱼蓉还要搭配适量的猪肥膘肉,以增加其黏性。蓉的质量标准应该是细如泥,无筋络。

(9)段:段和条相似,但比条宽些或比条长些。它是由剁或切的刀法加工而成的。段的宽度、长度以原料及烹制要求而定。

(10)花刀形:花刀形属于刀功美化范围,是利用混合刀法或叫剞的方法切成的。花刀形主要是由韧中带脆、收缩性强的或涨发性强的原料加工而成的。例如,猪的肾、胃、心和鱿鱼、墨鱼等烹制的菜肴,形状都很美观。

2. 熟处理 有些菜肴原料在烹制之前,要先放在水锅、油锅或红锅(红色的汤汁锅)中进行初步的加热,使其达到一定成熟程度,以备正式烹调时用。经过熟处理的原料色泽鲜艳,口感脆嫩,可以除去血污及腥膻味,并能缩短正式烹调的时间。初步熟处理的内容大体包括焯水、制汤、过油、走红等。

(1)焯水

①技法简介。焯水就是把经过刀功处理的原料,放在水锅中,加热至一定的成熟程度,随即取出以备进一步切配成形或烹制使用。焯水可使蔬菜色泽鲜艳,口感脆嫩,烈味减弱,如芹菜、莴笋、菠菜、豆角等经焯水后,色泽比原来更翠绿,其中的苦、涩味及太重的辣味会减弱,焯水后的菜会比原来的更脆、更嫩。焯水可把动物性原料中的血污排除,使原料白净,烹制中不出污沫;还可除去牛、羊肉及脏腑原料中的腥、膻、臊、臭等不良气味。焯水还可相对缩短菜肴的正式烹制时间。经过焯水的原料,已成为半熟或全熟状态,因而在正式烹制时,只需快速调味和简单加热,这对于快火菜肴来说是非常重要的。另外,还可以调整不同原料统一加热的时间,有些菜肴是由几种原料组成的,如果预先将比较难熟的原料焯水,可避免有熟有生的现象。

经过焯水的原料便于进一步加工。有些原料需去皮使用,如制作"宫保"菜肴的配料花生仁,直接去皮是比较困难的,若是将花生仁用开水焯后再去皮,就非常容易了。再如,有些菜肴需用猪肥肉,但不好切,若用水焯后,肉又脆又软,而且不粘刀,也就比较好切了。

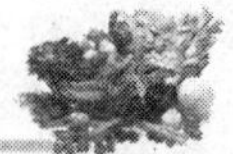

②适用范围。焯水适用于许多品种的原料，如有异常浓烈气味的蔬菜，以及一些有血污和腥、膻、臊等气味的动物性原料 。

③操作方法

• 冷水下锅焯。就是将原料和冷水同时下锅，待水烧沸到一定程度时捞出。这种方法适用于异味重的、血污多的牛羊肉、脏器原料等。采用这种焯法时，要注意不断翻动原料，使其各部分受热均匀。

• 开水下锅焯。先将锅中的水烧至沸腾，再将原料下锅。这种焯法时间短，适用于要求口感脆嫩、色泽鲜艳的原料，如蔬菜类原料中的芹菜、菠菜、莴笋等。这些原料在水中停留的时间要短，否则不但颜色变暗，质地也变得老而不脆。另外，还有许多含血污少、无异味的新鲜的鸡、鱼、猪肉等。采用这种方法时，要注意尽可能“快”些。一是水要多，二是原料出锅后应马上用凉水冲凉（凉拌菜或炝菜的原料应用凉开水冲凉或摊开放凉），否则闷在一起会变黄或变黑，影响色泽。

④注意事项。焯水是烹调中常用的一种加工方法。焯水会使许多水溶性营养物质溶于水中，造成浪费，为了减少营养素的浪费，在焯水时应注意以下几点。

• 要根据原料的性质决定焯水或不焯水，以及采用哪种焯水方法，直接炒烹或是异味不重的原料尽量不焯水。

• 对需要焯水的几种原料要分次进行，不可一锅下，同时还要注意色、味轻的先焯，色、味重的后焯，若有条件时，要每种菜用一锅水，免得互相串味。

• 焯水和烹制要连续进行，不可间隔时间太长，以防止原料的颜色、口味、质地等发生变化。

(2)制汤

①技法简介。制汤就是把蛋白质、脂肪含量丰富的动物性原料放在水中煮，使蛋白质、脂肪溶于水中，制成鲜汤（也叫高汤），作为烹调的调味原料。

②适用范围。鲜汤是做菜的上好调味品，尤其是用山珍海味烹调的高档菜肴，是必不可少的调料。

③操作方法。鲜汤一般分为毛汤、奶汤、清汤3类。由于各种汤的质量、性质不同，所以加工方法也不同。

•毛汤的制法。毛汤是制作比较简单的一种鲜汤，质量较差。它是以猪骨、鸡骨、鸭架、碎肉头等为原料，也可加适当的鸡、鸭、猪肉，加上一些水，上火煮沸，撇去浮沫，再用小火慢煮几小时即可。因为它不需要经过任何细加工，所以称之为毛汤，用于制作一般菜肴。毛汤又分为两种：一种适用于制作家常菜肴，这种汤无出汤比例，甚至可以随用随加水；另一种适用于制作高档菜，这种汤可适当用老母鸡、鸭子、肘子肉等作为汤的原料，加水量一般为原料重量的3～4倍。

毛汤制法简单，使用方便，且用料可不作严格要求，但有腥、膻味的原料不可入锅。

•奶汤的制法。奶汤是比毛汤高级的鲜汤，特点是颜色乳白，像奶汁一样，可分为普通奶汤和高级奶汤两种。普通奶汤的制法有两种：一种是将普通毛汤用大火烧沸，再将其用纱布过滤即可；第二种是将猪骨、鸡骨、鸭架或少许肘子肉等用开水烫后换上清水，加上料酒、葱、姜等用大火煮沸，再用小火煮至汤呈乳白色即可。高级奶汤的制法是将鸡鸭架、翅膀、猪脚爪、猪骨等放入锅内，加冷水，以大火煮沸后，去掉汤面上的血沫和浮污，然后再加上葱、姜、料酒等，加盖用小火继续煮到汤稠且呈乳白色时为止，出汤率以每5 000克料出5 000～7 000毫升汤为标准。

•清汤的制法。清汤是汤中最难制的一种，也是质量最好的汤。所谓清汤，顾名思义，汤清如水，无杂质，味鲜香。清汤分为一般清汤和上汤。一般清汤是将老母鸡洗净，放入锅中，加入冷水，用大火煮沸，随即改用小火进行长时间加热，使鸡体内的蛋白质和脂肪充分溶入汤中。改用小火后要保持汤面微沸，即翻着较细小

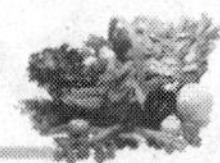

的水泡。若大于这个火候，就会煮成白色奶汤；若小于这个火候，则鲜味水浓。出汤率一般是母鸡1 500克制汤2 500毫升左右，制这种汤的原料也可以少配些猪肘子、瘦肉等，但必须是以母鸡为主。上汤又叫顶汤或高汤、清汤，是以一般清汤为基汁，进一步提炼精制而成。其汤澄清，滋味更加浓鲜，是大雅之席高档菜肴的主要调味品。先用纱布将已制成的一般清汤过滤，除去渣状物，再将鸡腿肉去皮，剁成蓉状，加葱、姜、黄酒及适量的清水泡一泡，浸出血水，投入已过滤好的清汤中，上大火加热，同时用手勺不断搅转（不能使汤翻滚），使汤中的悬浮物被吸附在鸡蓉上，再用手勺将鸡蓉除净，这就成了极为澄清的鲜汤。也可将鸡蓉捞起后压成饼状，再放入汤中漂浮一段时间，使其中的蛋白质充分溶解于汤中，然后再除去鸡蓉。用这种方法吊一次称为"单吊汤"，若需要高级的清汤，还可用鸡脯肉为原料按上述方法再吊一次，则称为"双吊汤"，其味绝顶。

④注意事项。制汤是厨师必须具备的技术之一，其中吊汤技术更为重要，只有掌握了它，才能烹制出高级名菜来。

(3)过油

①技法简介。过油就是将已经刀功成形的原料过油，达到滑、嫩、脆、香，并保持 一定的色泽。过油的技术性很强，油温的高低、火力的大小、加热时间的长短、投料数量与油量的比例，都要掌握得恰到好处。过油时如果油温、火力及加热时间掌握得不好，就会使原料或老，或焦，或生，或不香脆，达不到技术要求。

②操作方法。过油可根据油温和加热时间不同分为划油和走油。

• 划油。划油又称拉油，其技术要求是：油温一般在五成热左右，不能太高，过高时原料黏结在一起，表面发硬变老；过低，糊浆脱落。划油的原料一般都是上浆的丁、丝、条、片、粒、小块等小型原料，多用于炒、爆、熘等烹调方法。划油的锅（炒勺）要光滑，加油前炒勺要先烧热，俗称“热勺温油”，所用的油必须是提前炼好的熟油。划好的原料必须柔软嫩滑。

•走油。是一种用油量大、油温较高的加工方法，操作中应注意做到：油量要足，油温要高。走油时锅内油量要能淹没原料，油温要七八成热以上，或者说要用旺油锅。原料下锅后要散开，尽量缩小原料与油面的距离，防止热油飞溅。火力要适当，防止一面焦煳一面生。带皮的原料过油时应皮面朝下，肉面朝上，因为皮组织紧密不易炸透，要尽量延长炸制时间。做好防护措施，防止烫伤。含水分大的原料下油锅后，水分因急剧受热而气化，带着爆声将油溅出，容易发生烫伤事故。所以，要在原料下锅之后尽快用遮挡物挡住溅出的油滴，保证操作安全。

③操作要点

•要注意油温的识别与掌握。所谓油温，就是锅中的油经加热后达到的温度。鉴别油温的方法，因目前尚无适用的仪表做准确测定，只能凭经验判断。依据实践经验，烹制食物所用油温可分为3类。油温的高低，与火力的大小和同时投料的多少有直接关系。

•根据火力的大小掌握油温。火旺时，原料下锅时的油温可稍低些。中火时，原料下锅时的油温可稍高些。如果火太旺，油温太高时，应先将油锅端离火口，将火调好，待油温降低时再上火。也可往油锅内冲入冷油进行降温。

•根据投料数量掌握油温。若一次投料量较多时，油温可稍高些。若油温低，同时下较多的原料会把油温降得更低，容易出现脱糊脱浆现象。若投料数量少时，可让油温稍低些，防止出现炸煳或色重等现象。

④注意事项

•挂糊原料过油时，应一块一块或逐片下锅，下锅后要进行不停地搅动，若需表面酥脆而内部软嫩的制品，应用热油下锅，小火慢炸，再用大火复炸。即下锅时要大火，下锅后待原料表面变硬时

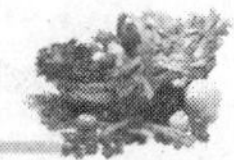

移小火，炸至原料内部熟透后，将原料捞出，待油温上升到旺油锅时，将料再投入油中复炸一次，使其达到外部酥脆和色泽适当。

• 上浆的原料划油时，应用手抖开撒进油中，并立即用筷子搅开，防止粘在一起。

• 需保持色泽洁白的原料，过油时应用较清的花生油或猪油。油的品种、新旧程度对原料的颜色影响很大。可根据情况把色轻的料先过油，色重的料后过油，以减少新油的消耗量和原料颜色的互相影响。

（三）上浆、挂糊、勾芡

1. 上浆、挂糊

（1）技法简介：上浆和挂糊就是在经过刀功处理的原料上挂上一层黏性的糊浆，是使菜肴达到酥脆、滑嫩或松软的一项技术措施。在炸、熘、爆、炒等烹调方法中，原料一般要上浆、挂糊。挂糊和上浆是烹调前一项比较重要的操作程序，对菜肴的色、香、味、形各方面均有很大的影响。

①保持原料中的水分和鲜味。使菜肴达到外部香脆或柔滑，内部鲜嫩。炸、熘、爆等烹调方法，大都使用大火热油，水分会很快蒸发，鲜味也随着水分外溢，因而质地变老，鲜味减少。如果在原料的表面裹上一层浆或糊，受热后就会形成一层保护膜，使原料不直接和高温油接触，油也不易浸入原料内部，原料的水分和鲜味就不会外溢，上浆的原料过油后柔软润滑，挂糊的原料过油后外焦里嫩，大大丰富了菜肴的风味。

②保持原料的形状，使之光润饱满。一些比较柔嫩的原料切成较小的丝、丁、片之后，一经加温往往容易断碎、卷缩、干瘪而变形。通过挂糊或上浆，过油后表面的糊或浆就会固定成形，使原料保持原来的形状；由于糊或浆都是用淀粉或含淀粉较多的原料调制，受热后会使菜肴色泽光滑，形态饱满，增加了菜肴的美观程度。

③保持并增加菜肴的营养成分。在高温下，糖类、蛋白质、脂肪、维生素等营养成分都会遭到不同程度的破坏。通过上浆和挂糊的原料，由于外层有了保护膜，原料不直接同高温油接触，就可以减少营养物质的损失。不仅如此，浆和糊多由淀粉、鸡蛋等组成，这些原料本身也含有较多的营养素，从而提高了菜肴的营养价值。

(2)原料简介：浆和糊的原料基本是相同的，其区别在于稠稀程度不同，稠的叫糊，稀的叫浆。制作糊、浆常用的原料有蛋类，淀粉(菱角粉、绿豆粉、红薯粉、玉米粉等)，面粉，米粉，发酵粉(简称发粉)，小苏打，面包渣等。糊和浆的种类大致分为以下几种。

①蛋清糊。蛋清糊是由蛋清、少量淀粉、精盐调成的，多用于熘、爆、滑、炒等烹调方法，能使菜肴质地松软，呈淡黄色。有时只用蛋清一种原料上浆，使菜肴光滑软嫩，色泽洁白。

②蛋泡糊(高丽糊、雪花糊)。蛋泡糊主要是由纯蛋清组成，有时加少量的干淀粉。它是将蛋清倒入盘中，用筷子或打蛋器顺一个方向搅打成雪花状的糊，筷子垂直插进去不倒是最好，之后再撒上少许干淀粉，搅匀即可，适用于制作酥炸菜肴。作用是使菜肴外形饱满，质地松酥，色泽白里泛黄。

③水粉糊。水粉糊(也称干粉糊)主要原料是淀粉和水，适用于油炸的原料，如焦熘肉片、糖醋鱼等。

④全蛋糊(蛋粉糊)。全蛋糊是由蛋液(清、黄都用)、淀粉或面粉加上精盐和水组成，多用于软炸、酱爆等菜肴。

⑤发粉糊(松糊)。发粉糊是由发酵粉、水、面粉调成的。这种糊有涨发性，可使菜肴饱满，松而带香，色泽淡黄。面粉、清水、发酵粉配料比例为7∶9∶0.35。

⑥苏打糊。苏打糊(酥糊)是由蛋清30克、淀粉300克、小苏打7克、水150毫升和少许精盐、白糖、味精、香油等组成，适用于干炸菜肴。作用是使菜肴滑润、鲜嫩，颜色呈粉红色。

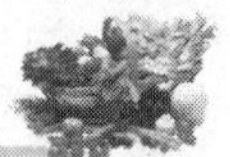

⑦拍粉拖蛋糊。拍粉拖蛋糊由干粉(面粉或淀粉)、全蛋糊(多用面粉和鸡蛋调成)结合而成,有时要配上面包渣(馒头渣)。这种糊的使用是先将原料在干粉中蘸一下,再下入纯蛋液中拖一下即可下锅,所以叫拍粉拖蛋糊。有的菜肴还要求在拖上蛋糊后在表面粘上面包渣,之后才下锅煎炸。

⑧干粉糊。干粉糊主要是由干面粉或干淀粉制成,多用于炸菜,作用是使菜肴外皮脆硬而不缩,色泽呈金黄色。

(3)操作方法

①由于浆、糊的品种较多,使用中操作方法不尽相同。有些是将浆或糊所需的料加入切好的烹调原料中,搅拌均匀即可,这种方法多用于上浆。有些是先将浆或糊调好,再将原料下进去拖、蘸一下,挂匀即可,这种方法多用于挂糊。再者,就是将原料直接放到干粉中蘸上一层即可。

②除上浆、挂糊外,还有拍粉的方法。所谓拍粉,就是在经过调味的原料表面均匀地拍上一层干面粉或淀粉,原料拍粉后过油炸,可以保持原来的形状,达到表面脆硬而体积不缩小的目的。

(4)注意事项:要注意浆和糊的区别。

①稠稀程度不同。浆和糊虽然没有截然的区别,但习惯上把稠些的称为糊、稀些的称为浆。

②适用的烹调方法不同。凡是上浆的原料,一般使用较温的油,称为过油"滑",适用的烹调方法一般是滑炒、滑熘、爆菜等;凡挂糊的原料一般是先经油炸,后烹调,适用于炸、焦熘、烧等烹调方法。

③制出的菜肴质地不同。使用上浆的原料制出的菜肴一般都比较滑嫩;而使用挂糊的原料制出的菜肴多数是外焦里嫩,有的是外酥烂里熟嫩。

2. 勾芡

(1)勾芡的作用:在菜肴即将出锅时,将提前调好的水淀粉淋入锅中，使菜里的汤汁达到一定的稠度，这就叫勾芡，也有些地方称之为着芡、着腻、勾汁、拢芡等。它是利用淀粉加水受热后膨胀而具有黏性的糊化特点，使菜汤变成透明发亮的黏稠液体。菜肴勾芡的作用有以下几点。

①增加菜肴的色泽。一般的菜肴在烹制时需要加进些汤汁，如熘菜、烧菜等。还有的菜肴在烹制中会自己出汤水(尤其是新鲜的蔬菜)，这一点大锅菜比较明显，菜肴成熟后，汤和菜分得比较清，出锅后不久菜肴表面会因干燥而显得无光泽，干瘪难看。若是用淀粉在汤里勾上芡，会使汤汁变浓，多数都包在菜上，菜肴原料表面就有光泽，透明发亮。对于一些要求上色的肉类原料，勾芡后有色的汤汁包在肉上，也会使菜肴的色泽加生，从而提高了菜肴的美观程度。

②增加菜肴的口味和营养。一般的菜肴，其汤比菜味浓，而且汤中还有许多矿物质、维生素等营养物质。勾芡之后，会使汤汁裹在原料上，增加美味，减少营养素损失。

③突出菜肴中的主料。有些汤菜，主料往往是沉在汤中的，勾芡后，汤汁变浓稠，浮力相对增加，汤中的主料会浮出汤面，突出主料。

(2)适用范围：芡汁的原料主要是淀粉，所以芡汁的种类只能是从其稠稀程度上区分。芡汁的稠稀应根据烹调方法、菜肴品种的要求而定。一般来说，芡汁可分为厚芡和薄芡两种。

①厚芡。厚芡是比较稠的芡汁，比用于黏合纸张的胶水稍稠些，又可分为包芡和糊芡。

•包芡。芡汁较稠，能使菜中的汤汁全部包在原料上。这种芡汁多用于爆、滑炒、焦熘等烹调方法，做出的菜肴吃完后，盘中几乎不剩汤汁。

•糊芡。比包芡稍稀些，能使菜肴的汤汁呈薄糊状，达到汤菜融和、口味浓厚而柔滑的要求，多用于烩菜。

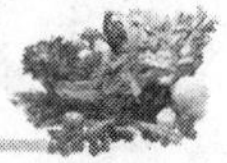

②薄芡。薄芡比粘纸张的胶水稍稀些或基本相似，可分为流芡和米汤芡。

•流芡。芡汁较稀，作用是增加菜肴的滋味和光泽，一般适用于熘菜、烧菜等。芡汁一部分保存在菜上，一部分流向盘中，可以来回流动，故称流芡。因其光洁明亮，犹如奶油，故而又称其为奶油芡。

•米汤芡(奶汤芡)。芡汁稀如米汤，作用只是使菜肴的汤汁浓稠一些，并提高口味。

(3)操作方法：勾芡的方法虽然都是将稀释的淀粉倒入菜中，但因烹调方法不同，具体的操作方法也不同，可分为勾芡和淋芡两种。

①勾芡。有些快火菜肴，由于原料在锅中停留的时间很短，为了防止因调味和勾芡延长时间，所以事先把所需的调料和淀粉都放在一个小碗中调好，待菜肴烹至适当火候时，将这些调料汁一起倒入锅中，颠翻几下即可出锅。这种勾芡的方法速度较快，但不容易掌握芡汁的薄厚度。采用这种勾芡方法时应该注意：淀粉沉淀较快，事前调好的芡汁时间一久淀粉就会沉在碗底，使用前必须先将淀粉搅起来再倒入锅中，否则就会使芡汁达不到预定的稠度。

②淋芡。这种勾芡的方法是在菜肴成熟时，用勺舀起提前泡好的淀粉，慢慢地淋在锅里，边淋边观察，汤汁达到一定的稠度时即停止。这种勾芡的方法适用于慢火烹调方法，如烧菜、烩菜及扒菜、浇汁菜肴。使用淋芡时应该注意芡汁要由稀到稠逐渐勾成，不能一次倒入太多，倘若一次勾多了就难以挽回。

(4)注意事项：勾芡虽然对于热菜的制作有一定的影响，但并不是每种热菜都要勾芡。至于什么样的菜需要勾什么芡，要根据烹调方法的要求和菜肴的特点而定，不可千篇一律，否则会对一些不需勾芡的菜肴产生不好的效果。

(四)烹制的火候

火,指火力,是烹调的热源;候,是加热时间。所谓火候,就是烹调时所用的火力的大小和时间的长短。在烹制菜肴时,由于原料不仅有质地老嫩、软硬之分,而且形状有大小、薄厚之别,再加之菜肴的不同要求,根据不同的原料和菜肴的需要,采用不同的火力和时间,这就是掌握火候。烹制菜肴的火力,按其大小强弱不同分为大火、中火、小火和微火等4类。

1. 大火 大火也叫武火、旺火、烈火。其火焰高而稳定,呈黄白色,光度明亮,热气逼人。多用于快火烹调方法,如熘、炒、烹、炸、爆、蒸等烹调方法。

2. 中火 中火也叫文武火。其火焰低而摇晃,呈红色,光度较旺,火暗,辐射热较强。多用于烧、煮、蒸、烩、扒等烹调方法。

3. 小火 小火又称文火、温火或慢火等。其火焰细小,时有起落,呈青绿色,光度暗淡,辐射热弱。适宜于煎、贴等烹调方法。

4. 微火 微火也称弱火。微火是最小的一种火力,色呈暗红,看不到火焰,热度极弱。多用于菜肴的保温,有些长时间烹制的烹调方法,如煨、炖等亦宜用此火。

(五)调味

我国的饮食文化博大精深,在色、香、味、形中以味为本,以味为重。味的组合虽千变万化,但万变不离其宗,调好酸、甜、苦、辣就能调出美味佳肴。大味必巧,巧而无痕,只有勤于实践和探索,充分掌握味的规律,味的组合原则,才能调出好滋味,真味道。

调味就是调和百味,是将各种单一味物质在一定条件下组合,产生新味,概括有以下几种方式。

1. 味强化方式 一种味加入会使另一种味得到某种程度的加强。如适量的精盐加入肉汤内,会出现比原肉汤鲜美的味道。

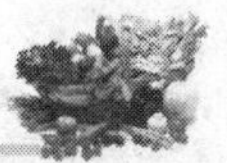

2. 味掩蔽方式 一种味的加入使另一种味的强度减弱乃至消失，如甜味可以掩盖苦味，葱、姜味可以掩盖腥味。味掩盖有时是无害的，如辛香料的应用，掩盖不是相抵，在口味上虽然有相抵的作用，但被"抵"的物质仍然存在。

3. 味干涉方式 一种味的加入使另一种味失真，如菠萝或草莓味能使红茶变苦涩。

4. 味派生方式 两种味的混合会产生第三种味，如豆腥味与焦苦味结合能够产生肉鲜味。

5. 味反应方式 食物的物理或化学状态会使人的味感发生变化，如食物的黏稠程度，醇厚度能增强味感，细腻的食物可以美化口感，这种感受现象，原味的成分并未改变。如黏度高的食物由于延长了食物在口腔里存留的时间，以致口舌上的味蕾对滋味的感受持续时间长，这样当一口食物的呈味感受尚未消失时，后一口食物又触到味蕾，从而产生一个连续状态的美味感。

在复合味的调理应用中，应认真研究每一种调味品的特性，使之有机结合，科学配伍，准确调味。在调味的过程中，不要滥用调味料，否则会导致调料的互相抵消、互相掩盖、互相压抑，造成味觉上的混乱。所以，在调味时要组合得当，灵活运用，达到更好的效果。

菌菇是具有特殊气味和味道的食品，在调味中应当突出菌菇的天然本味。

（六）烹制技法

保健果膳的种类繁多，取料广泛，制作有着多样的烹饪技法，如炒、爆、熘、炸、煎、烧、烩、扒、焖、煨、炖、煮、蒸、瓤、拌、冻，下面逐一介绍。

1. 炒 炒是最广泛使用的一种烹调方法，是将加工成丁、丝、条、片等小型的原料，放入有底油的锅里，用大火快速翻拌而熟的一种烹调方法。当主料炒至半熟时加入配料和调料,也可先下葱、姜等,然后依次放入配料和调料,炒至断生即可。加工时,要求原料不宜过大,制品出来脆嫩、鲜香、汤汁少,一般不用芡。操作时,要求火旺、油热、炒勺(锅)要滑,动作要快。

炒具有操作简单,节省时间,食物中的营养素损失较少,制出的菜肴口感脆嫩、滑爽的特点。炒的方法主要有生炒、熟炒、软炒、干炒等 4 种。

(1)生炒:生炒又称煸炒,以不挂糊的原料为主,将加工成薄片、丝、条或丁的原料直接下入底油烧热的锅中,翻炒至七八成熟时加上调料,颠翻几下,断生即好。这种炒法,汤汁很少,原料鲜嫩。如果原料的块形较大,可在熟制时调入少量汤汁,翻炒几下,使原料炒透,即行出锅。放汤汁时,需要在原料的本身水分炒干后再放才能入味。生炒一般不挂糊上浆,起锅时也不勾芡,成品略带卤汁口味,脆嫩入味。

(2)熟炒:熟炒一般先将大块的原料加工成半熟或全熟(煮、烧、蒸或炸熟等),然后改刀成片、块等,放入沸油锅内略炒,再依次加入辅料、调味品和少许汤汁,翻炒几下即可。熟炒的原料大都不挂糊,起锅时一般用湿淀粉勾成薄芡,也有用豆瓣酱、甜面酱等调料熟制,而不再勾芡。熟炒菜的特点是略带酱汁,口味浓香。

(3)软炒:软炒又称滑炒,先将主料成形,经调味品拌渍,再用蛋清淀粉挂糊,放入五六成热的温油锅中,边炒边使油温增加,炒至油约九成热时出锅,再炒配料,待配料快熟时,投入主料同炒几下,加芡、卤汁,但应注意在主料下锅后,必须使料散开以防止主料挂糊粘连成块。

(4)干炒:干炒又称干煸,是将不挂糊的成形原料经调味品拌渍后,放入八成热的油锅中迅速翻炒;炒到外面焦黄时,再加配料及调味品(大多包括带有辣味的豆瓣辣酱、花椒、胡椒等)同炒几下,等全部酱汁被主料吸收后即可出锅。用干炒的方法制出的菜

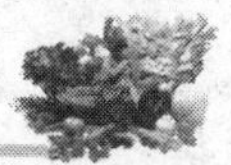

肴干香而酥脆，一般略带麻辣。采用炒法制作的果膳有炒鲜核桃仁、炒菠萝鸭片、栗子莲子炒鸡丁等。

2. 爆 爆就是将烫或炸过的断生原料用大火热油爆炒，然后下入配料，烹入芡汁，使卤汁包裹原料，如油爆双脆和醋熘鱼片等。爆菜的操作要求是：刀功精细，火力要旺，操作迅速。爆菜的特点是脆嫩爽口，吃完后盘内无卤汁。采用这种方法烹制的原料大都是细小无骨的，而且在刀功处理上必须厚薄、粗细一致。在烹调以前，还必须将调味品准备好，预先制成调味汁，以加快操作并使咸淡均匀，色彩美观。

爆制菜肴选料精，刀功细，用大火快烹，成品脆嫩爽口，汁卤紧，芡汁能包住原料，口感清爽而不腻，吃完后菜盘中没有残留菜汁。爆的方法比较多，有油爆、酱爆、葱爆、宫爆、汤(水)爆等。

(1)油爆：将原料上浆，过油滑出，另起油锅，待油热投入原料，再浇上先调好的无色调味汁(加淀粉的调味汁叫调味芡汁，也叫混汁，油爆用的调味芡汁一般用葱末、姜末、蒜末、酱油、精盐、料酒、味精再加清水，淀粉调和而成)，颠翻几下出锅，这种方法叫油爆。特点是色白，油亮，芡汁全包原料，盘中只有油汁。

(2)酱爆：酱爆和油爆的操作过程基本相同，不同的是酱爆所用的调味品主要是面酱。做法有两种：一种是主料上浆滑油后再用面酱、黄酱爆炒，另一种是将熟的主料用油煸炒后再加酱爆炒。

(3)宫爆：宫爆又叫宫保。宫爆与酱爆大致相同，只是配料要加花生仁，调料将面酱改为辣椒，口味咸香辣嫩甜。

(4)葱爆：将原料炸好后，另起油锅用大葱段和炸好的原料一起爆制的烹调方法叫葱爆。制成的菜肴一般无芡，即不勾芡。

(5)盐爆：其烹制过程和油爆相同，但在起锅前不用调味芡汁，而是用调味清汁(不加淀粉的调味汁叫调味清汁，盐爆用的调味清汁一般由香菜段、葱丝、蒜末、精盐、料酒等调味品调和制成)烹制的方法。

(6)爆炒:爆炒是极快速的炒,常将主料剞上花刀,先用开水焯,再用油炸,然后烹汁爆炒,也有将主料上浆后用热油爆炒再烹汁出锅。爆炒的要领是:焯、炸、爆紧接,快速烹制,菜肴滑嫩、清脆、咸香。采用爆法制作的果膳有酱炒三果,荔枝爆虾球,酱爆里脊丁桃仁等。

3. 熘 熘是先将原料用炸(或煮、蒸、滑油、焯水)的方法加工成熟品(或基本熟),然后将调好的芡汁浇在原料上的烹调方法。也可在锅里调好芡汁加热,投入原料。熘一般采用脆嫩原料,有的炸制的多系块、片、丁、丝等小料,经过刀功剞花,用于煮或蒸制的可用整料。如炸制,用大火热油快速操作,以保持菜肴香脆、滑软、鲜嫩,具有较高的烹调技术要求。根据熘菜的调料可分为醋熘、糟熘、脆熘、软熘等,卤汁较稠腻。熘菜的汁较宽,成菜特点是外焦里嫩或滑软鲜嫩。熘菜的制法主要是焦熘、滑熘和软熘。

(1)焦熘:也叫脆熘、炸熘,是将加工成形的原料调味挂糊或拍干粉,投入油锅炸至外焦里嫩,沥净油分,浇上卤汁。这种卤汁一般是在原料快炸熟时另取一只锅,先炝锅,再加上各种调料勾芡,待卤汁制好时,将炸好的原料投入卤汁锅内。卤汁基本上是油质的,在起油锅炸原料时,同时开始做卤汁,待原料出锅时,卤汁也做好,这时趁原料沸热浇上卤汁,更易入味。这种做法的口味是外酥脆,里香嫩。

(2)滑熘:先将原料上浆,过油滑出,投入炒好的芡汁在锅内颠翻,这种方法叫滑熘。其所用的原料主要是加工成片、丝、丁、条的无骨原料。一般是先将原料稍加调味拌渍之后再上浆,过温油滑出。滑熘的菜肴特点是滑嫩、色白。

(3)软熘:经过蒸熟或煮(汆)熟的原料加入调料,不经油炸,即投入制好的芡汁的方法叫软熘。也有把熟加工过的原料同芡汁一起下锅,待原料入味后再出锅。操作时要将主料沥净水分,芡汁多以汤调成,不用油。软熘菜肴的特点是嫩而滑,芡汁宽,原料是软

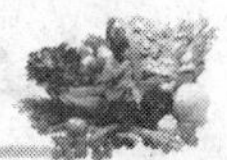

性的。因为熘菜的原料要经过熟处理后下锅调味,所以原料块形不宜太大,一般用小块或丁、丝、条、片等。采用熘法制作的果膳有:糖熘南荠、熘西瓜翠衣片、熘核桃豆腐、软熘鸭心、醋熘鸡丁等。

4. 炸 炸是将加工好的食物原料投入油锅,直接制熟的烹调方法。一般用油量比原料多数倍(俗称大油锅),炸的火力要旺,原料入锅后有爆炸声。用于炸制的原料一般是先经调味品浸渍或上浆挂糊,也可先加工成入味的半成品,部分原料要间隔炸两次以上。炸制的菜肴无汁、无芡,具有香、酥、脆、嫩等特点。炸的方法可分为清炸、干炸、软炸、酥炸、卷包炸、托炸和脆炸等。

(1)清炸:原料不经过拍粉、挂糊或上浆,用酱油、料酒、精盐等调料拌渍之后,投入油锅,用大火炸熟的方法叫清炸。操作时要根据原料的老嫩程度和形状大小,掌握好油温及火候。质嫩或条、块、片等较小的原料应用热油锅,炸的时间要短,约八成熟即取出,然后待油热后复炸一次。较大的原料,要在油热到七八成时下锅,炸的时间要长些,中途可改用慢火长时间炸,待原料八九成熟时取出,油烧热后再用大火炸熟或酌情复炸几次,直到符合要求为止。清炸的原料,一般是炸后即可菜肴,食时另配调味品蘸淋。清炸由于原料不挂糊,制成的菜外香脆,内酥嫩,清香扑鼻。

(2)干炸:将原料用调味品腌渍入味,挂上干粉糊或其他糊,然后下油锅炸熟,这种方法叫干炸。干炸一般开始用大火热油,中途改用温火或经两次炸成,成品里外酥透,颜色褐黄。

(3)软炸:将质嫩而形小的原料用调料拌匀,再挂上蛋清糊,然后投入油锅中炸熟,这种方法叫软炸。软炸要用软糊(用水淀粉和蛋清或全用蛋调成),一般分两次炸成。第一次用温油炸至外层糊凝结、色泽一致时捞出(油的温度太高会外焦内生,温度太低会脱浆);第二次用热油,稍炸即可。这种炸法时间极短,其特点是外层略脆,内里香嫩。

(4)酥炸:酥炸是将煮熟或蒸熟的原料调好口味,外面挂上全蛋糊(也有不挂糊的,一般挂糊的大都是拆骨的原料,不挂糊的大都是不拆骨的原料),在油沸后将原料下锅,直炸到外层深黄色发酥为止。酥炸的特点是外酥里烂,松脆异常。

(5)脆炸:将带皮的原料,如整鸡、整鸭先用开水氽透,使外皮绷紧,在表面挂一层饴糖,经吹干后投入热油锅,炸至深黄色后,将锅离火,在油内浸熟,这种方法叫脆炸。脆炸的制品外皮非常香脆,肉嫩滑香。

5. 煎 煎是锅底加少许油,用小火将原料煎熟至两面金黄,放入调味品,再翻几翻即可。煎时要保持火力小而稳定,煎制的原料要加工成扁平状,有的在煎之前还需经过调味或挂糊;有的在煎后烹入调味品;有的在煎熟后,不另用调味品烹调,食时再蘸调味品。煎菜的特点是成品色泽金黄,口味鲜香,外焦酥,里软嫩,菜中的营养成分损失小。煎可分为干煎、煎烹、煎焖、煎蒸和南方煎烧等。

(1)干煎:是将加工成片或饼形的原料经调味、挂糊或拍粉后下锅煎烹的方法。干煎时用油不可淹没煎料,并随时扒动或晃锅。煎锅应先烧热,然后刷凉油,防止粘锅。

(2)煎烹:是先煎后烹,操作过程与干煎一样,煎后在大火热锅中用液状调味汁烹之。煎烹切忌拖汁带芡,黏糊一团。

(3)煎焖:是将煎过的原料放入锅内,加入调料和适量的汤,以小火慢焖,汤汁量与主料相平,待汁将收尽即可。

(4)煎蒸:是先将主料煎后,加辅料、调料上屉蒸熟。

(5)南方煎烧:又称南煎,因南方多用此法。先将主料剁成蓉,加入调料、鸡蛋、湿淀粉,搅匀上劲,挤成丸子,煎成圆饼形,再投入汤及调料、辅料,烧制酥烂。操作时要注意沸汤下料,防止将煎过的主料泡散,锅开后改小火慢烧。

(6)其他:煎制还有煎熘、糟煎、煎酿、煎氽、煎贴等方法。采用煎法制作的果膳有蜜汁椰粉煎香蕉,香橙煎猪排。

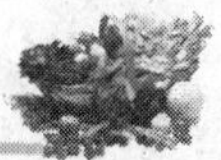

6. 烧　烧是把经过炸、煎、炒或氽煮的原料，加适量汤汁和调料，用大火烧沸，再用中火烧透入味，最后再移至大火收浓汤汁（有的要勾芡），稍加明油即可。一般烧菜的汤汁为原料的1/4左右，但如系干烧，就应使汤汁全部渗透入原料内部，锅内不留汤汁。烧可分为红烧、白烧，即借助于调味品的颜色而使菜肴成为酱红色或白色。

（1）操作方法：烧的方法有红烧、白烧和干烧。

①红烧和白烧的区别主要是于前者靠有色调味品，制出的菜肴呈红色；后者则是用无色调味品，制出的菜肴呈白色或原料本色。

②干烧与红烧、白烧有明显的区别，主要是汤汁不勾芡，到烧干为止，且口味必须带辣。

（2）风格特点：这种烧菜方法的特点是卤汁较稠浓，香而不腻，稍露甜口，质感嫩糯，口味鲜浓。

采用烧法制作果膳有金枣烧排骨、板栗烧牛肉、栗子烧茭白。

7. 烩　烩是将加工成片、丁、丝、条、粒状的原料一起用大火加热，制成半汤半菜制品的烹调方法。烩菜所用的原料多数是经过初步熟处理的原料，也可配些质地柔嫩、极易成熟的生料，同时烩菜要勾芡，汤汁比熬菜稠厚。烩制分清烩、汤烩、烧烩、糟烩等方法。烩菜的特点是汤宽汁厚，口味鲜浓，原料品种较多，色泽鲜艳。其具体操作可分为3种。

（1）先起油锅（有的可用葱、姜炝锅），再将调料、汤（或清水）和切成丁、丝、片、块的小型原料（有的先要经过熟处理初步加工）依次放入锅内，用中火烹制成熟，在出锅前，勾芡起汁。

（2）在勾芡程序上与上法略有不同，即先将调料、汤煮沸勾芡后，再将主、辅料下锅烩一烩制成。这种烩制的原料大多先经氽、炸或烫熟，制成后较鲜嫩。

（3）将锅烧热，加底油，用葱、姜炝锅，加汤和调料，要始终用大火，使底油随汤滚沸，随即将原料下锅，出锅前只要撇去浮沫，不要勾芡。这一烩法叫清烩，特点是在汤汁上有一层乳白浮油，口味香醇。

8. 扒 扒是将经过初步烹调处理的原料（有的是生料，有的是经过蒸、煮等初步加工的半熟品）整齐地放入锅中，添好汤汁和调味品，用小火烹至酥烂，烧透入味，最后收汁，勾芡起锅。这种扒菜方法所用的原料多为加工成半成品的高档原料，如鱼翅、熊掌、海参等。

扒菜的关键在于勺功，在加热过程中，原料面朝下摆在勺中，勾芡后出勺前则需将原料整个翻过来，使其面朝上，原料整齐不乱，这就要求大翻勺的功夫要过硬，否则就达不到扒菜的要求。扒菜的方法较多，可分为白扒、红扒、奶扒等，其操作方法基本是相同的，只是所用的调料有区别。扒制菜的形式、色泽较为整齐美观，因此切配比较细致，其口感汁浓味厚，软烂酥糯，原料可采用整棵、半棵、大块厚料。

扒制菜肴的特点是刀功细致，汁芡均匀，菜形美观，酥烂不腻。采用扒法制作的果膳有：蚝油扒柚皮、枣扒山药、扒苹果。

9. 焖 焖是经过炸、煎、煸、炒的原料，加上酱油、白糖等调味品和适量的汤汁，用大火烧沸后，再用微火慢慢焖烂，用原汤勾薄芡的烹调方法。焖制的特点是菜肴形态整齐，不碎不裂，汁浓味厚，酥烂醇香；成品酥烂，汁浓，味醇香不腻。采用焖法制作的果膳有苹果焖牛腩、栗子红焖羊肉、柚皮焖排骨、枣杏焖鸭、菱角焖鸡、蜜汁焖莲子。

10. 煨 煨是将经过炸、煎、炒的原料放入陶制锅中，加上调料和足量汤汁，用大火烧沸，再用小火长时间炖煮至熟烂的烹调方法。煨与焖的区别在于煨加热时间比焖长，汤汁一般比焖宽，通常不勾芡。煨与“不隔水炖”很像，煨与炖（不隔水炖法）所不同的只是煨多用于某些不易酥烂的原料，如脚爪、腌腊肉，加水较多，所用的火力也比较大。煨制的菜肴多是营养的汤菜，成菜汤汁浓白，口

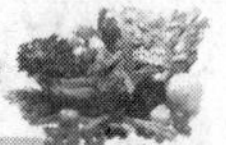

味肥厚，肉烂汁鲜，营养价值高。煨制出的菜肴汤汁浓、宽，口味醇厚，主料酥烂，清淡薄不腻，口味别具一格。采用煨法制作的果膳有：大枣煨蹄、花生煨骨头。

11. 炖 炖是介于蒸和煨之间的一种烹调方法，先将原料洗净，投入开水内烫一下，捞出再洗去其血污，然后再进行烹制。炖是一种用水传热的烹调方法，所需时间较长。炖制的最大特点是清汤，能保持原汁原味，肉烂，汤醇厚。炖菜的方法大致可分为隔水炖和不隔水炖两种。

(1)隔水炖：将原料放在盛器中，隔水加热，使原料成熟，这种方法叫隔水炖。一般是先将原料洗净，过开水烫，洗去腥、膻气味和血沫杂物等，然后放入瓷制或陶制的钵内，加葱、姜等调料，用牛皮纸封口，然后入水锅中(将钵浸于水中，锅内的水要低于钵，以防止水进入钵中)，加热至原料熟软即可。其特点是汤汁澄清，原汁原味。

(2)不隔水炖：将原料洗净成形之后，放入锅中(最好是陶制器皿)，加上调料汤汁，然后直接放在火上炖至熟烂，这种方法叫不隔水炖。炖制的时间可根据原料的性质而定，一般2～3小时。不隔水炖比较容易掌握，适用于集体食堂，一次能烹制大量菜肴。

采用炖法制作的果膳有：冰糖炖莲子、黄梨炖豆腐、炖木瓜、核桃雪耳炖海参、栗子炖干贝、核桃仁杜仲炖龟、白果清炖鸡、柚子肉炖鸡。

12. 煮 煮是将生料或经过初步加工的半成品，放在多量的清水内或汤汁中，先用大火煮沸后，再用小火煮至成熟。由于煮制菜不勾芡，成菜汤汁多，口味清鲜。

采用煮的方法，有的是为了煮制菜肴。煮菜一般是有汤有菜，有的是为了提取鲜汤，以鲜汤作为烹制某些菜肴的配料或调味品。煮制的鲜汤一般尚可分为清汤与奶汤(又称白汤)两种。

煮菜的特点是外观洁白，口味清鲜不腻，汤宽汁浓，不经勾芡，能突出原料本身具有的滋味。采用煮法制作的果膳有：大枣煮鸡肝，各种果粥的煮制，果汤的煮制。

13. 蒸 蒸是用蒸气加热,使经过调味的原料成熟。蒸时,原料放在器皿中,加适量的汤汁和调味品上屉蒸,这种烹调方法简单,易掌握。蒸制的菜肴一般都保持原料的原味。因此,用于蒸的必须是味道鲜美的新鲜原料。蒸是用蒸气传热的烹调方法,它不仅用于蒸制菜肴,还用于原料的初步加工、保温和回笼等。

蒸制菜肴是原料(生料或经初步加工过的半成品)装盛入器皿中,加好调味品、汤汁或清水(也有的菜肴不需要汤汁或清水,而只加调味品)后上笼蒸制。蒸制菜肴所用的火候,随原料的性质和烹调要求而有所不同。一般只要蒸熟不要蒸酥的菜,就使用大火,在锅水沸时上笼速蒸,断生即可出笼,以保持鲜嫩;对某些经过较细致加工的各种花色菜,则需要用小火徐徐蒸制,以保持菜肴形式、色泽的整齐美观。

蒸制菜肴因其本身汁浆不像用水加热那样容易溶于水中,同时由于蒸笼中空气的湿度已达饱和点,菜肴的汤汁也不像用油加热那样被大量蒸发,因此一般较细致的菜肴大多要经过蒸制。蒸制菜肴根据原料、调料的不同,有清蒸、粉蒸和扣蒸 3 种。根据时间分为大火开水速蒸、大火开水长时间蒸、中小火开水慢蒸、微火开水保温蒸。

蒸制菜肴菜形不乱,形状美观。由于蒸制菜肴的各种营养成分基本上没有流失,因此比其他烹制菜肴更加鲜美。

(1)大火开水速蒸:这种方法适用于质地较嫩的原料,即只需蒸熟,不需蒸酥烂的菜肴。若蒸得时间太长,会使原料变老,吃起来感到粗糙不细嫩。

(2)大火开水长时间蒸:这种方法适用于质地老硬、体形大而又需要蒸制得酥烂的原料,如香酥鸭、粉蒸肉等。蒸的时间可根据原料的老嫩程度和菜肴质地的要求,在实践中逐渐掌握。

(3)中小火开水慢蒸:这种蒸制方法不破坏原料的造型,适用于质地较嫩,经过较细致加工的原料,如蒸蛋羹、菜卷及一些经标

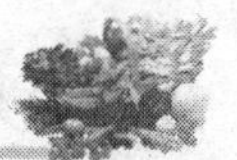

花和造型的菜肴。

(4)微火开水保温蒸:这种方法是用于对某些菜肴保温的方法。有些慢火制作的菜肴,有时需要提前做出来,为不使其因放凉而变态,则需放在蒸屉上用微火开水保温蒸。

采用蒸法制作的果膳有:桂圆蒸猪心、木瓜蒸鸡、银杏蒸鸭、枣圆蒸甲鱼、莲子锅蒸、蜂蜜蒸梨及面点果膳的蒸制。

14. 瓤 瓤又称酿,是将配料制成馅瓤装入掏空的主料中,然后进行煎烧或扒熟的烹调方法。有的将某种形体较大,制熟后不易变形的原料内部掏空,装上提前调制好的馅心,上锅蒸或卤熟,有的还在外部加以雕刻造型,既好吃又好看。用煎的方法制熟的瓤叫煎瓤,用烧的方法制熟的瓤叫烧瓤,用扒的方法制成的瓤叫扒瓤。此法具有造型美观,软嫩鲜香的特点。采用瓤法制作的果膳有瓤苹果、八宝全鸭、八宝全鸡、豆沙瓤枇杷、川贝梨。

15. 拌 拌菜是把生料或放凉的熟料切成较小的丝、丁、条、片、块等形状,再用调味品拌匀的烹调方法。拌菜的原料多为凉料,即凉制凉吃。拌菜的调味品,根据原料性质和口味选择,常用的是酱油、醋、香油、味精等,取其清香爽口,有的根据食者要求和原料性质也可加入其他调味品,如芥菜、麻酱、白糖、姜、辣椒、蒜等。拌菜的口味可以根据原料的性质、人们的口味习惯等灵活调配。拌菜中的荤料,大都经过煮或烫等,放凉后再拌制,但也可采用热拌而吃其温凉的。此法具有脆嫩爽口,酸辣适宜,清淡不腻的特点。适用于一般蔬菜瓜果和大部分动物性原料。

拌菜的制作方法大体可分为生拌、熟拌、温拌、热拌和生熟拌。生拌是将生料改刀后,加上各种调味品直接拌成的;熟拌是将生料加工熟制,放凉后改刀,加上调味品调拌而成;温拌是将原料先用开水烫一下或煮熟后放温,加调味品拌匀即可;热拌是将原料用开水烫过或煮过,趁热加入调味品调拌均匀。

有的拌菜要将熟料在开水内烫一下,再加入调料拌匀而成,吃其软嫩鲜香。采用拌法制作的果膳有：山楂梨丝、糖拌山楂藕丝、红白凉拌。

16. 冻 冻是烹制成熟的菜肴原料，在原汤中加上含胶质蛋白的食物原料（如猪皮、琼脂等），放在加入水和调味品的器皿中，上屉蒸烂或放在锅里慢慢炖烂，使其成为胶体溶液，冷却后凝结在一起的一种烹调方法。冻可分为混冻和水晶冻。混冻是用大火煮制的一种冻，汤汁呈混浊的胶体溶液；水晶冻是用急火蒸或用微火煮制的一种冻，汤汁是澄清的胶体溶液。从原料上可分为冻粉冻、肉皮冻、自来冻 3 种，从口味颜色上可分为甜、咸、红、白及五色冻等。冻类菜一般以主料定名，均用冻料、肉皮熬至溶化后掺入主料成冻即可，也有利用原料的胶汁成冻。由于受温度的影响，天气越冷越易成冻。在夏季制作时，则需增加胶质蛋白的量。冻菜入口即化，光滑而有弹性，具有亮晶柔韧、酥烂滑润、咸甜鲜香、凉爽适口的特点，是夏天人们喜爱的菜肴。

采用冻法制作的果膳有：菠萝冻、水晶桃、杏仁果冻、樱桃鲜奶冻、椰子水晶鸡、核桃花猪皮冻。

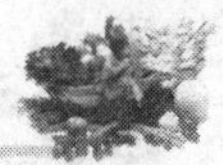

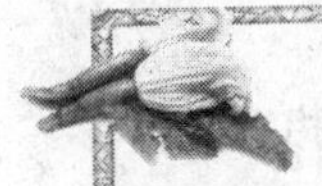

第二章 果品的保健功效与药用选方

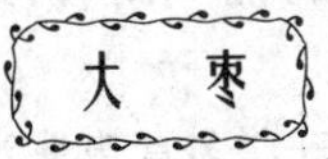

大　枣

【别　名】 干枣,美枣,良枣,红枣。

【性　味】 性温,味甘。

【功效主治】 补中益气,益血安神。主治胃虚食少、脾弱便溏、气血亏损、心悸怔忡、妇女脏躁。

(1)《本经》曰:“主心腹邪气,安中养脾,助十二经。平胃气,通九窍,补少气,少津液,身中不足,大惊,四肢重,和百药。”《本草经集注》曰:“煞乌头毒。”

(2)《别录》曰:“补中益气,强力,除烦闷。疗心下悬,肠澼。”《药对》曰:“杀附子、天雄毒。”

(3)孟诜曰:“主补津液,洗心腹邪气,和百药毒,通九窍,补不足气,煮食补肠胃,肥中益气第一,小儿患秋痢,与虫枣食,良。”

(4)《日华子本草》曰:“润心肺,止嗽。补五脏,治虚劳损,除肠胃癖气。”

(5)《珍珠囊》曰:“温胃。”《药品化义》曰:“养血补肝。”《本草再新》曰:“补中益气,滋肾暖胃,治阴虚。”

(6)李杲曰:“温以补脾经不足,甘以缓阴血,和阴阳,调营卫,生津液。”《中国药植图鉴》记载:“治过敏性紫癜、贫血及高血压。”

【营养成分】 大枣含有丰富的维生素C(尤以鲜枣含量最高)及优良蛋白质、游离氨基酸、脂肪、苹果酸、酒石酸、皂苷、生物碱、黄酮类物质、果糖、葡萄糖、粗纤维、胡萝卜素、维生素 B_1、维生素 B_2、烟酸、铁、钙等。

【宜　忌】 凡有湿痰、积滞、齿病、虫病者，均不相宜。

(1)《医学入门》曰："心下痞，中满呕吐者忌之。多食动风，脾反受病。"

(2)《本草经疏》曰："小儿疳病不宜食，患痰热者不宜食。"

(3)《本草汇言》曰："胃痛气闭者，蛔结腹痛及一切诸虫为病者，咸忌之。"

(4)《随息居饮食谱》曰："多食患胀泄热渴，最不益人，凡小儿、产后及温热、暑湿诸病前后，黄疸、肿胀并忌之。"

【药用选方】

(1)过敏性紫癜：大枣 10～15 枚，生食，每日 3 次，连续食用；或大枣 15～20 枚，水煎服，每日 3 次，连服 5～7 日；大枣 10～15 枚，兔肉 150～200 克，砂锅煮或隔水蒸熟，调味食用，每日 2～3 次。

(2)血小板减少症：大枣 120 克，水煎，浓缩，食枣喝汤，每日 2 次。

(3)白细胞减少：大枣 10 枚，花生衣 10 克，加适量开水，炖汤内服，儿童酌减，每日 2～3 次。

(4)缺铁性贫血：大枣(去核)500 克，黑豆 250 克，黑矾 60 克。大枣煮熟，黑豆碾碎，加入黑矾，共捣如泥为丸，每次服 2 克，每日 3 次。

(5)产后不寐：大枣 10 枚，当归 5 克，酸枣仁 5 克，水煎分 2 次服。

(6)病后体虚：大枣 10 枚，党参 10 克，水煎代茶饮。

(7)高血压早期：大枣 15 克，香蕉梗 400 克(干品 25 克)，浓煎，每日 3 次服。

(8)烦躁失眠：大枣 20 克，大米 30 克，加水同煮成粥，睡前食

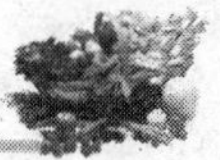

用；或大枣 20 克，加白糖，睡前开水泡服，每日 1 次。

(9)高胆固醇：大枣 10 枚，鲜芹菜根 10 个。鲜芹菜根洗净，捣烂，与大枣水煎服用，每日 2～3 次。

(10)水肿：大枣 1 500 克，大戟 500 克。大枣、大戟加水共煮 2 小时，去大戟，将大枣焙干，研末，分为 12 小包，每次 1 小包，每日 3 次，冲服(孕妇忌服)。

(11)虚汗、盗汗

①大枣 10 枚，乌梅 10 克，每日 1 剂，水煎分 2 次服，连服 10 日为 1 个疗程。

②大枣 10 枚，乌梅肉 9 克，桑叶 12 克，浮小麦 15 克，水煎服。

③南枣 30 克，三角麦 15 克，开水冲泡后顿服。

(12)胃痛

①大枣 7 枚，丁香 40 枚。大枣去核，丁香研细末，分装枣内，烧焦研为细末，分 7 包，每次 1 包，每日 2 次，开水冲服。

②大枣 7 枚，红糖 120 克，生姜 60 克。每日 1 剂，水煎分 2 次服，连服数日。

③大枣(去核)7 枚，胡椒 7 粒。胡椒放枣内蒸熟，连服数日。

(13)食欲不振、消化不良：干大枣去核，慢火焙干为末。每次 9 克，每日 3 次，冲服时加生姜末 3 克。

(14)黄疸型肝炎：大枣 250 克，茵陈 60 克。大枣、茵陈共煎，早晚吃枣喝汤。

(15)血清转氨酶高：大枣、花生仁、冰糖各 20 克。先煮花生仁，后加大枣、冰糖每晚睡前服。

(16)头晕：大枣、冬青树枝共煮，早晚随意食枣，每日 2～3 次。

(17)急性乳腺炎：大枣 3 枚，蜘蛛 3 只。大枣去核，各装 1 只蜘蛛，焙熟研末，用黄酒 15～20 毫升冲服，每日 2 次。

(18)视力减弱：南枣、乌枣各 10 枚(或单用南枣 20 枚)，加猪肉或羊肉少许冲开水顿服，连用 1 周以上。

(19)胸腔积液:大枣10枚,葶苈子15克。每日1剂,水煎分2次服,连服10日。

(20)小儿湿疹:白矾和去核大枣各适量。大枣内放白矾末少许,用瓦焙干,研末撒患处,每日3次。

(21)遗尿:干大枣10枚,干荔枝10枚。干大枣煮熟,去皮,去核,制成枣泥。干荔枝剥皮,去核取肉,加入枣泥,略加水用小火稍煮。每日食用1次,连食1个月。

(22)慢性肾炎早期:大枣、带衣花生仁各60克。小火煎汤食,连服数日。配合药物治疗,可促进痊愈。

(23)痔疮:大枣(炒焦)250克,红糖60克。大枣、红糖加适量水煮,每日分3次食枣喝汤,15日为1个疗程。

(24)儿童盗汗、自汗:大枣15枚,小枣60克,糯米50克,白糖(红糖)适量。先用砂锅将水烧沸,再放入糯米、小枣、大枣(去核)煮成粥,以熟烂为宜。吃时可放入白糖(红糖),分数次将粥吃完。

(25)神经衰弱:南枣7～8枚,枸杞子20～30克,鸡蛋2个。南枣、枸杞子、鸡蛋同煮,鸡蛋熟后去壳取蛋再煮片刻。吃蛋喝汤,每日或隔日1次,一般3次左右即可见效。

(26)病后体虚

①大枣8～10克,党参20～30克,陈皮2～3克。水煎代茶饮,连饮4～6日。

(27)月经过多、痔疮出血:大枣20～30枚。水煎代茶饮,每日1次,连饮数日。

(28)肺燥咳嗽、肠燥便秘:蜜枣5～8枚,豆瓣菜(也称西洋菜)500克,蜜枣、豆瓣菜加清水适量煎煮2小时以上,食用。

(29)高血压、头痛:大枣20枚,向日葵花托1个。大枣、向日葵花托加清水1 500毫升,煎至400毫升,喝汤食大枣,每日2～3次。

(30)虚寒性胃痛、反胃:大枣5枚,白胡椒10粒,米饭适量。

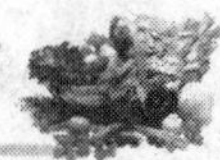

大枣去核，每枚大枣内放入白胡椒2粒，放在饭上蒸熟食用，每日2～3次。

(31)血虚心悸、思虑过度，烦躁不安：大枣10～15枚，羊心(洗净，切块)1个，加适量水炖汤，用精盐调味食用，每日2～3次。

(32)肾虚腰痛、须发早白：大枣50克，桂圆肉15克，乌豆50克，大枣、桂圆肉、乌豆加水1 500毫升，煎至1 000毫升左右，分早晚饮用。

(33)慢性支气管炎、干咳：大枣10枚，豆腐皮50克，白菜干100克，精盐适量。大枣、豆腐皮、白菜干加清水适量炖汤，用精盐调味佐膳，每日2～3次。

(34)胃痛：取新鲜带皮生姜数块，每块切成两半，挖空中心，纳入大枣1枚后合好，放在炭火上煨生姜至焦黑后取大枣食用。每次吃5～6枚，每日2次。具有散寒，暖胃，补脾的功效。适用于虚寒性胃痛，口淡，多涎沫，胃寒呕吐等。

(35)失眠盗汗、烦躁不安：大枣5枚，小枣30克，甘草10克。大枣、小枣加清水1 000毫升，煎至500毫升左右，去渣喝汤，每次100毫升，每日3次。

(36)外病体虚、脾虚气弱：大枣250克，羊脂25克，糯米酒250毫升。先将大枣放入锅中，加水煮软后，倒去水，加羊脂、糯米酒煮沸后放凉，然后倒入玻璃瓶或瓷罐中，密闭储存1周即可。每次吃枣3～5枚，每日2次。

(37)心气虚：大枣20枚，葱白7根。将大枣洗净，用水泡发后放入锅中，加适量水，用大火烧沸，约20分钟后加入葱白(连须)，小火煎熬10分钟即可。吃枣喝汤，每日2次。

(38)糖尿病：大枣150克，莲子(去心)100克，猪脊骨(洗净，剁碎)1具，木香3克，甘草10克。木香、甘草用纱布包，与大枣、莲子、猪脊骨同放锅中，加适量水，用小火炖煮4小时。分顿食用，以喝汤为主，也可吃肉、大枣和莲子，每日2次。

(39)血虚：干大枣50克，花生仁100克，红糖50克。大枣洗净，用温水泡发；花生仁略煮，冷却后去皮。将泡发的大枣与花生仁同放入煮花生仁的水中，再加冷水适量，以小火煮30分钟。捞出花生仁，加红糖溶化后收汁即可食用。

山　楂

【别　名】 机子，鼠查，赤爪实，赤枣子，山里红果，酸枣，鼻涕团，柿楂子，山里果子，茅楂，猴楂，映山红果，海红，酸梅子，山梨，酸查。

【性　味】 性微温，味酸、甘。

【功效主治】 消食积，散瘀血，驱绦虫。主治肉积、癥瘕、痰饮、痞满、吞酸、泻痢、肠风、腰痛、疝气、产后儿枕痛、恶露不尽、小儿乳食停滞。

(1)陶弘景曰："煮汁洗漆疮。"《唐本草》曰："汁服主利，洗头及身上疮痒。"《本草图经》曰："治痢疾及腰痛。"

(2)《日用本草》曰："化食积，行结气，健胃宽膈，消血痞气块。"《滇南本草》曰："消肉积滞，下气，治吞酸，积块。"宁原《食鉴本草》曰："化血块，气块，活血。"

(3)《本草再新》曰："治脾虚湿热，消食磨积，利大小便。"《本草撮要》曰："冻疮涂之。"

【营养成分】 山楂含有蛋白质、脂肪、糖类、钙、磷、铁、胡萝卜素、维生素 B_1、维生素 B_2、烟酸、维生素C、柠檬酸、苹果酸、酒石酸、红色素和果胶等物质。特别是维生素C的含量极为丰富。

【宜　忌】 脾胃虚弱者慎服。

(1)《本草纲目》曰："生食多，令人嘈烦易饥，损齿，齿龋人尤不宜。"《本草经疏》曰："脾胃虚，兼有积滞者，当与补药同施，亦不宜过用。"

(2)《得配本草》曰："气虚便溏，脾虚不食，二者禁用。服人参

者忌之。”《随息居饮食谱》曰:“多食耗气,损齿,易饥,空腹及羸弱人或虚病后忌之。”

【药用选方】

(1)消化不良

①生山楂 10 克,炒麦芽 10 克(儿童酌减),水煎服。

②焦山楂 9 克,红糖适量。焦山楂研末,加红糖,用开水冲服,每日 3 次。

③山楂 16 克,橘皮 9 克,生姜 3 片,水煎分 2 次服。

④山楂 125 克,水煎后食山楂,喝汤,每日 2～3 次。

(2)腹泻:焦山楂,白糖适量。焦山楂研末,加白糖冲水服,每次 9 克,每日 3 次。

(3)细菌性痢疾

①炒山楂 10 克,野麻草 15 克,水煎服,每日 3 次。

②山楂 60 克,茶叶 10 克,生姜 3 片。水煎,冲红糖水分 2～3 次服,每日 1 剂。

③山楂 125 克,红糖、白糖各 60 克。先将山楂炒成黑色,然后加糖水煎,每日 1 剂,分 2 次服,连服 3 日。

(4)食欲不振:生山楂 500 克,切碎,放锅中加适量水煎煮,每 20 分钟取煎液 1 次,共取 3 次。然后将煎液混合,继续以小火煎熬浓缩至较黏稠时,加白砂糖 500 克调匀,待砂糖溶化成透明状时停火,趁热倒在撒有一层白砂糖的大搪瓷盘中,冷却后在上面再撒一层白砂糖,将其分割成条,再分割成 150 块左右即可。每次食用 5～8 块,每日 2～3 次。

(5)产后腹痛:山楂 30 克,香附 15 克,浓煎顿服,每日 2 次。

(6)闭经

①山楂、鸡内金、红花各 9 克,红糖 30 克。每日 1 剂,水煎分 2 次服。

②山楂 30 克,红糖 30 克。山楂去核,煎浓汁,再调入红糖,略

沸溶化，分早晚空腹服，服后 3～5 日即可通经。

(7)病毒性肝炎：山楂粉每次 3～4 克，每日 3 次，吞服，10 日为 1 个疗程。配合服复合维生素有较好的辅助疗效。

(8)冠心病：山楂片 30 克，加水煎服，每日 1 剂，连服数日。

(9)早期高血压

①鲜山楂 10 个，冰糖适量。山楂捣碎，加冰糖，水煎服。

②山楂适量，水煎代茶饮。

③每日吃鲜山楂 10 个。

(10)声带息肉：焦山楂 25～30 克，水煎 2 次，取汁 1 500 毫升，凉后分 2 次徐徐服完。期间切忌大声喊叫，尽量使声带休息，连服 2 周可愈。

(11)小儿痘隐疹不出：山楂为末，每次服 4～6 克，每日 2～3 次，连服数日。

(12)冻疮：将山楂烤熟，捣烂，涂患处，用纱布包扎，胶布固定，每日换药 1 次。

(13)风热感冒：山楂 10 克，金银花 30 克，蜂蜜 250 克。将山楂、金银花放入砂锅中，加水适量，置大火上烧沸，3 分钟后将药液倒入碗中，再煎 1 次，将 2 次药液合并后，放入蜂蜜搅拌均匀即可，每日分 3 次服。

(14)妇女痛经：干山楂片 200 克左右，洗净，去核，放入 500 毫升的酒瓶中，加入白酒 300 毫升，密封瓶口，每日摇动 1 次，1 周后即可用(饮后可再加白酒浸泡)。每次服 10～20 毫升，每日 2 次。最后所剩山楂可拌白糖食用。

(15)泻痢：生山楂 500 克，洗净，去果柄、果核，放锅中，加适量水，煎煮至七成熟，水将干时加入蜂蜜 250 克，再以小火煎煮熟透，收汁，待冷入罐、瓶中储存备用。每次服 30 克，每日 3 次。

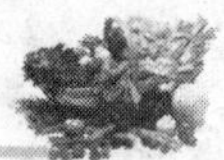

无花果

【别　名】　阿驿，底珍，天生子，映日果，优昙钵，蜜果，文仙果，奶浆果，品仙果。

【性　味】　性平，味甘。

【功效主治】　健胃清肠，消肿解毒。主治肠炎、痢疾、便秘、痔疮、喉痛、痈疮疥癣。

(1)《滇南本草》曰："敷一切无名肿毒，痈疽，疥癞癣疮，黄水疮，鱼口便毒，乳结，痘疮破烂，调香油搽之。"

(2)《便民图纂》曰："治咽喉疾。"《本草纲目》曰："治五痔，咽喉痛。"

(3)汪颖《食物本草》曰："开胃，止泻痢。"《生草药性备要》曰："洗痔疮。子，煲肉食，解百毒。蕊，下乳法。"

(4)《医林纂要》曰："益肺，通乳。"《随息居饮食谱》曰："清热，润肠。"

(5)《江苏植药志》曰："鲜果的白色乳汁外涂去疣。"

(6)《云南中草药》曰："健胃止泻，祛痰理气。治食欲不振，消化不良，肠炎，痢疾，咽喉痛，咳嗽痰多，胸闷。"

【营养成分】　无花果果实含葡萄糖、果糖、蔗糖、柠檬酸和少量琥珀酸、丙二酸、草酸、苹果酸。干果、未成熟果实和植物的乳汁均含抗肿瘤成分，乳汁含淀粉糖化酶、酯酶、脂肪酶、蛋白酶。

【药理作用】　无花果含丰富的营养成分，可供食用。在便秘时，可用作食物性轻泻剂。树的乳胶汁中含有抑制大鼠移植性肉瘤之成分(注射时)。干果的水溶性提取物经活性炭、丙酮处理后所得之物质有抗艾氏肉瘤的作用。从未成熟果实中所得的乳汁能抑制大鼠移植性腺癌、骨髓性白血病、淋巴肉瘤之展，使其退化。将此乳汁静脉注射 0.02 毫升(大鼠)或 0.05 毫升(兔)，可使动物立即死亡，解剖可见内脏毛细血管损害；腹腔注射之情况相似；皮下注射可引起局部坏死；口服则无毒。其石油醚、乙醚提取物对兔、猫、犬均有降血压作用，呼吸略呈兴奋；在猫的瞬膜实验中，无神经节阻断作用。降血压作用原理可能属于末梢性。

【药用选方】

(1)咽喉刺痛：无花果鲜果晒干，研末，吹喉。

(2)肺热声嘶：无花果 15 克，水煎调冰糖服。

(3)肠燥便秘：鲜无花果生吃；或无花果干果 10 个，猪大肠 1 段，水煎服。

(4)久泻不止：无花果 5～7 个，水煎服。

(5)脾胃虚弱，消化不良、饮食减少：无花果 20 克，红糖适量。无花果切碎，炒至半焦，加红糖水煎服，或开水泡服，每日 2～3 次。

(6)产后体虚，乳汁不足：无花果 20 克，猪蹄 500 克。炖汤食用，每日 1～2 次。

(7)痔疮：无花果 10～20 颗。加水 2 000 毫升，水煎。于睡前 30 分钟熏洗肛门，连续 7 次为 1 个疗程。

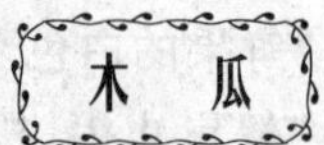

木　瓜

【别　名】 木瓜实，铁脚梨。

【性　味】 性温，味酸。

【功效主治】 平肝和胃，去湿舒筋。主治吐泻转筋、湿痹、脚气、水肿、痢疾。现代医学研究认为，木瓜含有一种酵素，可以助消化，利吸收，对消化不良和患胃病的人食之有益。有的认为，木瓜有催乳作用，产妇可用。将木瓜汁搽在溃疡的皮肤上，可使溃疡面加速愈合。由于木瓜有缓和胃肠平滑痉挛和四肢肌肉痉挛的功效，故对腓肠肌痉挛有明显的治疗作用。

(1)《雷公炮炙论》曰："调营卫，助谷气。"《别录》曰："主湿痹邪气，霍乱大吐下，转筋不止。"

(2)《本草拾遗》曰："下冷气，强筋骨，消食，止水痢后渴不止，

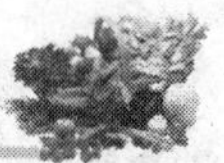

作饮服之。又脚气冲心，取一颗去子，煎服之，嫩者更佳。又止呕逆，心膈痰唾。”

(3)《海药本草》曰：“敛肺和胃，理脾代肝，化食止渴。”《日华子本草》曰：“止吐泻，奔豚及脚气水肿，冷热痢，心痞。”

(4)《日用本草》曰：“治脚气上攻，腿膝疼痛，止渴消肿。”《本草再新》曰：“敛肝和脾胃，活血通经。”

【宜　忌】　小便不利、癃闭忌食。

(1)《食疗本草》曰：“不可多食，损齿及骨灰。”《医学入门》曰：“忌铅、铁。”

(2)《本草经疏》曰：“下部腰膝无力，由于精血虚、真阴不足者不宜用。伤食脾胃未虚、积滞多者，不宜用。”

【药用选方】

(1)荨麻疹：木瓜 20 克，水煎分 2 次服，每日 1 剂。

(2)手脚腰疼痛、不能举动之痹证：木瓜 10 克，牛膝 9 克，马戟 9 克，鸡血藤 30 克。水煎服，每日 2 次。

(3)湿滞气阻或吐泻阴伤之筋急项强、脚膝筋急：木瓜 12 克，乳香 9 克，没药 9 克，生地黄 15 克。水煎服，每日 2 次。

(4)寒湿壅滞而致脚气：木瓜 12 克，紫苏 9 克，吴茱萸 9 克，槟榔 12 克，陈皮 6 克。水煎服，每日 2 次。

(5)伏暑感寒、恶寒发热、头痛体倦、胸痞：木瓜 10 克，藿香 10 克，厚朴 10 克，扁豆 15 克。水煎服，每日 2 次。

(6)脾湿不运而致水泻不止：木瓜 10 克，干姜 9 克，甘草 6 克。水煎服，每日 2 次。

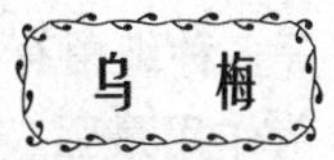

乌　梅

【别　名】　梅实，熏梅，橘梅肉。

【性　味】　性温，味酸。

【功效主治】　收敛生津，安蛔驱虫。主治久咳、虚热烦渴、久疟、久泻、痢疾、便血、尿血、血崩、蛔厥腹痛、呕吐、钩虫病、牛皮癣、胬肉。

(1)《本经》曰:“主下气,除热烦满,安心,肢体痛,偏枯不仁,死肌,去青黑痣,恶肉。”

(2)《别录》曰:“止下痢,好唾口干;利筋脉,去痹。”陶弘景曰:“伤寒烦热,水渍饮汁。”

(3)《本草拾遗》曰:“去痰,主疟瘴,止渴调中,除冷热痢,止吐逆。”

(4)《日华子本草》曰:“除劳,治骨蒸,去烦闷,涩肠止痢,消酒毒,治偏枯皮肤麻痹,去黑点,令人得唾。又入建茶、干姜为丸,止休息痢。”

(5)《本草图经》曰:“主伤寒烦热及霍乱躁渴,虚劳瘦羸,产妇气痢等方中多用之。”

(6)《本草纲目》曰:“敛肺涩肠,治久嗽,泻痢,反胃噎膈,蛔厥吐利,消肿,涌痰,杀虫,解鱼毒、马汗毒、硫黄毒。”

(7)《本草求原》曰:“治溲血、下血、诸血证,自汗,口燥咽干。”

【营养成分】 乌梅果实含柠檬酸19%,苹果酸15%及琥珀酸、糖类、谷甾醇、蜡样物质、齐墩果酸样物质等。

【药理作用】

(1)抗菌作用:体外实验,水煎液(1∶1)对炭疽杆菌、白喉杆菌、类白喉杆菌、葡萄球菌、枯草杆菌、肺炎球菌皆有抑制作用,对大肠埃希菌、宋内痢疾杆菌、变形杆菌、伤寒杆菌、副伤寒杆菌、铜绿假单胞菌、霍乱弧菌等肠内致病菌也有效。10%煎液(平板法),对大肠埃希菌和葡萄球菌等多种细菌有抑制作用。50%(纸片法)对百日咳杆菌和脑膜炎球菌作用最强,对肺炎球菌和溶血性链球菌作用中等,对牛型布氏杆菌和白喉杆菌亦有作用,对流感杆菌和绿色链球菌无作用。乙醇浸液对一些革兰阳性和阴性细菌及人型结核杆菌皆有显著抗菌作用。乌梅粉在平皿上对白色葡萄球菌、

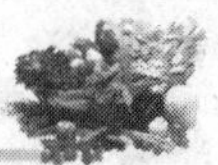

枯草杆菌、大肠埃希菌及伤寒杆菌有较强作用。水浸液1∶80(2倍稀释法)能抑制马氏杆菌的生长。但乌梅酸性较强,其抑菌作用是否与其酸性有关,值得进一步研究。

水煎液在试管内对须疮癣菌、絮状表皮癣菌、石膏样小芽孢菌等致病真菌有抑制作用,有效浓度分别为1∶160、1∶320、1∶480。

(2)抗过敏作用:煎剂(1∶1)及其合剂能减少豚鼠的蛋白性休克的动物死亡数。对离体兔肠有明显抑制作用但因动物数少,亦未排除对肠管的影响,尚有待进一步研究。

【宜 忌】 有实邪者忌服。

(1)孟诜曰:"多食损齿。"《日华子本草》曰:"多啖伤骨,蚀脾胃,令人发热。"

(2)《本草经疏》曰:"不宜多食,齿痛及病当发散者咸忌之。"《得配本草》曰:"疟痢初起者禁用。"

(3)《药品化义》曰:"咳嗽初起,气实喘促,胸膈痞闷,恐酸以束邪气,戒之。"

【药用选方】

(1)蛔虫症:乌梅适量,去核,捣烂,每次服6克,每日2次。

(2)骨刺哽喉:乌梅1枚,蘸白糖放口中含化。

(3)牙痛:乌梅炒黑,涂牙痛处。

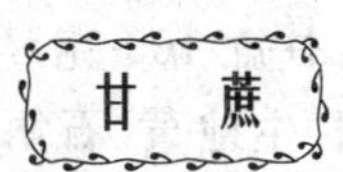

甘　蔗

【别　名】 薯蔗,干蔗,接肠草,竿蔗,糖梗。

【性　味】 性寒,味甘。

【功效主治】 清热,生津,下气,润燥。主治热病津伤、心烦口渴、反胃呕吐、肺燥咳嗽、大便燥结及解酒毒。

(1)《别录》曰:"主下气和中,助脾胃,利大肠。"《食疗本草》曰:"主补气,兼下气。"《日华子本草》曰:"利大小肠,下气痢,补脾,消痰止渴,除心烦热。"

(2)《滇南本草》曰:"治百毒诸疮,痈疽发背,捣烂敷之;汁治心神恍惚,神魂不定,中风失音,冲开水下。又熬饧食,和胃更佳。"

(3)《滇南本草图说》曰:"同姜汁服,可解河豚毒。"《日用本草》曰:"止虚热烦渴,解酒毒。"

(4)《本草再新》曰:"和中清火,平肝健脾,生津止渴,治吐泻、疟、痢,解疮火诸毒。"《随息居饮食谱》曰:"利咽喉,强筋骨,息风养血,大补脾阴。"

【营养成分】 甘蔗含蛋白质、脂肪、糖类、钙、磷、铁。甘蔗汁中含多种氨基酸。甘蔗茎中还含维生素 C。

【宜 忌】 脾胃虚寒者慎服。变质甘蔗食用后可至严重中毒,并且不易解除。

【药用选方】

(1)发热口渴:甘蔗 250 克,去皮,嚼后咽汁,每日 2～3 次。

(2)反胃呕吐,干呕不止:甘蔗榨汁 1/2 杯,生姜汁 1 汤匙,和匀,饮用,每日 2～3 次。

(3)虚热咳嗽:甘蔗汁 60 克,萝卜汁 60 克,野百合 60 克。在百合煮烂后,加入甘蔗汁、萝卜汁,于临睡前服,每日 1 次,常服甚佳。

(4)肺燥咳嗽,咽干痰稠:甘蔗汁 50 克,梨绞汁 50 克。甘蔗汁、梨汁混匀冷饮,每日 2 次。

(5)胃津亡而热不解:甘蔗 100 克,生地黄 15 克,石斛 15 克,芦根 15 克,梨 1 个。甘蔗、生地黄、石斛、芦根、梨共绞汁饮,每日 2 次。

桂圆肉

【别 名】 益智,蜜脾,桂圆干,龙眼肉。

【性 味】 性温,味甘。

【功效主治】 益心脾,补气血,安神。主治虚劳羸弱、失眠、健忘、惊悸、怔忡。

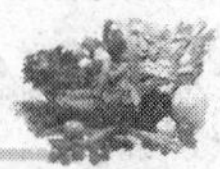

(1)《本经》曰:“主五脏邪气,安志,厌食,久服强魂魄,聪明。”《别录》曰:“除虫,去毒。”

(2)《开宝本草》曰:“归脾而能益智。”《日用本草》曰:“益智宁心。”

(3)《滇南本草》曰:“养血安神,长智敛汗,开胃益脾。”《本草通玄》曰:“润肺止咳。”《得配本草》曰:“益脾胃,葆心血,润五脏,治怔忡。”

(4)《泉州本草》曰:“壮阳益气、补脾胃。治妇人产后水肿,气虚水肿,脾虚泄泻。”

【营养成分】 桂圆肉含有腺嘌呤、胆碱、有机酸、蛋白质、葡萄糖、果糖、蔗糖、脂肪、铁、磷、钙、胡萝卜素、维生素 B_1、维生素 B_2、烟酸、维生素 C 等。尤其是含磷、钙、铁丰富,每 100 克果实中含磷 118 毫克,铁 44 毫克,钙 30 毫克。

【宜　忌】 内有痰火及湿滞停饮者忌服。

【药用选方】

(1)体虚贫血:桂圆肉 5 枚,莲子 15 克,糯米 30 克,熬粥食用;或桂圆肉 9 克,花生仁(连衣)15 克。水煎服,早晚各 1 次。

(2)神经衰弱:桂圆肉 9 克,酸枣仁 9 克,芡实 15 克,共炖汤睡前服;也可用桂圆肉 25～35 克,加白糖适量水煎服,每日 2 次。

(3)呃逆:桂圆干 7 枚,放火中煅炭存性,研为细末,分为 4 份。每次 1 份,每日 2 次,以煅代赭石 15 克,水煎汤送服。

(4)妊娠水肿:桂圆干 30 克,生姜 5 片,大枣 15 枚。水煎服,每日 1～2 次。

(5)崩漏:桂圆肉 15～30 克,大枣 15 克,炖服;或桂圆膏 1 汤匙,冲开水服用,每日 2 次。

(6)巨幼红细胞性贫血:桂圆肉 15 克,桑葚 30 克,加蜂蜜适量炖服,每日 1 剂,疗程不限。

(7)疝气:桂圆核(去外皮)炒黑,研末,每次 5～10 克,早晚用高粱酒送服(不会饮酒者,半汤半酒送下);或桂圆干 14 粒,鲜榕树须 30 克,同煎服,连服 3～4 次。

(8)脾虚泄泻:桂圆干 15 粒,生姜 3 片。水煎服,每日 2 次。

(9)刀伤出血:桂圆核捣破,除去外层光皮,焙焦,研极细末,用时将药末撒在伤口上,以干净纱布用手轻压伤口。血止后,用消毒纱布条或干净布包扎。

(10)烫伤、烧伤:捣破之桂圆核,除去外层表皮,焙焦,研极细末,用菜油或花生油调,敷创面,每日 1～2 次。

(11)痈疽久不愈合:桂圆壳烧炭研粉,调茶油外敷伤口,每日 1～2 次。

(12)儿童病后体虚、盗汗:桂圆肉 10 克,山药 15 克,黄芪 90 克,羊肉 90 克。羊肉以开水稍煮片刻,捞出用冷水浸泡以除腥味。再用砂锅将水煮沸,羊肉和其他药物同入锅内煮熟。调味食用,每日 1 次。

(13)慢性病致脾肺两虚:桂圆肉 25 克,山药 25 克,甲鱼 1 只。先用热水烫甲鱼,使其排尿后切开,洗净,去内脏,连壳同山药、桂圆肉放入碗内加适量水,隔水炖食,每日 1 次。

(14)病后体弱:鲜桂圆肉 500 克,白糖 50 克。先将桂圆去皮、核放入碗中,加白糖,上笼蒸晾反复 5 次,致使色泽变黑,拌白糖,装入瓶中即可。每次食 4～5 粒,每日 2 次。

(15)食欲不振、面色萎黄、心悸怔忡、妊娠水肿:桂圆肉 250 克,大枣、蜂蜜各 250 克。将桂圆肉、大枣洗净,放入锅中,加适量水,置于大火上煮沸,改用小火至七成熟时,加姜汁和蜂蜜,搅匀煮熟,待冷装瓶内封口即可。每次食桂圆肉、大枣各 8 粒,每日 2 次。

(16)失眠、健忘、惊悸:桂圆肉 200 克,放在细口瓶中,加 400 毫升 60°白酒,密封瓶口,每日摇动 1 次,15 日后即可。每次服 10～20 毫升,每日 2 次。

(17)近视:桂圆肉 15 克,枸杞子 15 克,山茱萸 15 克,猪(或

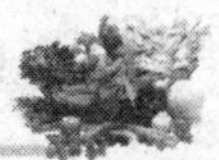

牛、羊)眼睛1对。桂圆洗净,与上述各药同放碗中,加适量水隔水炖熟,调味后服,每日1次。

(18)白发:桂圆干10粒,黑木耳、冰糖适量,共煨汤,饮用。

白　果

【别　名】 银杏,灵眼,佛指甲,佛指柑。

【性　味】 性平,味甘、苦、涩,有毒。

【功效主治】 敛肺气,定喘嗽,止带浊,缩小便。主治哮喘、咳嗽、白带、白浊、遗精、淋病、小便频数。

(1)《三元延寿书》曰:“生食解酒。”《品汇精要》曰:“煨熟食之,止小便频数。”

(2)《滇南本草》曰:“大疮不出头者,白果肉同糯米蒸合蜜丸;与核桃捣烂为膏服之,治噎食反胃,白浊,冷淋,捣烂敷太阳穴,止头风眼痛,又敷无名肿毒。”

(3)《医学入门》曰:“清肺胃浊气,化痰定喘,止咳。”

(4)《本草再新》曰:“补气养心,益肾滋阴,止咳除烦,生肌长肉,排逐拔毒,消疮疥疽瘤。”

(5)《本草便读》曰:“上敛肺金除咳逆,下行湿浊化痰涎。”《山东中药》曰:“治遗精,遗尿。”

(6)《现代实用中药》曰:“核仁治喘息,头晕,耳鸣,慢性淋浊及妇人带下。果肉捣碎做贴布剂,有发疱作用,菜油浸1年以上,用于肺结核。”

【营养成分】 白果含有蛋白质、脂肪、果糖、蔗糖、葡萄糖、粗纤维、胡萝卜素、维生素 B_1、维生素 B_2、烟酸、铁、钙等营养物质。此外,还含有银杏酸、果酚、白果醇、氢化白果酸、氢化白果酚等有毒成分。

【药理作用】 白果对葡萄球菌、链球菌、白喉杆菌、炭疽杆菌、枯草杆菌、大肠埃希菌、伤寒杆菌等有不同程度的抑制作用。果肉的抗菌力较果皮强。水浸剂对真菌亦有抑制作用。新鲜白果中提出的白果酚甲，对离体兔肠有麻痹作用，使离体子宫收缩，对蛙心无影响，对兔有短暂的降低血压作用并引起血管渗透性增加。

【宜　忌】 本品有毒，注意用量。咳嗽痰稠、不利者，不宜用。

【药用选方】

(1)眩晕：生白果3枚，捣碎，开水冲服，每日1次，连服数日；或白果3枚，桂圆肉7个，同炖服，每晨空腹食1次；或用白果仁25克，炒干，研为细末，每次取5克左右，用30毫升温大枣汤送服，每日3次。

(2)咳嗽痰喘：白果仁9克，麻黄9克，甘草6克，水煎于睡前服用；或白果仁10克，炒后去壳，加水煮熟，再加蜂蜜或食糖调味服用。

(3)肺结核：白果(杵碎)12克，白毛夏枯草30克。每日1剂，水煎2次分服。服药期间，如皮肤出现红点，表明有不良反应，应停止服用。

(4)遗尿：白果炒香，5～10岁儿童每次吃5个，成人每次吃8个，每日1次，食时细嚼慢咽，以遗尿停止为度；或白果7枚(儿童7岁以下，每岁1/2枚)去壳，捣碎，每晨用沸豆浆冲，加糖去渣服，连用10日。

(5)尿路感染：白果10个，炖熟，连汤服下，每日早晚各1次，连服3日。

(6)肾虚遗精：白果(杵碎)15克，芡实、金樱子各12克。水煎服，每日1剂。

(7)大便下血：白果30克，藕节15克，共为细末，1日内服完。

(8)蛲虫病：生白果数枚，捣烂成糊，敷肛门处，每晚1次，连用5～7日。

(9)白带过多

①白果仁10粒，冬瓜子30克，加水500毫升，煎成200毫升温服。

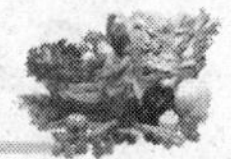

②白果仁 7 枚，热豆浆适量。白果仁捣碎，用热豆浆冲服，每日 1 次，连服数日。

③白果仁 3 枚，鸡蛋清适量。白果仁研末，和鸡蛋清混匀煮熟，每日 1～2 次。

④白果 15 克，胡椒 3 克，莲子肉 15 克，水煎服。

(10)肺虚喘咳，肾虚遗尿：白果 10 克，豆腐皮 60～89 克，大米 100 克，白果去壳及心，与豆腐、大米同煮成稠粥食用。

(11)脾虚泄泻：白果仁(去壳)10 粒，薏苡仁 60 克，冰糖适量。白果仁、薏苡仁加适量水煮熟，放入冰糖调味食用，每日 1 次。

(12)小儿消化不良性腹泻：干白果仁 2 枚，鸡蛋 1 个。干白果仁研细末，放入鸡蛋内，将鸡蛋烤熟，顿食，每日 1～2 次。

西　瓜

【别　名】 寒瓜，夏瓜、水瓜。

【性　味】 性寒，味甘。

【功效主治】 清热解暑，除烦止渴，利小便。主治暑热烦渴、热盛津伤、小便不利、喉痹、口疮。

(1)《日用本草》曰：“消暑热，解烦渴，宽中下气，利小水，治血痢。”

(2)《饮膳正要》曰：“主消渴，治心烦，解酒素养。”

(3)《丹溪心法》曰：“治口疮甚者，用西瓜浆水徐徐饮之。”

(4)《滇南本草》曰：“治一切热证，痰涌气滞。”汪颖《食物本草》曰：“疗喉痹。”

【营养成分】 西瓜不含脂肪，含水分 94%，还含有糖类、蛋白质、游离氨基酸、枸杞碱、苹果酸、粗纤维、胡萝卜素、维生素 B_1、维生素 B_2、烟酸、维生素 C、钙、磷、铁等成分。

【宜　忌】 中寒湿盛者忌服食。吃西瓜不能过量，否则会引起消化不良或肠道抵抗力下降。尤其是肾功能不完全者，切记不可多吃西瓜。

【药用选方】

(1)阳明热甚、舌燥烦渴:好红瓤西瓜剖开,取汁1碗,徐徐饮之。

(2)烫伤

①西瓜去子,取瓤放玻璃瓶中,密封,放3～4个月,过滤取汁应用。先将烫伤处用盐水洗净,将脱脂棉在过滤后的西瓜汁中浸湿,敷于患处,每日换数次。一般一度、二度烫伤1周可愈,三度烫伤2周可愈。

②干西瓜皮30克,研细末,加香油适量调匀,涂患处。

(3)慢性气管炎:西瓜1个,放入冰糖50克(或生姜60克)西瓜切小口,放入冰糖(或生姜)盖好,上笼蒸2小时。吃瓜饮汁,每日1个,10日为1个疗程。

(4)乙型脑炎发热抽搐:西瓜汁加白糖大量饮用,饮至发热抽搐止为佳。

(5)夏季感冒发热:西瓜去皮、去子,番茄用开水烫洗,剥皮去子,分别用洁净纱布绞汁。合并汁液,代水随量饮用。

(6)目赤、口疮、热病消渴:西瓜、白糖各适量。西瓜去子,切条,晒至半干,加白糖适量腌渍,暴晒至干后,再加白糖少许即可。每次食1～2条,每日2～3次。

(7)牙痛:经霜西瓜皮烧灰,敷患处牙缝内。

(8)高血压:西瓜皮(干品)20克,决明子15克,水煎代茶饮。

(9)糖尿病:西瓜皮30克,冬瓜皮20克,天花粉15克。水煎服,每日2次。

(10)水肿:西瓜皮(干品)30克,赤小豆30克,冬瓜皮30克,玉米须30克。水煎服,每日1～2剂。

(11)腹水:西瓜皮(干品)30克,冬瓜皮30克,黄瓜100克。水煎服,每日1～2剂。

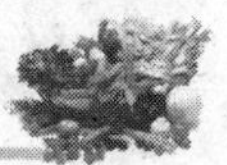

(12)咽干喉痛：西瓜皮 30 克，加水 500 毫升，煎至 300～400 毫升，每日分 2 次服，连续数日。

(13)口腔炎：西瓜皮晒干，炒焦，加冰片少许共研末，用蜂蜜调匀涂患处；或含西瓜汁于口中，每次 3 分钟，每日数次。

(14)肝阳上亢型高血压：西瓜皮 60 克(鲜品 200 克)，玉米须 60 克，香蕉(去皮)3 个，冰糖适量。西瓜皮、玉米须、香蕉加清水 2 000毫升，炖煮至 600～700 毫升，加冰糖调味，每日分 2 次饮完。

(15)闪腰岔气：西瓜皮、精盐、白酒各适量。西瓜皮阴干，研细末，加少量精盐，每次 9 克，以白酒调服，每日 2 次。

(16)去面斑：西瓜子仁 250 克，桂花 200 克，橘皮 100 克。西瓜子仁、桂花、橘皮共研细末，饭后用米汤调服，每次 1 匙，每日 3 次。

杧果

【别　名】　庵罗果，香盖，蜜望，望果，莽果，沙果梨，檬果，芒果。

【性　味】　性凉，味甘、酸。

【功效主治】　益胃，止呕，解渴，利尿。主治阳痿、闭经、冠心病。

(1)《食性本草》曰：“主妇人经脉不通，丈夫营卫中血脉不行。叶可以做汤疗渴疾。”

(2)《开宝本草》曰：“食之止渴。”《本草纲目拾遗》曰：“益胃气，止呕晕。”《中国树木分类学》曰：“利尿。”

【营养成分】　杧果富含多种维生素、粗纤维、蛋白质、脂肪、叶酸和多种有机酸、多酚类化合物、胡萝卜素、杧果酮酸、杧果苷、槲皮素及钙、磷、铁等营养物质。其中，维生素 A 原的含量在众多水果中名列前茅，每 100 克果肉含维生素 A 5.7 毫克，比富含维生素 A 的黄杏还高出 1 倍多。

【药理作用】 未成熟的果实及树皮、茎能抑制化脓球菌、大肠埃希菌。

杧果皮炎是指因食用杧果所致皮肤病，于杧果上市的5～6月份最多。一般皮疹多发于口周，面部，其次是颈项、上肢，其他部位亦可发生。少数患者可见全身发疹。一般吃杧果1～4日，甚至几小时后，先在口周、颜面或颈项等部位出现不同程度的瘙痒，继而出现边界清楚或不清的红斑、丘疹，或水疮、丘疱疹等，少数患者可全身出现风团。皮疹多分布为对称性，呈急性炎症。个别患者可出现消化系统的症状，如腹痛，腹泻等。多数认为，引起“杧果皮炎”的致敏物是鲜杧果蒂部渗出的乳白色汁物质，但杧果肉和皮中渗出的半透明胶状液体也可引起过敏而发生“杧果皮炎”。个体的差异也是一个重要因素。

【宜　忌】 饱饭后不可食用杧果，且不可与大蒜等辛辣物共食。否则，使人发生“发黄病”。肾炎患者应慎食，因有发现过量食杧果而引起肾炎的病例。杧果叶或汁对过敏体质的人可引起皮炎，杧果叶及种子均含有氢氰酸，误食可引起中毒。

【药用选方】

(1)气逆呕吐：杧果片30克，生姜5片。水煎服，每日2～3次。

(2)烦热口渴：杧果片30克，芦根30克，天花粉30克。知母15克。水煎服，每日2～3次。

(3)闭经：杧果片20克，桃仁9克，红花9克，当归9克，赤芍9克，熟地黄30克。水煎服，每日1剂。

(4)腹痛：杧果叶15克，枳实10克，郁金10克，川楝子9克。水煎服，每日2剂。

(5)疝气：杧果核50克，柴胡9克，川楝子9克，白芍30克，枳实9克，荔枝核30克。水煎服，每日2剂。

(6)慢性咽喉炎：杧果适量，煎水代茶饮。

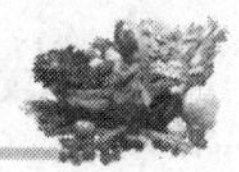

杨　梅

【别　名】　圣生梅，白蒂梅，朱红，树梅。

【性　味】　性温，味甘、酸。

【功效主治】　生津解渴，和胃消食。主治烦渴、吐泻、痢疾、腹痛。

(1)《本草拾遗》曰："止渴。"《日华子本草》曰："疗呕逆吐酒。"《开宝本草》曰："主去痰，止呕哕，消食下酒。"

(2)孟诜曰："和五藏，能涤肠胃，除烦愦恶气，亦能治痢。"《玉楸药解》曰："酸涩降敛，治心肺烦郁，疗痢疾损伤，止血衄。"

(3)《现代实用中药》曰："治口腔咽喉炎症。"《中国药植图鉴》曰："对心胃气痛及霍乱有效。"

【营养成分】　杨梅含丰富的蛋白质、糖类、果酸、钙、磷及多种维生素，其中维生素 C、维生素 B_{12} 对防癌治癌有积极作用。果肉中的纤维素可刺激肠管蠕动，有利于体内有害物质的排泄。果仁中含氰苷类、脂肪油等抗癌物质。

【宜　忌】　孕妇及大便燥结者忌食。多食令人发热，发疮，致疾。

【药用选方】

(1)胃肠胀满：杨梅盐腌备用，越久越佳，用时取数颗泡开水服，每日 2～3 次。

(2)胃痛：杨梅(白种)根 30 克，鸡 1 只。鸡去毛杂，去头、足和内脏；杨梅根洗净，切碎。把杨梅根与鸡加适量水，用小火炖 2 小时，吃鸡喝汤，每日 1～2 次。

(3)痢疾、预防中暑：适量杨梅，浸于酒中 3 日，每次食杨梅 5 枚，每日 2～3 次。

(4)鼻息肉：杨梅(连核)、冷饭各适量，充分捣烂，敷于患处，每日 1 次。

(5)腹痛、泄泻:鲜杨梅不限量,果酒适量。鲜杨梅洗净,浸泡于果酒中,3日后便可食用,每次3个,每日2次。

杏

【别　名】 杏实。

【性　味】 性温,味酸、甘。

【功效主治】 润肺定喘,生津止渴。主治肠炎、肺结核、大便干燥、慢性支气管炎等。

(1)《千金·食治》曰:"其中核犹未鞭者,采之暴干食之,甚止渴,去冷热毒。"

(2)《滇南本草》曰:"治心中冷热,止渴定喘,解瘟疫。"《随息居饮食谱》曰:"润肺生津。"

【营养成分】 含糖类、脂肪、蛋白质、钙、磷、铁、柠檬酸、苹果酸、胡萝卜素和多种维生素。

【宜　忌】 不可多食,生痈疖,伤筋骨。杏的果肉性味酸热有小毒,过食伤筋骨,而且还能引发老病,影响视力,落眉脱发,特别是产妇更应注意。小儿过食杏果则容易长疮生疖等不良反应。

【药用选方】

(1)肠炎:青杏(将成熟者)去核,捣烂取汁,过滤去渣,用小火浓缩或太阳下晒浓如膏状(勿用金属器皿),装瓶备用。成人每次服9克(小儿酌减),每日2次。

(2)干咳无痰、大便燥结:南杏(不可用北杏代替)15～20克,桑白皮15克,猪肺250克。先将猪肺切成片,用手挤洗去除肺气管中的泡沫,与杏仁、桑白皮一起放入锅中煮食,每日2次。

(3)肺结核、干咳日久不愈:南杏30克,羊肺250克左右。先将羊肺切片,用手挤洗去除泡沫,再与南杏一起放入砂锅内,炖熟调味服食,每日1次。

(4)慢性支气管炎、肺燥干咳:南杏30克,大米50克,冰糖适

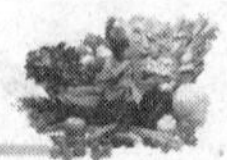

量。南杏用清水泡软，去皮；大米用清水泡软，与南杏一起捣烂，加清水及冰糖煮成稠糊，食用。

杏仁

【别　名】 杏核仁，杏子，木落子，苦杏仁，杏梅仁。

【性　味】 性温，味苦，有毒。

【功效主治】 祛痰止咳，平喘，润肠。主治外感咳嗽、喘满、喉痹、肠燥便秘。

(1)《本经》曰："主咳逆上气雷鸣，喉痹，下气，产乳金疮，寒心奔豚。"

(2)《本草经集注》曰："解锡、胡粉毒。"

(3)《别录》曰："主惊痫，心下烦热，风气去来，时行头痛，解肌，消心下急，杀狗毒。"

(4)《药性论》曰："治腹痹不通，发汗，主温病。治心下急满痛，除心腹烦闷，疗肺气咳嗽，上气喘促。入天门冬煎，润心肺。可和酪做汤，益润声气。宿即动冷气。"

【营养成分】 杏仁中含有蛋白质、多种维生素、胡萝卜素、脂肪、钙、钾、磷、铁等，并含有苦杏仁苷，还含有柠檬酸、苹果酸等。

【药理作用】 现代药理研究证明，杏仁所含的苦杏仁苷在体内慢慢分解，逐渐产生微量的氢氰酸，对呼吸中枢有镇静作用，使呼吸运动趋于安静而达镇咳、平喘的作用。杏仁能润肠通便，杏仁含的苦杏仁苷具有杀灭癌细胞并抑制其增殖的功能。苦杏仁苷由葡萄糖、苯甲醛、氢氰酸等多种成分组成。其中的氢氰酸是一种天然抗癌活性物质；苯甲醛具有较强的杀灭癌细胞的活性，可以缓解癌症患者的疼痛，是良好的抗癌、防癌物质。根据专家们的科学研究充分证明，杏仁具有加强记忆、减轻忧郁和失眠、健强体魄、润泽肌肤、降低血脂及防止主动脉粥样硬化的功效。

2002 年，加拿大多伦多大学的研究人员发现，在 1 个月内每天食用37克(仅一小把)杏仁的人,体内的低密度脂蛋白胆固醇(俗称坏胆固醇)含量减少了4.4%;如果每天食用74克杏仁,低密度脂蛋白胆固醇含量减少了9.4%。同时,低密度脂蛋白胆固醇对高密度脂蛋白胆固醇的比例也下降12%。

加拿大营养暨新陈代谢研究所主席简金斯表示,医学界实际上可将杏仁当作降胆固醇指定食品。

体外试验表明,苦扁桃油(即苦仁油)有对人体蛔虫等均有杀死作用,并能杀死伤寒、副伤寒杆菌。临床应用对蛔虫、钩虫及蛲虫均有效,且无不良反应。

【宜　忌】 阴虚咳嗽及大便溏泄者忌服。

【药用选方】

(1)气喘促水肿、小便淋漓:杏仁31克,大米适量。杏仁去皮、尖、熬研,与大米同煮成粥,分2次空腹吃。

(2)喉中热结生疮:杏仁、桂皮各适量。杏仁去皮,与桂皮研泥,含之。

(3)感冒咳嗽:杏仁9克,生姜3片,白萝卜100克。水煎服,每日1~2次。

(4)哮喘:杏仁15克,麻黄30克,豆腐125克。杏仁、麻黄、豆腐共煮1小时,去药渣,吃豆腐喝汤,早晚各1次。

(5)老年慢性支气管炎:苦杏仁、冰糖各等量。杏仁研碎,与冰糖混匀,制成杏仁糖,每日早晚各服9克,10日为1个疗程。

(6)跌打损伤:杏仁6克,大黄3克。水煎服,每日1~2次。

(7)肺肾阴久虚咳、久喘:甜杏仁、核桃仁各250克,蜂蜜500克。将甜杏仁洗净,放入锅中加适量水,用大火烧沸后改小火煎熬1小时左右,将核桃仁切碎,倒入其中,上火待稠黏时,加入蜂蜜搅匀,再烧沸即可蜜饯双仁,放入糖罐中备用。每次服3克,每日2次。

(8)脸部黑斑、蝴蝶斑:杏仁2粒,鸡蛋(用蛋清)1个。杏仁去皮,研细,加入鸡蛋清调匀。每晚睡前涂于脸上,次晨用水洗去,连

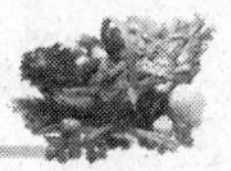

续用 15 日以上。

(9)肠燥便秘:杏仁、桃仁各 12 克,核桃仁 15 克。水煎,喝汤吃核桃,每日 1 剂,连用 5～10 剂。

李　子

【别　名】 李实,嘉庆子。

【性　味】 性平,味甘、酸。

【功效主治】 清肝涤热,生津,利水。主治虚劳骨蒸、消渴、腹水。

(1)《别录》曰:“除痼热,调中。”《日华子本草》曰:“益气。”《滇南本草》曰:“治风湿气滞血凝。”

(2)《医林纂要》曰:“养肝,泄肝,破瘀。”《随息居饮食谱》曰:“清肝涤热,活血生津。”

(3)《泉州本草》曰:“清湿热,解邪毒,利小便,止消渴。治肝病腹水,骨蒸劳热,消渴引饮等。”

【营养成分】 李子含有谷酰胺、丝氨酸、甘氨酸、脯氨酸、苏氨酸、丙氨酸等氨基酸。

【宜　忌】 脾弱者尤忌食。

(1)《千金·食治》曰:“肝病宜食;不可多食,令人虚。”《滇南本草》曰:“不可多食,损伤脾胃。”

(2)《随息居饮食谱》曰:“多食生痰,助湿发疟痢,脾弱者尤忌之。”

【药用选方】

(1)骨蒸劳热、消渴引饮:鲜李子捣绞汁,每次 25 毫升,冷服,每日 2～3 次。

(2)肝硬化腹水:李子洗净,鲜吃,食量视患者消化能力而定,但不宜一次食用过多。

(3)胃阴不足、口喝咽干:李子生食,或做果脯含咽。

(4)肺经燥热、咳嗽上气：李子生食，或加蜂蜜煎膏服，每日2次。

芡实

【别　名】 卵菱，鸡头实，雁喙实，鸡头，雁头，乌头，鸿头，水流黄，水鸡头，刺莲藕，刀芡实，鸡子果，苏黄，黄实，鸡头苞。

【性　味】 性平，味甘、涩。

【功效主治】 固肾涩精，补脾止泻。主治遗精、淋浊、带下、尿失禁、泄泻。

(1)《本经》曰："主湿痹腰脊膝痛，补中除暴疾，益精气，强志，令耳目聪明。"

(2)《日华子本草》曰："开胃助气。"

(3)《本草纲目》曰："止渴益肾。治小便不禁，遗精，白浊，带下。"

(4)《本草从新》曰："补脾固肾，助气涩精。治梦遗滑精，解暑热酒毒，疗带浊泄泻，小便不禁。"

【营养成分】 芡实种子含多量淀粉。每100克芡实中含蛋白质4.4克，脂肪0.2克，糖类32克，粗纤维0.4克，灰分0.5克，钙9毫克，磷110毫克，铁0.4毫克，维生素B_1 0.40毫克，维生素B_2 0.08毫克，烟酸2.5毫克，维生素C 6毫克，胡萝卜素微量。

【宜　忌】 《随息居饮食谱》曰："凡外感前后，疟痢疳痔，气郁痞胀，溺赤便秘，食不运化及新产后皆忌之。"

【药用选方】

(1)浊病：芡实粉、白茯苓粉各适量。黄蜡化蜜和丸，梧桐子大，每次100丸，盐汤送下。

(2)脾肾虚热及久痢：芡实、山药、茯苓、白术、莲肉、薏苡仁、白扁豆各120克，人参15克。俱炒干为末，白汤调服。

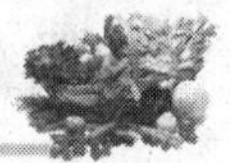

枇杷

【别　名】 芦橘，金丸，芦枝。

【性　味】 性凉，味甘、酸。

【功效主治】 润肺，止渴，下气。主治肺痿咳嗽、吐血、衄血、燥渴、呕逆。

(1)《日华子本草》曰："治肺气，润五脏，下气，止呕逆、并渴疾。"

(2)《滇南本草》曰："治肺痿痨伤吐血，咳嗽吐痰，哮吼。又治小儿惊风发热。"

(3)孟诜曰："利五脏。"崔禹锡《食经》曰："下气，止哕呕逆。"

【营养成分】 枇杷中富含胡萝卜素，每 100 克果肉中含量高达 1.52 毫克，居群果的第三位，仅次于杧果和黄杏，维生素 C 和维生素 B_1 的含量也很丰富。此外，还含有机酸、果胶、糖类、脂类、蛋白质、粗纤维、钙、磷、铁、钾等物质。

【宜　忌】 脾虚滑泄者忌之。枇杷果虽然有清热止渴的功效，但过食亦能发痰热病患，并能伤脾，影响脾胃功能，因此不可过食。《本经逢原》一书在记述枇杷果的食用时说："必极熟，乃有止渴下气润五脏之功。若带生味酸，力能助肝伐脾，食之令人中满泄泻。"故食用枇杷果，应尽量选食熟透的，使之有益于身体而不致损害健康。

【药用选方】

(1)淋巴结结核、疝气：枇杷核 10～20 克，杵碎，水煎服，每日 2 次。

(2)扁桃体炎：鲜枇杷 50 克，洗净，去皮，加冰糖 5 克，熬 30 分钟后服用。

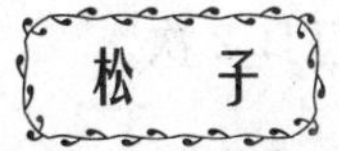

松子

【别　名】 海松子，松子仁，新罗松子。

【性　味】 性温,味甘。

【功效主治】 养液,息风,润肺,滑肠。主治风痹、头眩、燥咳、吐血、便秘。

(1)《海药本草》曰:“主诸风,温肠胃。”

(2)《日华子本草》曰:“逐风痹寒气,虚羸少气,补不足,润皮肤,肥五脏。”

(3)《开宝本草》曰:“主骨节风,头眩,去死肌,变白,散水气,润五脏,不饥。”

(4)《本草衍义》曰:“与柏子仁同治虚秘。”《本草纲目》曰:“润肺,治燥结咳嗽。”

(5)《本草通玄》曰:“益肺止嗽,补气养血,润肠止渴,温中搜风。”《本草再新》曰:“润肺健脾,敛咳嗽,止吐血。”

【营养成分】 松子营养丰富,每100克松子含蛋白质16.7克,脂肪63.5克,糖类9.8克。松子的脂肪大部分为油酸、亚麻油酸等不饱和脂肪酸。此外,钙、磷、铁等含量也很丰富。

【宜　忌】 便溏、精滑者及有湿痰者忌之。

【药用选方】

(1)肺燥咳嗽:松子仁30克,核桃仁60克,蜂蜜15克。松子仁、核桃仁研末,与蜂蜜拌匀,每次6克,开水冲服。

(2)老年人虚秘:松子仁50克,柏子仁50克,火麻仁50克。松子仁、柏子仁、火麻仁同研细末,制成桐子大,饭前服2~3丸,每日2~3次。

(3)肝肾不足、头晕目花:松子仁10克,黑芝麻10克,枸杞子10克,菊花10克。水煎服,每日1次。

(4)便秘:松子仁30克,火麻仁20克,柏子仁20克,玄参15克,麦冬15克。水煎服,每日2次。

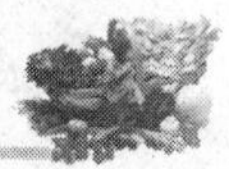

苹　果

【别　名】 柰，频婆，柰子，平波，超凡子，天然子。

【性　味】 性凉，味甘。

【功效主治】 生津，润肺，除烦，解暑，开胃，醒酒。主治便秘、肥胖、高血压、高脂血症。

(1)《千金·食治》曰："益心气。"

(2)孟诜曰："主补中焦诸不足气，和脾；卒患食后气不通，生捣汁服之。"

(3)《饮膳正要》曰："止渴生津。"《滇南本草》曰："炖膏食之生津。"

(4)《滇南本草图说》曰："治脾虚火盛，补中益气。同酒食治筋骨疼痛。搽疮红晕可散。"

(5)《医林纂要》曰："止渴，除烦，解暑，去瘀。"《随息居饮食谱》曰："润肺悦心，生津开胃，醒酒。"

【营养成分】 苹果所含的果糖、葡萄糖、蔗糖占15%～17%，在水果中名列前茅，还含有多种维生素，如维生素B_1、维生素B_2、维生素C、烟酸、胡萝卜素和多种矿物质。同时，还含有苹果酸、奎宁酸、柠檬酸等有机酸，以及芳香的醇类、羰类、酯类化合物、鞣酸和果胶、粗纤维等。

【药理作用】 苹果可增加血红蛋白，使皮肤变得细嫩红润，对贫血患者也有一定的辅助治疗作用。俗话说，"每天一苹果，疾病不找我"。日本研究人员认为，每天吃一两个苹果能降低血液中性脂肪浓度，而中性脂肪是造成动脉硬化的根本因素之一。位于筑波的国家果树科学研究所的田中计一说："每天吃大约400克苹果，能明显减少血液中的中性脂肪。"田中领导的研究小组让14名年龄在30～57岁的成年志愿者每天吃1～2个日本富士苹果，一直持续3周。该研究小组的成员天农高雪说，对接受试验者的血液分析显示,血液的中性脂肪的浓度平均降低了21%。天农说,血液中性脂肪过量被称为高血脂,会导致血管硬化和其他由不良生活方式造成的疾病。血管硬化会导致罹患高血压和中风的概率提高。该研究显示,每天吃一两个苹果还会使血液中的维生素C浓度提高34%。

【宜　忌】 苹果不宜多吃,多食令人腹胀,病人尤甚,可导致慢性肾衰竭。患有脾胃寒、肠胃溃疡的患者更不宜多吃。

【药用选方】

(1)轻度腹泻:苹果1 000克,洗净,去皮、核,捣烂如泥,每次100克,每日4次。1周岁以下婴儿,可服苹果汁,每次1/2汤匙,每日3次。

(2)大便干结:每日早晚空腹时各吃苹果1～2个。

(3)反胃:苹果20～30克,煎汤内服,或开水泡汤饮用,每日3次。

(4)消化不良:每日饭后食苹果1个。

(5)喘息性支气管炎:大苹果1个,巴豆1粒。苹果挖洞,将巴豆去皮,放入苹果中,蒸30分钟左右离火,冷后取出巴豆,吃苹果饮汁。轻症患者,每日睡前吃1个,重症患者每日早晚各吃1个。

(6)高血压:可将苹果洗净,绞汁服,每次100毫升,每日3次,10日为1个疗程;或每次吃250克苹果,每日3次,连续食用。常食有较好的辅助治疗作用。

(7)妊娠呕吐:新鲜苹果皮60克,大米(炒黄)30克,加水同煮,代茶饮,每日3次。

(8)幼儿单纯性消化不良:苹果1个,洗净,去皮,切成薄片,放入碗中加盖,隔水蒸熟,用汤匙捣成泥状,喂幼儿,每日2～3次。

(9)烦热口渴、饮酒过度:生食苹果1～2个,或熬膏服。

(10)去黑眼圈:切1片苹果敷在眼部下方。如苹果先在冰箱中冷藏,用时取出效果更好。

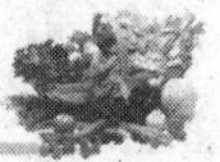

金　橘

【别　名】 金柑,夏橘,金枣,寿星柑,金蛋,金桔。

【性　味】 性温,味辛、甘。

【功效主治】 理气,解郁,化痰,醒酒。主治胸闷郁结、伤酒口渴、食滞胃呆。

(1)《本草纲目》曰:“下气快膈,止渴解酲,辟臭。皮尤佳。”

(2)《随息居饮食谱》曰:“醒脾,辟秽,化痰,消食不厌精。”

(3)《中国药植图鉴》曰:“治胸脘痞闷作痛,心悸亢进,食欲不佳,百日咳。”

【营养成分】 金橘中的维生素C含量丰富。此外,还含有糖类、挥发油、矿物质、多种维生素等。

【药理作用】 金橘中维生素C和金橘苷的含量最丰富,这两种物质有强化毛细血管的作用,能增强人体对严寒侵袭的抗御力。经常食金橘,不但可预防感冒,而且对防止血管脆性和破裂具有重要意义。对高血压、血管硬化及冠心病均有疗效。金橘皮有下气快膈,止渴解酲,辟臭等功效。对急性肝炎,胃痛,疝气,慢性气管炎,脱肛及子宫脱垂等病均有疗效。

【药用选方】

(1)咳嗽咳痰、百日咳:可单用金橘嚼食。肺寒咳嗽,可用金橘同生姜以开水浸泡服;肺热咳嗽,亦可用金橘同萝卜绞汁服,均每日2～3次。

(2)食积气滞、脘腹痞闷、饮食减少:金橘鲜食或蜜渍食;亦可与山楂、麦芽,水煎服,每日2～3次。

(3)伤酒口渴:金橘1～2个,含口内嚼细服食,或用开水泡代茶饮服,每日4次。

(4)咳嗽气喘:金橘3个,以刀刺开,挤出果核,置于清水中,加适量冰糖,小火煮后取汁,分3次服。

(5)胃肠胀痛:金橘鲜果,空腹连食10个。

(6)妇女经前乳房胀痛:每日食用金橘饼200克,有特效。

(7)乳腺炎:干的生金橘皮、橘核各30克,甘草6克,煎水分2次服。已化脓者无效。

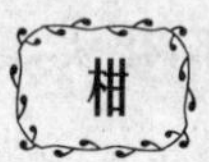

柑

【别　名】 金实,柑子,木奴,瑞金奴。

【性　味】 性凉,味甘、酸。

【功效主治】 生津止渴,醒酒利尿。主治胃热、心烦口渴、饮酒过度等。

(1)《开宝本草》曰:"利肠胃中热毒,止暴渴,利小便。"

(2)《医林纂要》曰:"除烦,醒酒。"崔禹锡《食经》曰:"食之下气,主胸热烦满。"

【营养成分】 柑含糖类、维生素C、烟酸、柠檬酸、钙、铁、磷等。

【宜　忌】 脾胃虚寒者忌服。

(1)《本草衍义》曰:"脾肾冷人食其肉,多致藏寒或泄利。"

(2)《医林纂要》曰:"多食生寒痰。"《随息居饮食谱》曰:"风寒为病忌之。"

【药用选方】

(1)胃热、心烦口渴、饮酒过度:可直接食1～2个柑;或用柑绞汁和蜂蜜服,每日1～2次。

(2)下焦结热,小便不利:可直接食1～2个柑;或用柑取汁,同茶水调服,每日1～2次。

(3)去面斑:柑子1片,加水1杯,放水果加工机中粉碎,滤出汁,每日2～3次涂面部。

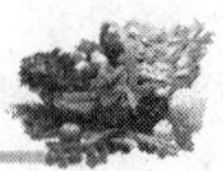

柚

【别　名】 雪柚，柚子，胡柑，臭橙，臭柚，朱栾，香栾，抛，苞，脬，文旦。

【性　味】 性寒，味甘、酸。

【功效主治】 消食，去肠胃气。解酒毒。

【营养成分】 柚中含葡萄糖、胡萝卜素、维生素 B_1、维生素 B_2、维生素 C，含有丰富的钙、磷、铁、糖类及挥发油等。

【药理作用】

(1)抗炎作用：柚皮苷与其他黄酮类相似，有抗炎作用。给小鼠腹腔注射 100 毫克/千克体重，可降低甲醛性足踝水肿。对 5-羟色胺引起的炎症无效。给大鼠皮下注射 100 毫克/千克体重，亦有显著的抗炎作用(肉芽囊法)，柚皮苷复合物较纯品作用更强。也有报告称，对豚鼠的关节肿胀(Arthus 反应)，口服柚皮苷(或橙皮苷)并无抗炎作用，而橘、柚皮中却另有一种未名成分有抗炎作用。黄酮类之抗炎作用，一般认为与改变毛细血管通透性有关(抑制 ADP 转变为 ATP，从而阻止毛细血管前括约肌之松弛)。柚皮苷的磷酸或硫酸的高分子复合物有抗透明质酸酶的作用。有人报告，柚皮苷、橙皮苷，对豚鼠因缺乏维生素 C 而致的球结膜的血管内血细胞凝聚及毛细血管抵抗力降低有改善作用(增强维生素 C 的作用)。但也有人报告，橙皮苷能降低马血细胞之凝聚，而柚皮苷反增强此凝聚。以柚皮苷(2 克/千克体重)与致栓塞饲料喂养大鼠，可延长动物的存活时间，但如与“致粥样硬化”饲料之大鼠皆可延长存活时间。黄酮类的此种作用与低分子右旋糖酐相似(降低血小板的凝聚、增进血液悬浮的稳定性及加快血流等)。

(2)其他作用：柚皮苷对小鼠的病毒感染有保护作用，患此症之小鼠的脾匀浆的上清液中，琥珀酸脱氢酶的活力较正常鼠高，柚皮苷对此种增高无影响，但在试管中能降低正常小鼠脾脏中此酶的活力。以含2%～4%柚皮苷的食料饲喂小鼠6周后，给以X线全身照射(600r/每周，总量1 200r)，给药组小鼠的存活时间较对照组显著为长，故有保护作用。柚皮苷对艾氏腹水癌细胞的呼吸无明显影响。柚皮苷元有解痉作用。柚皮苷毒性很小，在食物中加入1%含量的药物喂饲大鼠200天，无论在体重增长、血糖或组织学检查均与对照组无异。有人报告，新鲜果汁中含胰岛素样成分，能降低血糖。

【药用选方】

(1)胃阴不足、口渴心烦、饮酒过度：生食柚子即可。

(2)胃气不和、呕逆少食：将柚子连皮水煎汤，加白糖调味服。

(3)痰气咳嗽：将柚子切块，去核，酒浸1宿，煮烂，以蜂蜜拌匀，时时含咽。

(4)去面斑：柚子肉10克。加水100毫升，搅碎，滤出汁液，每日涂面部。

枸杞子

【别　名】 苟起子，甜菜子，红青椒，枸蹄子，狗奶子，枸杞果，枸茄茄，红耳坠，血枸子，枸杞豆，血杞子。

【性　味】 性平，味甘。

【功效主治】 滋肾，润肺，补肝，明目。主治肝肾阴亏、腰膝酸软、头晕、目眩、目昏多泪、虚劳咳嗽、消渴、遗精。

(1)《药性论》曰："有补益精诸不足，易颜色，变白，明目，安神。"

(2)《食疗本草》曰："坚筋耐老，除风，补益筋骨，能益人，去虚劳。"

(3)《本草纲目》曰："滋肾，润肺，明目。"

(4)王好古曰："主心病嗌干，心痛，渴而引饮，肾病消中。"

(5)《本草述》曰："疗肝风血虚，眼赤痛痒昏翳；治中风眩晕，虚

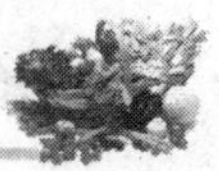

劳，诸见血证，咳嗽血，痿，厥，挛，消瘅，伤燥，遗精，赤白浊，脚气，鹤膝风。”

【营养成分】 每100克枸杞子中含胡萝卜素3.39毫克，维生素B_1 0.23毫克，维生素B_2 0.33毫克，烟酸1.7毫克，维生素C 3毫克。在枸杞子中尚分离出β-谷甾醇、亚油酸。日本产枸杞子果实含玉蜀黍黄素、甜菜碱和一种维生素B_1抑制物。

【药理作用】

(1)抗脂肪肝的作用：用宁夏枸杞子的水浸液(20%，8毫升/日)灌胃，对由四氯化碳毒害的小鼠有轻度抑制脂肪在肝细胞内沉积、促进肝细胞新生的作用。水提取物的抗脂肪肝的作用还表现在，防止四氯化碳引起的肝功能紊乱(以胆碱酯酶、转氨酶的活性作指标)。大鼠较长期(75天)口服枸杞子水提取物或甜菜碱，可使血及肝中的磷脂水平升高；受四氯化碳毒害后之大鼠，肝中磷脂、总肝固醇含量减低，事先或同时给甜菜碱或枸杞子水提取物则有所升高；同时，对转氨酶、碱性磷酸酶、胆碱酯酶等试验均有改善作用。枸杞子对脂质代谢或抗脂肪肝的作用，主要由其所含甜菜碱所致，后者在体内起甲基供应体的作用。

(2)拟胆碱样作用：静脉注射枸杞子水提取物可致兔血压降低，呼吸兴奋；阿托品或切断迷走神经可抑制此反应。它还能抑制离体兔心耳、兴奋离体肠管，收缩兔耳血管等。甜菜碱无此作用，对兔耳血管则为扩张作用。甲醇、丙酮、乙酸乙酯等提取物亦有轻度降血压作用。故枸杞子的上述作用为甜菜碱以外的成分所引起。

甜菜碱口服作用很小，皮下注射作用类似胆碱，作为有效的甲基供应体几乎与胆碱相等。对机体无毒，亦不易机体利用，以原形排出体外，其盐酸盐在溶液中易于解离出盐酸。

枸杞子提取物还能显著促进乳酸菌之生长及产酸，可用于食品工业。

【宜　忌】 外邪实热，脾虚有湿及泄泻者忌服。

(1)《本草汇言》曰："脾胃有寒痰冷癖者勿入。"《本草经疏》："脾胃薄弱，时时泄泻者勿入。"

(2)《本草逢原》曰："元阳气衰，阴虚精滑之人慎用。"《本草撮要》曰："得熟地良。"

【药用选方】

(1)补虚、肥健、益颜色：枸杞子 50 克，高度白酒 500 毫升，浸泡 7 日，随意饮用。

(2)安神养血、滋阴壮阳、益智、强筋骨、泽肌肤：枸杞子 500 克，桂圆肉 250 克，洗净尘土，加水 5 000 毫升，煎 30 分钟，取汤，再加水 2 500 毫升，煎第二次，30 分钟，第一二次煎取的汤液合并，煎至成膏液状，冷却装瓶，放冰箱冷藏。每日 2 汤勺冲饮，每日 1 次。

柿　子

【性　味】 性寒，味甘、涩。

【功效主治】 清热，润肺，止渴。主治热渴、咳嗽、吐血、口疮。

(1)《别录》曰："主通鼻耳气，肠澼不足；软熟柿解酒热毒，止口干，压胃间热。"

(2)《千金·食治》曰："主火疮、金疮、止痛。"

(3)《日华子本草》曰："润心肺、止渴、涩肠，疗肺痿，心热，咳嗽、消痰、开胃。亦治吐血。"

(4)崔禹锡《食经》曰："主下痢，理痈肿，口焦舌烂。"孟诜曰："主补虚劳不足。"

【营养成分】 柿子果实中含蔗糖、葡萄糖、果糖。未熟果实含鞣质，其组成主要是花白苷。新鲜柿子里含磷。

【药理作用】 食用柿子可促进血中乙醇氧化。新鲜柿子含碘量高，故可制成某种制剂(去除蛋白质及胶性物质)，用于甲状腺疾患。

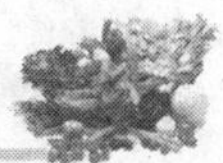

【宜　忌】 凡脾胃虚寒，痰湿内盛，外感咳嗽，脾虚泄泻，疟疾等均不宜食。产后和身体虚弱的人不宜食用。柿子含有较多的单宁物质，具有收敛性，进食过多会引起口涩舌麻，还会使消化液分泌减少，引起大便干燥。空腹食用柿子中的柿胶酚和鞣质，在胃酸的作用下可凝结成硬块，发生胃柿石症，所以不宜空腹食用。不宜食皮，不宜食未成熟的柿子。

【药用选方】

(1)地方性甲状腺肿：柿子未成熟时，捣取汁，冲服。

(2)桐油中毒：柿子或柿子饼 2～3 个内服。

(3)痢疾：柿子切片，晒干，炒黄，研末，每次 5 克，每日 3 次，温水送服。

(4)过敏性皮炎：青柿子 500 克，砸烂，加水 1 500 毫升，晒 7 日后去渣，再晒 3 日，取适量涂患处，每日 3 次。

(5)带状疱疹：用柿子汁涂患处，每日数次。

(6)已溃冻疮：柿子皮 60 克，熟菜油适量。柿子皮烧存性，研细末，用熟菜油调匀涂患处，每日 2～3 次。

(7)皮肤慢性溃疡：柿子皮连肉，敷贴患处；或柿子霜、柿子蒂等量，烧炭研末，外敷伤口，每日 2 次。

(8)甲状腺功能亢进：未成熟的青柿子 1 000 克，洗净，去柄，切碎，捣烂，以洁净纱布绞汁放在锅中，先以大火烧沸，后以小火煎熬浓缩至黏稠时，加入蜂蜜，再煎至浓稠时停火，待冷装瓶备用。每次 1 汤匙，开水冲饮，每日 2 次。

(9)咳嗽带血：青州大柿饼 1/2 个，青黛 3 克。柿子饼蒸熟，掺青黛卧时薄荷汤下。

(10)咳嗽吐痰：干柿子烧灰存性，蜜丸，滚水下。

(11)热淋涩痛：干柿子、灯心草各等份，水煎服。

(12)小便血淋：白柿子、乌豆盐花煎汤，入墨汁服之。

(13)吐血：柿子饼焙焦，研末，每服 2 克，每日 3 次。

(14)肺热咳嗽:柿子饼15克(或柿霜5~10克),嚼服或冲服;或柿子饼15克,加南沙参、苦杏仁各9克,黄芩6克,同水煎服,每日3次。

(15)久咳不愈:柿子饼2个,川贝母末9克,先将柿子饼挖开去核,纳入川贝母末后放在饭上蒸熟,1次服完,每日2次;或柿子3个,水煎,入蜂蜜服用;柿子饼1个,去皮生姜3~5克。将柿子饼横成两半,生姜切碎,夹在柿子饼内,以小火焙熟,去姜吃柿子饼;或用柿子饼15克,罗汉果1个,水煎服,每日2~3次。

(16)咳嗽痰多:柿子饼烧灰存性,加蜂蜜做成丸,开水送服;或用柿子饼与鸡血同煮食,常有较好的疗效。

(17)早期高血压:柿子饼10个,水煎,每日分2次服;或青柿子捣烂榨汁,每次25毫升,每日3次;或柿子饼50克,黑木耳6克,冰糖适量,同煮烂食用;也可用生柿榨汁,以牛奶或米汤调服,每次150~200毫升。

(18)大便带血:柿子饼8个,伏龙肝30克。柿子饼用伏龙肝炒熟,早晚各食1个。

(19)痔疮及肛裂出血:柿子饼蒸熟,每餐吃1个;或柿子根9克,瓦松3克,无花果6克,水煎服;柿子根、地榆炭各12个,水煎服,每日2~3次。

(20)产后恶露不尽:柿子饼3个。烧存性,研细末,用黄酒冲服,每日2次。

(21)尿路感染,血尿:柿子饼2个,灯心草6克。加清水适量煎汤,加白砂糖调味饮用,每日1~2次。

(22)慢性支气管炎:柿子饼3个,冰糖适量。柿子饼洗净,放入碗中,加入少量清水及冰糖,隔水蒸至柿子饼绵软后服用,每日2次。

(23)咽喉肿痛:柿子霜3克,放在温开水中化服,每日3次。

(24)口腔炎、咽喉炎:柿子霜涂抹患处或含咽,每日2~3次。

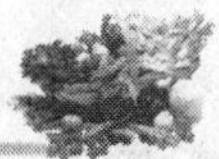

(25)肺热燥咳，口舌生疮：柿子霜15克，白砂糖15克。同放入锅中，加水适量，小火煎熬，待浓稠后停火，倒入涂有熟菜油的搪瓷盘中，稍凉擀干，用刀切成小块即可。每次1块，每日3次。

柠 檬

【别 名】 黎檬子，宜母子，里木子，梨橡干，药果，梦子，宜母果，柠果。

【性 味】 性微寒，味酸。

【功效主治】 生津，止渴，祛暑，安胎。主治消渴、咳嗽、高血压等。

(1)《食物考》曰："浆饮渴瘳，能避暑。孕妇宜食，能安胎。"

(2)《岭南随笔》曰："治哕。"《本草纲目拾遗》曰："腌食，下气和胃。"

【营养成分】 含有糖类、钙、磷、铁、维生素B_1、维生素B_2、维生素C、烟酸、柠檬酸、苹果酸、奎宁酸、橙皮苷、柚皮苷、香豆精类、挥发油等营养物质。

【药用选方】

(1)口干消渴、妊娠食少、呕吐：鲜柠檬500克，白糖250克。柠檬去皮、核，切成块，放在砂锅中加白糖腌渍1日，待白糖浸透，以小火熬至汁液耗干，待冷拌入白糖少许，装瓶备用。

(2)暑热烦渴、胃热口渴：柠檬150克，绞汁饮，或与甘蔗同用，每日2～3次。

(3)痰热咳嗽：柠檬100克，橘梗12克，胖大海10个，甘草9克。水煎服，每日1～3次。

(4)结膜炎：往眼睛里滴1滴柠檬汁即可，但是最好不要稀释，会有灼痛感。

(5)高血压：柠檬1个，荸荠10个，柠檬去皮、核与荸荠洗净，与柠檬同用清水熬煎，代茶常饮。

(6)面部黑斑:柠檬1片,加水1杯,充分搅拌,滤出汁,每日2~3次涂面部。

哈密瓜

【别　名】 雪瓜,贡瓜,甘瓜,库洪。

【性　味】 性寒,味甘。

【功效主治】 疗饥,利便,益气,催吐,补血,清肺止咳。主治咳嗽、痰喘、便秘。

【营养成分】 每100克哈密瓜含3.6%的葡萄糖,3.6%的果糖,11%的蔗糖,0.1%苹果酸、6%的纤维素,4.5 %的果胶,还含有维生素A、维生素C及蛋白质、脂肪、钙、磷、铁、钾等矿物质。

【宜　忌】 慢性肾衰竭患者,最好不要吃哈密瓜,否则有可能加重病情。

【药用选方】

(1)贫血:鲜哈密瓜捣烂挤汁,每次服1茶杯,每日早晚各1次。

(2)失眠:哈密瓜250克,乌梅9克,大枣15克,水煎服,每日1次。

(3)胃溃疡:每晚食哈密瓜250克。

(4)大便秘结:哈密瓜250克,每日早晚空腹连子食用。

(5)咳嗽:哈密瓜250克,川贝母粉9克,陈皮3克。哈密瓜连皮洗净,切碎,与川贝母粉、陈皮水煎服。

草　莓

【别　名】 洋莓,地莓,地果,红莓,土多啤梨。

【性　味】 性凉,味甘、酸,无毒。

【功效主治】 润肺生津,健脾,消暑,解热,利尿,止渴。主治

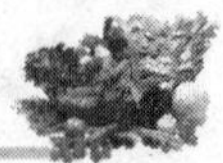

风热咳嗽、口舌糜烂、咽喉肿毒、便秘、高血压。

【营养成分】 草莓营养丰富,含果糖、蔗糖、柠檬酸、氨基酸、维生素 C、胡萝卜素,果胶和丰富的膳食纤维。

【宜 忌】 脾胃虚寒,腹泻腹痛,肺寒咳嗽,痰白而多者,不可多食。

【药用选方】

(1)风热咳嗽:草莓 50 克,生食;或草莓 30 克,雪梨 1 个,绞汁服,每日 2~3 次。

(2)口舌糜烂、咽喉肿痛:草莓 50 克,生食;或草莓 30 克,西瓜 500 克,绞汁服,每日 2~3 次。

(3)大便秘结:新鲜草莓 100 克,香油适量。草莓捣烂,与香油和匀,空腹服,每日晨起 1 次。

(4)高血压:草莓 50 克,生食,或绞汁服。

(5)贫血:新鲜草莓 100 克,大枣 50 克,糯米 50 克,红糖适量。熬粥吃,早晚各 1 次。

(6)高脂血症:草莓 100 克,冬瓜皮 10 克。水煎服,每日 1~2 次。

(7)烦渴:鲜草莓 200 克,白糖适量。草莓绞汁,加白糖内服。

(8)积食胀痛:每顿饭前吃 50~60 克鲜草莓,效果显著。

(9)干咳:鲜草莓 60 克,冰糖 30 克,加水 150 毫升,炖烂,每日服 3 次。

(10)小便涩痛:鲜草莓捣烂,把开水放凉冲服。

荔 枝

【别 名】 离支,丹荔,火山荔,丽枝,勒荔。

【性 味】 性温,味甘、酸。

【功效主治】 生津,益血,理气,止痛。主治烦渴、呃逆、胃痛、瘰疬、疔肿、牙痛、外伤出血。

(1)《食疗本草》曰:"益智,健气。"《海药本草》曰:"主烦渴,头重,心躁,背膊劳闷。"

(2)《日用本草》曰:"生津,散无形质之滞气。"《本草衍义补遗》曰:"消瘤赘赤肿。"

(3)《本草纲目》曰:"治瘰疬,疔肿,发小儿痘疮。"《玉楸药解》曰:"暖补脾精,温滋肝血。"

(4)《本草从新》曰:"解烦渴,止呃逆。"

(5)《医林纂要》曰:"补肺,宁心,和脾,开胃。治胃脘寒痛,气血滞痛。"

(6)《泉州本草》曰:"壮阳益气,补中清肺,生津止渴,利咽喉。治产后水肿,脾虚下血,咽喉肿痛,呕逆等。"

【营养成分】 荔枝含苹果酸、柠檬酸、果胶、游离氨基酸、蛋白质、铁、磷、钙、维生素 B_1、维生素 C 和丰富的果糖等多种营养物质。

【宜　忌】 阴虚火旺者慎服。荔枝多食可导致发热上火,还可得荔枝病,轻则恶心,四肢无力;重则头晕,昏迷抽搐,大多发生于清晨。因此,不可连续多吃,更不要让儿童多吃。

(1)《食疗本草》曰:"多食则发热。"《海药本草》曰:"食之多则发热疮。"

(2)《本草纲目》曰:"鲜者食多,即龈肿口痛,或衄血。病齿慝及火旺病人尤忌之。"

【药用选方】

(1)虚弱贫血:荔枝干果 7 个,大枣 7 枚。每日 1 剂,水煎服。

(2)妇女崩漏、产后出血:荔枝(连壳)30 克,捶破,水煎服,每日 1 剂。

(3)呃逆:荔枝 7 个,连壳烧灰存性,研细末,以开水调服,每日 1～2 次。

(4)小儿遗尿:每日吃荔枝干 10 个,常吃可见效。

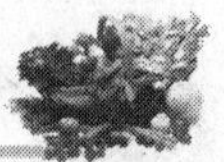

(5)淋巴结结核:荔枝数个,捣烂如泥,外敷患处,每日1次;或荔枝干果7~10个,海带15克,海藻15克,以适量黄酒和水煎服,每日1剂,疗程不限。

(6)麻疹初起或出而未透:荔枝9克,水煎服,每日2~3次。

(7)外伤出血:荔枝核烘干,研细末,外敷。

(8)烫伤:荔枝核烧存性,调菜油外敷。

(9)子宫脱垂:去壳鲜荔枝(连核)1 000克,陈米酒1 000克,浸泡1周,早晚各饮1次。

香蕉

【别　名】 蕉子,蕉果。

【性　味】 性寒,味甘。

【功效主治】 清热,润肠,解毒,愉悦精神。主治热病烦渴、便秘、痔血。

(1)《日用本草》曰:"生食破血,合金疮,解酒素,干者解肌烦渴。"《本草纲目》曰:"除小儿客热。"

(2)《本草求原》曰:"止渴润肺解酒,清脾滑肠,脾火盛者食之,反能止泻止痢。"

【营养成分】 香蕉含优质蛋白质、脂类、糖类、粗纤维、维生素A、维生素B_1、维生素C、维生素E及钾、钙、铁、磷等。特别是香蕉中钾的成分丰富,每100克含钾高达472毫克,居群果之首。

【药理作用】 果肉中含去甲肾上腺素、5-羟色胺及二羟基苯乙胺多。日本所产香蕉,每克含5-羟色胺10~15微克。据测定,乌干达所产香蕉中去甲肾上腺素含量每克为2微克,5-羟色胺为每克16.2微克。每日食入5-羟色胺10毫克对胃肠道功能并无障碍,但如食入过多,可能导致胃肠功能障碍。在测定尿中吲哚或儿茶酚胺时,不应吃香蕉。未成熟的香蕉肉对豚鼠的保泰松诱发性胃溃疡有预防(同时服用)或治疗(服保泰松后15天再服香蕉肉)

作用;对强制性不动所诱发的大鼠胃溃疡也有保护作用,但对泼尼松诱发者则无效。这种保护作用可能是由于其中所含的5-羟色胺使胃酸降低,以及香蕉肉缓和刺激的缘故,无抗胆碱作用,也无中枢抑制作用。芭蕉树叶及茎干的液干(含5-羟色胺,但不含多巴胺或去甲肾上腺素)能收缩离体豚鼠回肠及大鼠十二指肠,并升高犬及大鼠的血压,这些作用可被阿托品及酚妥拉明所拮抗。干叶、茎之甲醇提取物有抑菌作用,成熟香蕉之果肉甲醇提取物的水溶性部分有抑制真菌、细菌的作用。

【药用选方】

(1)便后血:香蕉2个,不去皮,炖熟,连皮食之。

(2)咳嗽:香蕉1～2个,冰糖适量,隔水炖服,每日1～2次,连服数日。

(3)高血压、动脉硬化、冠心病:每日吃香蕉3～5个;或饮香蕉茶(取50克香蕉研碎,加入等量的茶水中,再加适量糖),每次1小杯,每日3次;或香蕉梗25克,白菜根1个,水煎加适量冰糖服用;或香蕉皮30～65克,水煎服,每日2次。

(4)流行性乙型脑炎:鲜香蕉根适量,蜂蜜适量。香蕉根去除根皮,洗净,捣烂取汁,蜂蜜调匀,每次服100～250毫升,每日3～4次。昏迷者以鼻饲法给药,重型病例应配合药物治疗。

(5)肠热痔疮出血、大便干燥:每晚睡前吃2～3个香蕉,有止血润便之功,常吃可见效。

(6)子宫脱垂:取香蕉花(凋谢落地者)炒黄存性,研末,每次1汤匙,每日2次,温水送服;或香蕉根60克,水煎服,每日1剂。

(7)白喉:香蕉皮60克,水煎服,每日3次。

(8)急性角膜炎:香蕉1个,取皮食果肉,用皮贴敷患眼即感凉爽,有消炎的作用。

(9)烫伤:将香蕉去皮,捣烂,挤汁,涂敷患处,每日2次。

(10)手足皲裂:香蕉(皮发黑的较好)1个,放在炉旁焙热后备

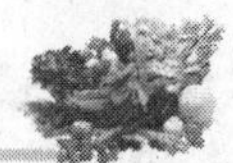

用。每晚热水洗手足后，取香蕉少许擦患处，摩擦片刻，一般连用数日即愈。

(11)小儿疖肿：香蕉花1～2枚，水煎服。此法还可预防中暑。

桃

【别　名】 桃实。

【性　味】 性温，味甘、酸。

【功效主治】 生津，润肠，活血，消积。主治低血糖症、缺铁性贫血。

(1)崔禹锡《食经》曰："养肝气。"《滇南本草》曰："通月经，润大肠，消心下积。"

(2)《随息居饮食谱》曰："补心，活血，生津涤热。"

【营养成分】 桃肉含有果糖、葡萄糖、有机酸、挥发油、蛋白质、维生素C、钾、镁、铁、钙及膳食纤维、胡萝卜素等许多人体所必需的营养成分。

【宜　忌】 多食生热，发痈疮、疟、虫疳诸患。

(1)《别录》曰："多食令人有热。"《本经逢原》曰："多食令人腹热作泻。"

(2)《日用本草》曰："桃与鳖同食，患心痛，服术人忌食之。"

(3)《滇南本草图说》曰："多食动脾助热，令人膨胀，发疮疖。"

(4)《随息居饮食谱》曰："多食生热，发痈疮、疟、痢、虫疳诸患。"

【药用选方】

(1)虚劳咳喘：鲜桃3个，冰糖30克，去外皮，加冰糖隔水炖烂吃，每日3次。

(2)口渴、便秘：每日食鲜桃1～2个。

核桃仁

【别　名】 胡桃肉，胡桃仁。

【性　味】 性温，味甘。

【功效主治】 补肾固精，温肺定喘，润肠。主治肾虚喘嗽、腰痛脚弱、阳痿、遗精、小便频数、石淋、大便燥结。

(1)孟诜曰："通经脉，润血脉，黑须发，常服骨肉细腻光润。"

(2)崔禹锡《食经》曰："下气，主喉痹，杀白虫。"《本草从新》曰："治痿，强阴。"

(3)《本草拾遗》曰："食之令人肥健。"《开宝本草》曰："多食利小便，去五痔。"《七卷食经》曰："去积气。"

(4)《本草纲目》曰："补气养血，润燥化痰，益命门，利三焦，温肺润肠。治虚寒喘嗽，腰脚重痛，心腹痛，血痢肠风，散肿毒，发痘疮，制铜毒。"

(5)《医林纂要》曰："补肾，润命门，固精，润大肠，通热秘，止寒泻虚泻。"

【营养成分】 核桃仁含丰富油脂及蛋白质、脂肪、膳食纤维、胡萝卜素、维生素 B_1、维生素 B_2、烟酸、铁、维生素 E 等，其中的脂肪为不饱和脂肪酸。

【药理作用】 美国发表的一份最新科学研究报告强调说，核桃可有效降低血液中的低密度脂蛋白胆固醇(有害胆固醇)，尽管核桃脂肪含量高，但含有对血栓和心悸有积极影响的单酸。因而，核桃具有保护血管和增强心肌的功能。

科学家们对 180 名 60 岁以上且胆固醇高的人进行了 5 个月至 1 年的试验和研究。他们把这些人分成 3 组，一组人吃普通饮食；另一组人吃普通饮食，每天外加 48 克核桃；还有一组人吃含有少量脂肪并添加核桃的食品。试验证明，核桃对降低血液中的胆固醇十分有益。科学家们还透露，核桃尤其对脂蛋白有影响。研

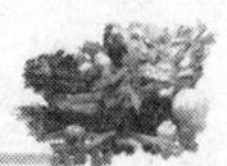

究证实，脂蛋白同心、脑血管病是有联系的。科学家们发现，如果在普通饮食中加入核桃，脂蛋白下降27%，即使在一日三餐中有少量的脂肪，如果添加核桃的话，脂蛋白也会下降7%左右。尽管核桃含热量较高，但科学家们注意到，吃含有核桃食品的病人体重没有发生变化，而且他们感到更有劲了。核桃仁还有阻止胆结石的形成和排出作用。

【宜　忌】核桃仁脂质量高，逾食易生痰，令人恶心、吐水、吐食。另外，大便溏泄者、吐血者、出鼻血者、阴虚火旺者应禁食核桃仁。

(1)《千金·食治》曰："不可多食，动痰饮，令人恶心，吐水吐食。"

(2)《本草经疏》曰："肺家有痰热，命门火炽，阴虚吐衄等证皆不得施。"

(3)汪颖《食物本草》曰："多食生痰，动肾火。"

【药用选方】

(1)脏躁病：核桃仁31克，白糖适量。核桃仁捣碎，加白糖，开水冲服，每日3次。

(2)神经衰弱：每日早晚各吃核桃仁2个；或核桃仁、黑芝麻各30克，桑叶60克，共捣烂如泥为丸(每丸重3克)，每次3丸，每日2次；或核桃仁10克，黑芝麻10克，桑叶60克，共搅成泥状，加适量白糖，临睡前服。

(3)脾肾虚咳喘：核桃仁10克，五味子5克，党参10克。水煎服，每日2次。

(4)小儿百日咳：核桃仁(保留紫衣)、冰糖各30克，梨150克。共捣烂加水煮成汁，每服1匙，每日3次。

(5)慢性气管炎：核桃仁25克，捣烂加白糖服，长期坚持，可见效果。

(6)支气管哮喘

①核桃仁1～2个，生姜1～2片，放入口中细细嚼食，每日早

晚各1次。

②核桃仁30克，补骨脂9克，水煎早晚分服。

(7)肺结核：核桃仁90克，柿子饼90克，水煎分3次服，隔日1剂，连续服用7剂为1个疗程。

(8)肾炎：核桃仁9克，蛇蜕1条，黄酒适量。核桃仁、蛇蜕共焙干研末，用黄酒冲服，每日3次。

(9)尿路结石

①核桃仁、冰糖、香油各等量。香油先熬一下，加入核桃仁，炸至棕色时捞起，再入冰糖末熬成糊状，每日3次，每次2汤匙，连续服用。

②核桃仁、冰糖各120克，香油50毫升。核桃仁、冰糖与香油共放铁勺中熬15分钟，凉后内服，每日1剂，早晚分服。

③核桃仁120～150克，白糖、植物油各适量。核桃仁用油炸酥，加白糖混合研磨，使成糊状，于1～2日分次服完(儿童酌减)，连服5～7日。

(10)肾虚耳鸣，遗精

①核桃仁10克，五味子4.5克，蜂蜜适量，临睡前加水炖服。

②核桃仁30克，猪肾(切片)2只，猪油少许，同置锅中炒熟，每晚睡前趁热服，连服3日。

(11)肾虚尿频：核桃煨熟，临睡前剥壳，用温米酒送服。

(12)腹泻：核桃仁加冰糖适量同炒成炭，水煎服；或核桃壳烧存性，研细末，每次2克，每日2次吞服。

(13)呕吐：核桃1个，烧存性研细末，胃寒者以姜汤送下，胃热者用黄芩12克煎汤送服，每日2次。

(14)偏头痛：核桃仁15克，水煎，加适量白糖冲服，每日2次，连服数日。

(15)细菌性痢疾：核桃仁20克，枳壳20克，皂角刺3克，用新瓦焙干存性，共研细末，每次6克，每日3次，茶水送服。

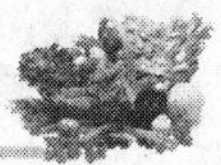

(16)习惯性便秘

①核桃仁60克,黑芝麻30克,共捣细,每日早晚各1匙,温开水送服,长年便秘者,连续服用有效。

②核桃仁、芝麻、松子仁各25克,共捣烂,加蜂蜜调用,早晚空腹各1次。

(17)呕逆:核桃干果15克,生姜6克。水煎服,每日1～2次。

(18)顽癣:核桃仁去油,研细,以纱布包裹患处,每日1～3次。

(19)疖肿:核桃仁捣烂,涂敷患处,每日换药2次。

(20)疥癣:核桃果壳适量,水煎洗患处,每日2～3次。

(21)肾虚夜尿多、腰膝酸软:核桃仁100～150克,蚕蛹50克,蚕蛹略炒,隔水蒸食,每日1剂。

(22)肾虚阳痿、遗精、夜尿多:核桃仁60克,韭菜150克,精盐、香油各适量。将核桃仁、韭菜加香油下锅炒熟,用精盐少许调味,佐餐食用,每日1次。

(23)神经衰弱、失眠健忘:核桃仁50克,大米适量。大米淘净,加水适量,与核桃仁煮成粥,经常佐餐食用,每日1次。

(24)肺肾两虚型久咳久喘:核桃仁和炒甜杏仁各250克,蜂蜜500克。先将杏仁放在锅中煎煮1小时,再将核桃仁放入,待汁将干时,加蜂蜜拌匀至沸即可,每次1勺,每日1次。

(25)去面斑黑斑:核桃仁适量,去皮,研细末,加入蛋清调匀,临睡前涂于脸部,次晨用水洗净。连续使用一段时间可奏效。

(26)肠燥便秘:核桃仁、桃仁、杏仁各10克。水煎服,每日1剂,连服10剂以上。

(27)黄褐斑:核桃仁30克,黑芝麻20克,牛奶、豆浆各200毫升。核桃仁、黑芝麻放入小石磨中,牛奶和豆浆混匀,慢慢倒入,边倒边磨。磨好后,均匀倒入砂锅中,小火煮熟后,下白糖调溶。每日早晚各服200毫升。

(28)耳疳:核桃仁,研烂,拧油去渣,得油6克,加入冰片少许,滴于耳内。

(29)中耳炎:先用过氧化氢溶液将耳内脓水洗净,再滴核桃油2～3滴,每日2～3次。

(30)腋臭:先洗净患处,再用核桃油涂之,并以手按摩片刻,每日3次。

益智仁

【别　名】 益智子,摘芋子。

【性　味】 性温,味辛。

【功效主治】 温补脾胃,固精缩尿。主治中寒腹痛、吐泻食少、遗精、阳痿、尿频等。

(1)《广志》曰:“含之摄涎秽。”

(2)《本草拾遗》曰:“止呕哕。”“治遗精虚漏,小便余沥,益气安神,补不足,利三焦,调诸气,夜多小便者,取二十四枚碎,入盐同煎服。”

(3)《医学启源》曰:“治脾胃中寒邪,和中益气。治人多唾,当于补中药内兼用之。”

(4)《本草纲目》曰:“治冷气腹痛,及心气不足,梦泄,赤浊,热伤心系,吐血,血崩。”

(5)王好古曰:“益脾胃,理元气,补肾虚,滑沥。”刘完素曰:“开发郁结,使气宣通。”

【营养成分】 益智仁含挥发油、益智仁酮、维生素 B_1、维生素 B_2、维生素C、维生素E及多种氨基酸、脂肪酸。

【宜　忌】 本品温燥,能伤阴助火,故阴虚火旺或因热而患遗精、尿频、崩漏等证,均不可服。

【药用选方】

(1)遗精:益智仁12克,乌药10克,山药15克,朱砂0.5克。水煎服,每日1次。

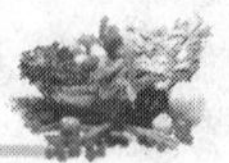

(2)遗尿:益智仁 12 克,乌药 10 克,山药 15 克,鸡内金 10 克。水煎服,每日 1 次。

(3)白浊:益智仁 10 克,乌药 10 克,石菖蒲 10 克,萆薢 10 克,车前草 15 克。水煎服,每日 1 剂。

(4)崩漏:益智仁 50 克,炒脆,研细末,每次服 9 克,每日 3 次;或益智仁 250 克,砂仁 250 克,同研细末,每次服 9 克。每日 3 次。

(5)呕吐,脾虚腹泻:益智仁 10 克,党参 30 克,白术 10 克,高良姜 9 克,砂仁 9 克。水煎服,每日 1 剂。

(6)疝痛:益智仁 10 克,小茴香 10 克,乌头 9 克,青皮 6 克。水煎服,每日 1 剂。

荸　荠

【别　名】 芍,凫茈,水芋,乌芋,乌茨,黑山棱,地栗,红慈菇,马薯。

【性　味】 性寒,味甘。

【功效主治】 清热,化痰,消积。主治温病消渴、黄疸、热淋、痞积、目赤、咽喉肿痛。

(1)《别录》曰:"主消渴,痹热,热中,益气。"

(2)孟诜曰:"消风毒,除胸中实热气,可做粉食,明耳目,止渴,消疸黄。"

(3)《日华子本草》曰:"开胃下食。"《日用本草》曰:"下五淋,泻胃热。"

(4)《滇南本草》曰:"治腹中热痰,大肠下血。"《本草汇编》曰:"疗五种膈气,消宿食,饭后宜食之。"

(5)《本草纲目》曰:"主血痢,下血、血崩。"《本经逢原》曰:"治酒客肺胃湿热,声音不清。"

(6)《北砚食规》曰:"荸荠粉清心,开翳。"

(7)《本草再新》曰:"清心降火,补肺凉肝,消食化痰,破积滞,利脓血。”

【营养成分】 荸荠含丰富的淀粉、蛋白质、脂肪、膳食纤维、胡萝卜素、维生素 B_1、维生素 B_2、烟酸、维生素 C、铁、钙等多种物质。

【药理作用】 荸荠对金黄色葡萄球菌、大肠埃希菌、产气杆菌及铜绿假单胞菌等均有抑制作用。此外，荸荠尚有降血压作用。鲜荸荠、生石膏适量，煮汤代茶饮，可用以预防流行性脑膜炎。荸荠尚有解铜毒的作用，如若误吞铜钱或铜物，以及硫酸铜中毒等，可用荸荠绞汁灌肠。

【宜　忌】 虚寒及血虚者慎服。

(1)孟诜曰：“有冷气，不可食，令人腹胀气满。”《医学入门》曰：“得生姜良。”

(2)《本经逢原》曰：“虚劳咳嗽切忌。以其峻削肺气，兼耗营血，故孕妇血渴忌之。”

(3)《随息居饮食谱》曰：“中气虚寒者忌之。”

【药用选方】

(1)黄疸湿热、小便不利：荸荠 125 克，打碎，煎汤代茶饮。

(2)痞积：荸荠于三伏时以火酒浸晒，每日空腹细嚼 7 个，痞积渐消。

(3)咽喉肿痛：荸荠 125 克，绞汁冷服。

(4)小儿口疮：荸荠烧存性，研末掺之。

(5)寻常疣：将荸荠掰开，用白色果肉摩擦疣体，每日 3～4 次，每次摩至疣体角质层软化，脱掉，微有痛感并露出针尖大小的点状出血为止，连用 7～10 日。

(6)热病伤津、口渴心烦：荸荠 120 克，洗净，去皮，捣烂，绞汁饮服，每日 1～2 次。

(7)高血压：荸荠 100 克，海蜇头 100 克，煮汤服，每日 2～3 次。

(8)风火赤眼：鲜荸荠 120 克，洗净，去皮，捣烂，用纱布绞汁，点眼每次 1～2 滴，每日 3～4 次。

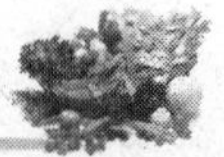

(9)大便下血：荸荠150克，打碎，绞汁大半盅，好酒半盅，空腹温服。

(10)百日咳：荸荠500克，蜂蜜60克。荸荠洗净，去皮，切碎，绞汁，同蜂蜜混匀，煮沸，每次饮用1小杯，每日2次。

栗　子

【别　名】 板栗、栗果，大栗。

【性　味】 性温，味甘。

【功效主治】 养胃健脾，补肾强筋，活血止血。主治反胃、泄泻、腰脚软弱、吐血、衄血、便血、金疮、折伤肿痛、瘰疬。

(1)《别录》曰："主益气，厚肠胃，补肾气，令人忍饥。"《千金·食治》曰："生食之，甚治腰脚不遂。"

(2)《唐本草》曰："嚼生者涂病上，疗筋骨断碎、疼痛、肿瘀。"《食性本草》曰："理筋骨风痛。"

(3)《本草图经》曰："活血。"《滇南本草图说》曰："治反胃。"

(4)《滇南本草》曰："治山岚嶂气，疟疾，或水泻不止，或红白痢疾。用火煅为末，每服三钱姜汤下；生吃止吐血、衄血、便血，一切血证俱可用。"

【营养成分】 栗子营养丰富，含有淀粉60%～70%，还含有蛋白质、脂肪、胡萝卜素、维生素B_1、维生素B_2、烟酸、维生素C及钙、磷、铁等成分。此外，还含有脂肪酶等。

【宜　忌】

(1)孟诜曰："栗子蒸炒食之冷气拥，患风水气不宜食。"

(2)《本草衍义》曰："小儿不可多食，生者难化，熟即滞气隔食，往往致小儿病。"

(3)《得配本草》曰："多食滞脾恋膈，风湿病者禁用。"

(4)《随息居饮食谱》曰："外感未去，痞满，疳积，疟疾，产后，小儿，病人不饥，便秘者并忌之。"

【药用选方】

(1)小儿脚弱无力:生栗子生食,每次5个,每日3次。

(2)慢性支气管炎:栗子(去皮)250克,猪瘦肉(切块)500克,精盐、姜、豆豉各少许,共烧煮熟烂,分顿佐餐食用,每日2次。

(3)便血、反胃呕吐:栗子壳50克,煅炭,研细末存性,每次5克,温开水送服,每日3次。

(4)腰腿酸软:板栗肉适量,煮熟食用,每日2次。

(5)筋骨损伤肿痛:生栗子肉嚼烂,敷患处,每日1次。

(6)漆过敏:栗树皮或根皮2份,蟹壳1份,香油适量,各煅炭,研细末存性,用香油调敷患处,每日1次。

(7)异物刺伤残留:新鲜栗子数个,剥去外壳,捣烂如泥,用饴糖少量调匀敷于患处,每日1次,直至吸出异物及炎症消退为度。

(8)儿童消化不良性腹泻:栗子7～10个,白糖适量。栗子去壳,捣烂,加清水适量煮糊,再加白糖调味,喂食,每日1次。

(9)久病体弱:生栗子500克,白糖250克。生栗子加水煮30分钟,待冷剥去皮,再隔水蒸30分钟,趁热放在锅中加入白糖,用勺拌均匀成泥,以塑料瓶盖或啤酒盖为模,将栗泥填压成饼状即可。每次食10克,每日3次。

(10)百日咳:板栗仁30克,玉米须10克,冬瓜30克,冰糖30克。上述食材加500毫升水,同煎至250毫升时服用,每日2～3次。

(11)肾虚腰膝无力:新鲜栗子每日空腹食7个,再食猪肾粥,每日2次。

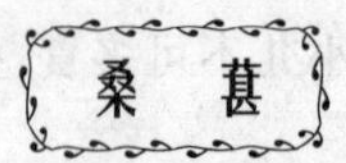

桑 葚

【别　名】 葚,桑实,乌葚,文武实,黑葚,桑枣,桑葚子,桑果,桑粒,桑蔗。

【性　味】 性寒、味甘。

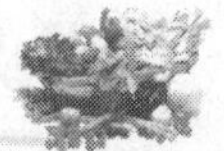

【功效主治】　补肝，益肾，息风，滋液。主治肝肾阴亏、消渴、便秘、目暗、耳鸣、瘰疬、关节不利。

(1)《唐本草》曰："单食，主消渴。"《本草衍义》曰："治热渴，生精神及小肠热。"

(2)《本草拾遗》曰："利五脏关节，通血气，捣末，蜜和为丸。"

(3)《滇南本草》曰："益肾脏而固精，久服黑发明目。"

(4)《本草纲目》曰："捣汁饮，解酒中毒。酿酒服，利水气，消肿。"

(5)《玉楸药解》曰："治瘰淋，瘰疬，秃疮。"《本草求真》曰："除热，养阴，止泻。"

(6)《随息居饮食谱》曰："滋肝肾，充血液，祛风湿，健步履，息虚风，清虚火。"

(7)《现代实用中药》曰："清凉止咳。"《中药形性经验鉴别法》曰："安胎。"

【营养成分】　桑葚含糖类、鞣酸、苹果酸及维生素 B_1、维生素 B_2、维生素 C 和胡萝卜素等营养成分。

【宜　忌】　脾胃虚寒作泻者勿服。

【药用选方】

(1)贫血：鲜桑葚 60 克，桂圆肉 30 克，炖烂食，每日 2 次。

(2)产后体弱：桑葚膏每次食 10～15 克，每日 2～3 次。

(3)闭经：桑葚 15 克，红花 3 克，鸡血藤 30 克，黄酒适量。水煎分 2 次服。

(4)自汗、盗汗：桑葚 10 克，五味子 10 克，水煎服分 2 次服。

(5)须发早白、遗精

①桑葚 30 克，枸杞子 18 克，水煎服，每日 1 次。

②桑葚 30 克，何首乌 30 克，水煎服，每日 1 次。

(6)肺结核、阴虚潮热、干咳少痰：鲜桑葚 60 克，地骨皮 15 克，冰糖 15 克，水煎服，每日 2 次。

(7)淋巴结结核:鲜桑葚30克,水煎服,每日3次。

(8)神经衰弱、失眠健忘:桑葚30克,酸枣仁15克,水煎服。每晚1次。

(9)便秘:桑葚30克,蜜糖30克,水煎服,每日1次。

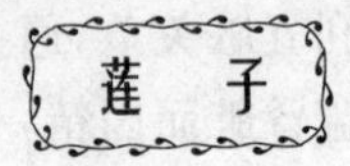

莲　子

【别　名】 藕实,水芝丹,莲实,泽芝,莲蓬子。

【性　味】 性平,味甘、涩。

【功效主治】 养心,益肾,补脾,涩肠。主治夜寐多梦、遗精、淋浊、久痢、虚泻、妇女崩漏带下。

(1)《本经》曰:“主补中、养神、益气力。”孟诜曰:“主五脏不足,伤中气绝,利益十二经脉血气。”

(2)《本草拾遗》曰:“令发黑,不老。”《食医心镜》曰:“止渴,去热。”

(3)《日华子本草》曰:“益气,止渴,助心,止痢。治腰痛,泄精。”

(4)《日用本草》曰:“止烦渴,治泻痢,止白浊。”《滇南本草》曰:“清心解热。”

(5)《本草纲目》曰:“交心肾,厚肠胃,固精气,强筋骨,补虚损,利耳目,除寒湿,止脾泄久痢,赤白浊,女人带下崩中诸血病。”

(6)《本草备要》曰:“清心除烦,开胃进食,专治噤口痢、淋浊诸证。”

(7)《随息居饮食谱》曰:“镇逆止呕,固下焦,愈二便不禁。”

【营养成分】 每100克鲜莲子含维生素C 38毫克,维生素B_2 0.2毫克,维生素B_1 0.38毫克,磷122毫克。每500克干莲子的蛋白质含量在80克以上,糖类含量在300克以上,可产生热量7 238千焦,还含有丰富的脂肪、钙、磷、铁,是老少皆宜的保健食物。

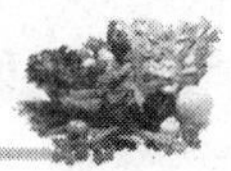

【宜 忌】 中满痞胀及大便燥结者，忌服。

(1)《本草拾遗》曰："生则胀人腹，中薏令人吐，食当去之。"

(2)《本草纲目》曰："得茯苓、山药、白术、枸杞子良。"《本草备要》："大便燥者勿服。"

(3)《随息居饮食谱》曰："凡外感前后，疟，疸，疳，痔，气郁痞胀，溺赤便秘，食不运化及新产后皆忌之。"

【药用选方】

(1)妇女崩漏带下：荔枝干 20 个，莲子肉 60 克，洗净后，放砂锅内，加水 1 大碗，蒸熟食之。

(2)遗精：莲子(去心)90 克，猪肚 1 个，猪肚洗净，切成块，加水适量，与莲子煲汤食之。

(3)白带异常：山药、莲子、薏苡仁各 30 克，洗净，水煎，先放入莲子与薏苡仁，后入山药，小火煮熟食之。

(4)脾肾两虚型习惯性流产：莲子(去心)、桂圆肉各 50 克，山药粉 100 克。莲子、桂圆小火煎汤，加山药粉煮成粥，每日食 1～2 次。

(5)久痢：老莲子肉 100 克，研末，每次 5 克，陈米汤送服，每日 2～3 次。

(6)小便白浊：莲肉、益智仁、龙骨各等份，共研细末，每次 10 克，早空腹时用清米汤调服。

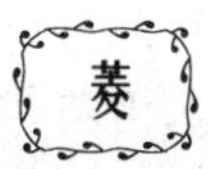

菱

【别 名】 水栗，芰，芰实，菱角，水菱，沙角。

【性 味】 性凉，味甘。

【功效主治】 生食清暑解热，除烦止渴；熟食益气，健脾。主治泄泻、胃溃疡等。

(1)《别录》曰："主安中补脏。"《滇南本草图说》曰："醒脾，解酒，缓中。"

(2)《滇南本草》曰："治一切腰腿筋骨疼痛，周身四肢不仁，风湿入窍之证。"

(3)《本草纲目》曰："解暑，伤寒积热，止消渴，解酒毒，射罔毒。"

【营养成分】 菱角含丰富的淀粉、葡萄糖、蛋白质。据测定，每 100 克菱肉中含糖类 24 克，钙 9 毫克，磷 49 毫克，铁 0.7 毫克，还含有维生素 A、维生素 B_1、维生素 C、维生素 D，特别是含有麦甾四烯及 β-谷甾醇等。

【药用选方】

(1)痔疮出血：鲜菱 90 克，捣烂，水煎服；菱壳煅炭，研末，蘸菜油调涂患处，每日 2～3 次。

(2)痢疾：红菱晒干研末，空腹服 9 克。红痢用黄酒送服，白痢用米汤送服，每日 2～3 次。

(3)月经过多：鲜菱 250 克，经糖适量。鲜菱水煎 1 小时，滤取汁液，加红糖溶化，每日分 2 次服。

(4)胃癌：生菱角肉 20～30 个，加水适量，小火煮成浓褐色汤，分 2～3 次饮服。

(5)脾虚泄泻：鲜菱肉 90 克，蜜枣(去核)2 个，加水少许磨成糊，煮熟当饭吃，每日 3 次。

(6)酒精中毒：鲜菱 250 克，白糖 60 克。鲜菱连壳捣碎，加白糖，水煎，滤取汁液，顿服。

(7)胃溃疡：菱角肉 30 克，山药 15 克，大枣 15 克，白及 10 克，糯米 100 克，蜂蜜 20 克。前 5 味熬成粥，加蜂蜜调匀服。

菠　萝

【别　名】 凤梨，露兜子，黄梨，王菜，婆地娑，中肚子果。

【性　味】 性平，味甘、微涩。

【功效主治】 清暑解渴，消食止泻。主治发热烦渴、消化不

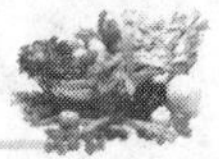

良、肾炎、支气管炎等。

【营养成分】 菠萝的鲜果肉中含有丰富的果糖、葡萄糖、氨基酸、有机酸、蛋白质、脂肪、膳食纤维、钙、磷、铁、胡萝卜素、多种维生素、烟酸等多种营养物质。还含有大量蛋白酶(主要是菠萝朊酶)。

【宜　忌】 有食菠萝过敏史者忌食。有些人吃菠萝可能过敏,称为“菠萝中毒”或“菠萝病”。症状为吃后15～60分钟出现腹痛、呕吐、腹泻,同时伴头痛、头昏、皮肤潮红、全身发痒、四肢及口舌发麻,严重者还可出现呼吸困难、休克等情况。吃菠萝时,应先将果皮削去,除尽果丁,然后切开,放盐中洗一下,一则可使菠萝的味道更甜,二则使一部分有机酸分解在盐水中,减少中毒现象。

【药用选方】

(1)发热烦渴:菠萝1个,生吃或捣烂挤汁,开水放凉送服。

(2)肾炎:菠萝肉60克,鲜茅根30克,水煎分3次服。

(3)消化不良:菠萝1个,绞汁,每次1盅,每日3次。

(4)支气管炎:菠萝肉120克,蜂蜜30克,水煎分3次服。

(5)痢疾:生吃鲜菠萝(削皮)60～100克;或菠萝罐头250克,连汁液服用,每日2～3次。

(6)高热口渴:菠罗蜜种子50克,生食,或水煎分2次服。

(7)饮酒过度:菠罗蜜种子100克。水煎分2次服。

(8)皮肤溃疡:菠罗蜜叶磨粉,水调外敷患处,每日2次。

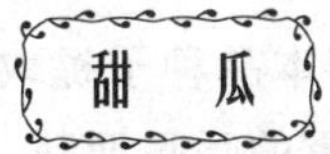

甜　瓜

【别　名】 甘瓜,香瓜,果瓜,熟瓜。

【性　味】 性寒,味甘。

【功效主治】 清暑热,解烦渴,利小便。主治中暑、口鼻生疮。

(1)《食疗本草》曰:“止渴,益气,除烦热,利小便,通三焦经壅塞气。”

(2)《嘉祐本草》曰:“主口鼻疮。”《滇南本草》曰:“治风湿麻木,四肢疼痛。”

【营养成分】 甜瓜含球蛋白2.68%及柠檬酸、β-胡萝卜素、B族维生素、维生素C等。

【宜 忌】 脾胃虚寒,腹胀便溏者忌服。

【药用选方】

(1)鼻生疮:甜瓜1～2个,猪瘦肉50克,切片,煮汤吃,每日1～2次。

(2)暑热、中暑:甜瓜1～2个,西瓜500克,榨汁饮,每日2～3次。

(3)小便不利:甜瓜1～2个,猪瘦肉50克,切片,煮汤食,每日2～3次。

甜 橙

【别 名】 黄果,橙子,新会橙,广橘,雪柑,印子柑,广柑。

【性 味】 性微温,味辛、微苦。主治胃阴不足、胃气不和。

【功效主治】 行厥阴滞塞之气,止肝气左胁疼痛,下气消胀,行阳明乳汁不通。

【营养成分】 甜橙果肉中含有蛋白质、脂肪、糖类、维生素C、维生素P、琥珀酸、果胶、β-胡萝卜素、烟酸、苹果酸、柠檬酸、挥发油及钙、磷等微量元素。

【药理作用】 非洲用本品种子提取物来治疗疟疾,可使增大的脾脏缩小,但可产生严重的呼吸抑制。

【药用选方】

(1)胃阴不足:生食橙子或绞汁饮。

(2)胃气不和:橙子切细,加精盐、蜂蜜水煎服;也可将橙子连皮加糖制成橙饼泡服。

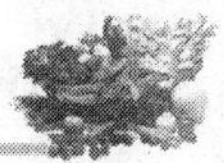

甜石榴

【性　味】 性平，味甘、微酸、涩。

【功效主治】 生津止渴，杀虫。主治咽燥口渴、虫积、久痢、久泻、便血、脱肛、遗精、崩漏、带下、疥癣等。

(1)《别录》曰："主咽燥渴。"

(2)《滇南本草》曰："治筋骨疼痛，四肢无力，化虫，止痢，或咽喉疼痛肿胀，齿床出血，退胆热，明目。"

【营养成分】 石榴果实含糖类、鞣酸、维生素C、苹果酸、柠檬酸、钙、磷等。根皮含石榴皮碱。果皮含生物碱、鞣质、熊果酸。石榴皮内含石榴根皮碱，对痢疾、伤寒、结核、铜绿假单胞菌等和各种皮肤真菌有抑制作用。

【宜　忌】

(1)《别录》曰："损人肺，不可多食。"

(2)《日用本草》曰："其汁恋膈而成痰。损肺气，病人忌食。"孟诜曰："多食损齿令黑。"

【药用选方】

(1)痢疾：石榴皮30克，山楂30克，水煎分1～2次服。

(2)消化不良

①石榴皮30克，茄子根30克，共焙黄为末，每次3克，温开水冲服，早晚各1次。

②石榴皮30克，每日1剂，水煎分2次服，小儿酌减。

(3)小儿疳积：红石榴根皮(洗净，切碎)30克，猪瘦肉30克。加水炖煮，连食3次。

(4)小儿腹泻：石榴皮15克，高粱花6克，每日1剂，水煎分2次服，连服3～5剂。

(5)久泻不愈：石榴皮焙干，研细末，每晨6克，加适量红糖、米汤送服；或石榴皮15克，水煎后加红糖适量，每日2次，餐前服用。

(6)便血:石榴皮炒后,研末,每服9克,每日3次;或石榴1个,煅炭存性,研细末加红糖适量拌匀,每次9克,温开水冲服。

(7)脱肛:石榴皮30克,白矾15克,水煎,洗患处,每日2次。

(8)绦虫病:石榴皮45克,加温水500毫升,浸泡12小时,过滤后煎成200毫升左右,早晨空腹分2次服下(隔30分钟服1次),服完后再用泻药1剂,即可将虫驱出;或石榴树根皮15克(儿童酌减),水煎去渣,加入白糖空腹顿服,每日1次,连服3日。

(9)蛔虫病:石榴皮15克,槟榔9克。水煎,每晚睡前服,连服3日。

(10)稻田皮炎:石榴皮125克,地榆125克,加1 500毫升,水煎至500毫升,加白矾溶解,下田前用该药剂搽手足。

(11)银屑病:石榴皮(炒至炭研细末)1份,加香油3份,调成稀糊,均匀涂患处,每日2次。

(12)口腔炎及黏膜溃疡:鲜石榴1～2个,取石榴子捶研,用开水浸泡,待冷后,每日含漱10次以上。

(13)消化不良性泄泻、腹痛:鲜石榴皮1 000克(干品500克),蜂蜜300克,石榴皮洗净,切碎,加水适量煎煮,30分钟取煎液1次,共2次。合并煎液,再以小火煎熬浓缩时,加蜂蜜至沸停火,等冷装瓶备用。每次1汤匙,开水冲饮,每日2次。

梨

【别　名】 快果、果宗、玉乳、密父。

【性　味】 性凉,味甘、微酸。

【功效主治】 生津,润燥,清热,化痰。主治热病津伤烦渴、消渴、热咳、痰热惊狂、噎膈、便秘。

(1)《千金·食治》曰:“除客热气,止心烦。”

(2)《唐本草》曰:“削贴烫火疮,不烂、止痛、易差。又主热嗽,止渴。”

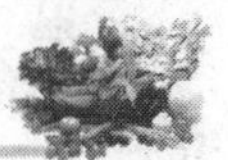

(3)《日华子本草》曰："消风，疗咳嗽，气喘狂热；又除贼风、胸中热结，作浆吐风痰。"

(4)《开宝本草》曰："主客热，中风不语，又疗伤寒热发，惊邪，嗽，消渴，利大小便。"

(5)《滇南本草》曰："治胃中痞块食积，霍乱吐泻，小儿偏坠疼痛。"

(6)《本草纲目》曰："润肺惊心，消痰降火，解疮毒、酒毒。"

(7)《本草通玄》曰："生者清六腑之热，熟者滋五脏之阴。"

(8)《本草求原》曰："梨汁煮粥，治小儿疳热及风热昏躁。"

【营养成分】　梨含苹果酸、柠檬酸、葡萄糖、果糖、蔗糖、蛋白质、脂类、维生素 A、维生素 B_1、维生素 B_2、维生素 C、烟酸和钙、磷、铁等。

【宜　忌】　脾虚便溏及寒嗽忌服。《本草经疏》曰："肺寒咳嗽、脾家泄泻、腹痛积冷、寒痰痰饮、妇人产后、小儿痘后、胃冷呕吐、法咸忌之。"

【药用选方】

(1)百日咳

①大梨 1 个，麻黄 1 克。将梨心挖出，装入麻黄盖严，放入碗中蒸熟，去麻黄食梨饮汁，每日 2 次分食。

②梨 1 个，川贝母末 3 克。梨挖去心，装入川贝母末，蒸熟食之。

③用生梨 150 克，核桃仁(保留紫衣)、冰糖各 30 克，共捣烂，加适量水煮成汁，每服 1 匙，每日 3 次，连服数日。

(2)小儿咳嗽：大梨 1 个，蜂蜜 60 克。将梨挖洞，去核，装入蜂蜜，放入碗中隔水煮熟，睡前食用。

(3)慢性喉炎：大雪梨 1 个，川贝母末 2～3 克，冰糖 15 克。大雪梨去皮，挖心，装入川贝母末和冰糖，同煮后连食 5～7 次。

(4)声哑咳嗽：雪梨 3 个，蜂蜜 50 克。雪梨捣烂，水煎加蜂蜜分 2 次服。

(5)支气管炎:梨 1 个,胡椒 10 粒,水煎服;梨 1 个,切成小块,放入适量冰糖炖服,每日 1 剂。如因虚火咳嗽,宜加蜂蜜 60 毫升蒸熟,睡前服用,每日 1 次。

(6)小儿风热:雪梨 3 个,大米 50 克。雪梨洗净,切片,与大米煮成粥,食用,每日 2~3 次。

(7)火眼肿痛:黄连浸于梨汁中,以梨汁点眼,每日数次。

(8)妊娠呕吐:雪梨 1 个,丁香 15 粒。梨去核,放入丁香,密闭蒸熟,去丁香食梨,每日 1~2 次。

(9)糖尿病:雪梨 2 个,青萝卜 250 克,绿豆 200 克,共煮熟食用,每日 2~3 次。

(10)肺结核咯血:雪梨 2 个,川贝母 10 克,猪肺 250 克,冰糖适量。先将雪梨削去皮,切成数块,猪肺切成片状,用手挤去泡沫,与川贝母一起放入砂锅内,加冰糖和适量清水,小火熬煮 3 小时后服食。

(11)慢性消化不良:雪梨 1 个,丁香 10~15 粒。雪梨剖开,去核,放入丁香合好,用湿水草纸 4~5 层包好,小火煨熟,去丁香吃雪梨,每日 1~2 次。

(12)脑血管意外后遗偏瘫:鲜梨 1 个,人乳汁 100 毫升。鲜梨洗净,榨汁 100 毫升,放入碗中加入人乳汁,隔水蒸至沸腾后饮服,每日 2 次。

(13)慢性支气管炎:雪梨 1 个,北杏 10 克,白砂糖 30~40 克。雪梨、北杏、冰糖加入清水 2 500 毫升,放入碗中隔水煮 1 小时,食梨喝汤,每日 3 次。

(14)肺结核:雪梨 6 个,川贝母 12 克,糯米 100 克,冬瓜条 100 克,冰糖 180 克。先将雪梨去皮,由蒂处切下一块为盖,挖去梨核,浸在白矾液中,以防变色。少顷取出用开水烫一下,再以凉水冲凉,置碗中,将糯米饭、冬瓜条(切在黄豆般大小)、冰糖屑拌匀

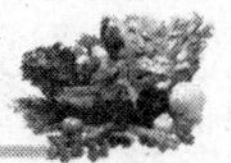

装入梨内，川贝母打碎分成6份，分别装入梨中，盖好梨把，放在碗中隔水蒸50～60分钟，待梨熟后即可将锅内加清水300克。置大火上烧沸后，放入剩余冰糖溶化浓缩，待梨出锅时逐个浇在梨上。每次食梨1个，每日2次。

(15)肺热型咳嗽、痰黄

①秋梨1个，白藕节适量。秋梨洗净，去皮、核，白藕节各等量切碎榨汁，不拘量，频饮代茶。

②鸭梨1 500克，鲜生姜250克，蜂蜜适量。鸭梨洗净，去核，切碎，榨汁，鲜生姜洗净，切丝榨汁备用。取梨汁放在锅中，先以大火煮沸，后以小火煎熬浓缩，至黏稠如膏时，加入1倍的蜂蜜、姜汁，继续加热至沸停火，待冷却装瓶备用。每次1汤匙，以开水冲化，代茶饮用，每日数次。

(16)肺结核低热、久咳不止：鸭梨(去核)1 000克，白萝卜1 000克，生姜250克，炼乳、蜂蜜各250克。鸭梨、白萝卜、生姜分别洗净、切碎、榨汁。先取梨汁、萝卜汁放入锅中，以大火煮沸，后改小火煎熬浓缩如膏状时，加入姜汁、炼乳和蜂蜜各250克搅匀，继续加热至沸停火，待冷却装瓶备用。每次1汤匙，以开水冲化，或加黄酒少许冲饮，每日2次。

(17)小儿发热、咳嗽：鸭梨3个，大米适量。鸭梨洗净，切碎，加适量水煎煮半小时，捞去梨渣，再加淘净大米，煮成稀粥，趁热食用。

(18)食管癌：雪梨汁50毫升，人乳汁25毫升，蔗汁、竹沥、芦根汁各25毫升，童便30毫升。上述食材混匀频频饮服。

(19)醉酒：鲜雪梨榨汁，连饮150～300毫升。

猕猴桃

【别　名】 藤梨，木子，猕猴梨，阳桃，毛叶猕猴桃，大红袍，大零核，猴仔梨，绳梨、金梨，野梨，山洋桃，狐狸桃。

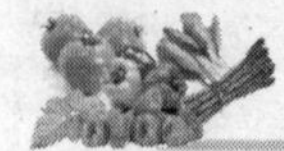

【性　味】 性寒，味甘、酸。

【功效主治】 清热生津，和胃降逆，利小便。主治消化不良、食欲不振、反胃呕吐、烦热、黄疸、消渴、尿中结石、疝气、偏堕、痔疮、关节炎等病。也可用于高血压、心血管病和肝炎病等辅助治疗。研究认为，食用鲜果及其果汁制品可以防止亚硝酸胺（致癌物质）的产生，还可降低血中胆固醇及三酰甘油水平。对消化道癌症、高血压、心血管病具有显著的防治和辅助治疗作用，对肝炎和尿道结石等病有良好的防治效果。

【营养成分】 猕猴桃营养极为丰富，含大量的维生素C，每100克鲜果中含维生素C多达100～420毫克，还含有果酸、果糖、葡萄糖、脂肪、蛋白质、维生素B_1、维生素D、维生素E和10多种人体所需要的氨基酸，以及钙、镁、铁、钾、钠、磷、锌、碘、猕猴桃碱等。

【宜　忌】 脾胃虚寒者慎服。

【药理作用】 北京医学院为进一步研究猕猴桃的抗癌作用，用猕猴桃汁、维生素C和柠檬汁做对比实验。结果证明，猕猴桃汁是最有效的阻断剂，阻断率可达98%，而维生素C和柠檬汁的阻断率均为50%。此外，他们又进行另一实验，把猕猴桃汁所含的维生素C和维生素E破坏之后，再测试它的阻断率，结果依然达到79.8%，这充分说明猕猴桃除了含维生素C和维生素E之外，还含有其他阻断亚硝胺的活性物质。而用柠檬汁做实验，发现阻断率降至不到20%，这显示猕猴桃所含有的抗癌活性物质远远高于柠檬。

最近国外医学资料也报道了，美国帕克莱大学医学中心已从“中华猕猴桃”中成功地分离出能阻断致癌物质——亚硝胺生成的活性物质。这一科研成果完全肯定了猕猴桃的抗癌作用。

【药用选方】

(1)消化不良：猕猴桃干果62克，水煎服。

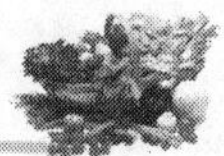

(2)高热烦渴：每日食用新鲜猕猴桃3～5个，每日3～4次；或鲜猕猴桃，洗净，捣烂，用凉开水浸泡，然后慢饮。

(3)肝病：每日饮猕猴桃果汁50～100毫升或食猕猴桃果酱适量。

(4)子宫肌瘤：猕猴桃果汁50～100克，米酒引服。

(5)妊娠呕吐：鲜猕猴桃90克，生姜9克，同捣烂，挤汁，每日早晚各饮1次。

椰子肉

【性　味】 性平，味甘，无毒。

【功效主治】 益气，祛风。主治厌食、消渴、绦虫症。

【营养成分】 椰子肉含有丰富的蛋白质、果糖、葡萄糖、脂肪、维生素 B_1、维生素E、维生素C、钾、钙、镁、铁等营养物质。

【药理作用】 椰子内胚乳有杀绦虫作用，饮其汁而食其肉可驱虫。

【药用选方】

(1)小儿绦虫、姜片虫：椰子1个，先饮椰子汁，后吃椰子肉，每日早晨空腹时1次吃完，不需另服泻剂，服用后3小时方可进食。

(2)心脾两虚：椰子肉100克，桂圆肉50克，糯米50克，共熬成粥食，每日早晚各1次。

(3)食欲不振：椰子肉500克，鸡肉丁、糯米各适量。椰子肉切成小块，与鸡肉丁、糯米放在带瓦盖的瓦罐中，隔水煮熟。佐餐食用，每日1次。

(4)津液不足之口渴：椰子水150毫升，每日2次。

(5)水肿：每日早、中、晚各饮椰汁2杯。

(7)杨梅疮：椰子壳1个，放炭火上烧，等出油后取油外涂患处，每日3次。

(8)神经性皮炎：椰子油适量，涂搽患处。

葡萄

【别　名】 草龙珠，山葫芦。

【性　味】 性平，味甘、酸。

【功效主治】 补气血，强筋骨，利小便。主治气血虚弱、肺虚咳嗽、心悸盗汗、风湿痹痛、淋病、水肿。

(1)《本经》曰："主筋骨湿痹，益气倍力，强志，令人肥健耐饥，耐风寒。"

(2)《别录》曰："逐水，利小便。"《药性论》曰："除肠间水气，调中治淋，通小便。"

(3)《本草图经》曰："治时气发疮疹不出者，研酒饮。"

(4)《滇南本草》曰："大补气血，舒筋活络，泡酒服之。治阴阳脱症，又治盗汗虚证。汁治咳嗽。"

(5)《滇南本草图说》曰："治痘疮毒，胎气上冲，煎汤饮之即下。"

(6)《百草镜》曰："治筋骨湿痛。利水甚捷，除遍身水肿。"

(7)《本草再新》曰："暖胃健脾，治肺虚寒嗽，破血积疽瘤。"

(8)《随息居饮食谱》曰："补气，滋肾液，益肝阴，强筋骨，止渴，安胎。"

(9)《新疆药材》曰："解毒，散表。"

(10)《陆川本草》曰："滋养强壮，补血，强心利尿。治腰痛，胃痛，精神疲惫，血虚心跳。"

【营养成分】 葡萄的含糖量为10%～25%，高者可达30%以上，在其所含糖类中，大部分是易被人体吸收的葡萄糖，还有果糖、少量蔗糖和木糖。葡萄含有丰富的铁、磷、钙、有机酸、果胶、卵磷脂、游离氨基酸、蛋白质、膳食纤维、胡萝卜素、维生素 B_1、维生素 B_2、烟酸、维生素C等。

【宜　忌】 孟诜曰："不堪多食，令人卒烦闷眼暗。"《本经逢

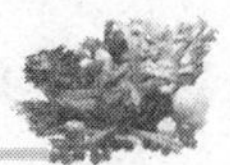

原》曰："食多令人泄泻。"《医林纂要》曰："多食生内热。"

【药用选方】

(1)高血压：葡萄汁、芹菜汁各15毫升，每日2次，温水送服。

(2)热淋：葡萄汁、藕汁、生地黄汁、蜂蜜各等份，和匀，煎汤，每于饭前服60毫升，每日2～3次。

(3)血小板减少或粒细胞减少症：葡萄浸酒，每次饮10～15毫升，每日2～3次。

(4)痢疾：白葡萄汁3杯，生姜汁1/2杯，蜂蜜1杯，茶叶9克。将茶叶水煎1小时后取汁，冲入各汁顿饮，每日2～3次。

(5)胸腹胀满：葡萄干30克，水煎汤服，每日2次。

(6)头晕目花，腰脊酸痛：葡萄干配人参泡酒饮，每次25毫升，每日2～3次。

(7)盗汗：葡萄干、桂圆肉各30克，煎汤或熬膏服，每日2～3次。

(8)小便不利：葡萄干30克，水煎汤，加白酒适量饮，每日2次。

(9)尿血：鲜葡萄150克，鲜藕250克，蜂蜜适量。葡萄、鲜藕捣烂绞汁，加蜂蜜，用温水送服。

(10)慢性肾炎：葡萄干20克，生薏苡仁20克，桑葚30克，大米适量。葡萄干、生薏苡仁、桑葚、大米同煮成粥，分2次食用。

(11)水肿：葡萄干30克，生姜皮10克，水煎分2次服。

(12)补气血：每日早晚饮葡萄酒20毫升。

花　生

【别　名】　落花生，落花参，番豆，土露子，长生果，落地松，地豆，落地生，及地果，南京豆，番果。

【性　味】　性平，味甘。

【功效主治】　润肺，和胃。主治燥咳、反胃、脚气、乳汁缺乏。

(1)《滇南本草》曰："盐水煮食治肺痨，炒用燥火行血，治一切腹内冷积肚痛。"

(2)《滇南本草图说》曰:“补中益气,盐水煮食养肺。”《本草备要》曰:“补脾润肺。”

(3)《医林纂要》曰:“和脾,醒酒,托痘毒。”

(4)《药性考》曰:“生研用下痰,炒熟用开胃醒脾,滑肠,干咳者宜餐,滋燥润火。”

(5)《本草纲目拾遗》曰:“多食治反胃。”《现代实用中药》曰:“治脚气及妇人乳汁缺乏。”

【营养成分】 花生含蛋白质、脂肪、淀粉、膳食纤维、钙、磷、铁、维生素 B_1、烟酸、维生素 C。花生蛋白中含 10 多种人体所需的氨基酸,其中赖氨酸比大米、白面、玉米高 3～8 倍,而赖氨酸可使儿童提高智力,防止人的过早衰老。花生蛋白中的谷氨酸、天冬氨酸,可促使脑细胞发育和增强记忆力。花生中含有儿茶素,也具很强的抗老化功能。花生中的钙比猪瘦肉中的钙高 2～11 倍,故人们把落花生称为长寿食品。

【药理作用】

(1)止血作用:最初发现,口服花生仁能缓解血友病患者的出血症状,后来知道,花生仁不但对 A 型血友病患者(缺乏Ⅷ因子所因起)有效,而且对 B 型血友病患者(缺乏Ⅳ因子)更有效,对其他某些出血患者亦有止血功效,但对严重出血者,其效果很差。花生仁皮的效力较花生仁本身强 50 倍,炒熟后效力大减(弱 20 倍)。每日口服 10 克花生仁皮的提取物即有作用。最初主张,需用已烷提取,现多用乙醇提取,即将花生仁 200 克微炒后,用 95%乙醇 2 000毫升浸 96 小时,每日用力搅拌 8 小时,静置,过滤,蒸发滤液,残渣以 95%乙醇稀释至 100 毫升,口服 40 滴,每日 4 次。其止血作用的原理尚未完全阐明,它对血友病的血凝缺陷并无特异作用,仅为减轻出血症状,不增加患者血浆中Ⅱ至Ⅹ因子的含量。花生油对饲喂高脂饮食的大鼠,也不增加Ⅱ、Ⅶ、Ⅹ因子含量,对人的纤维蛋白元、Ⅷ因子均无影响。花生仁皮能使血友病患者的凝

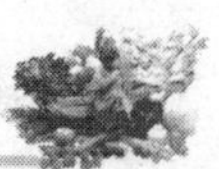

血时间缩短至正常，曾有人提出其止血与血管收缩有关，但未经证实。现多认为，其止血作用与抗纤维蛋白溶解有关。对正常人的纤维蛋白溶解活性，口服花生仁皮亦能使其降低（自100%降至40%）。对正常及饲喂高胆甾醇饮食之家兔，花生仁亦有此功效。此种作用或由于它增加了纤溶酶元抑制剂的作用，或由于其抗蛋白分解酶的作用，从花生仁中分离出的半精制的胰蛋白酶抑制剂能延缓纤维蛋白溶解，其活性大于从大豆中分离出的胰蛋白酶抑制剂，血友病患者的"优球蛋白血块溶解时间"也有明显延长。有人提出，花生仁对血友病的临床疗效与其所含的胆碱脂类物质有关。此外，还有报告，其提取物能降低血友病患者的"再钙化时间"、加速血浆凝血致活酶的活性，增进血栓弹性，其所含的胰蛋白酶抑制剂大剂量能延缓凝血酶生成，更大剂量可轻度延缓"组织凝血致活酶时间"，对"凝血酶时间"则无影响。在动物身上也证明，10%花生水溶液给正常犬注射（2毫升/千克体重）可缩短凝血时间，再钙化时间，提高血浆对肝素的耐受力，增进血栓形成及凝血酶原活性；如先使纤维蛋白溶解活性很明显的受抑制或纤维蛋白元浓度降低时，它还能增进第Ⅸ至第Ⅷ因子的血中含量。在体外试验中，它无任何加速血凝的作用。早年曾有报告，花生种子中除去脂肪及大部分蛋白质的浸出液，有肝素样作用，能阻止血液凝固。

（2）其他作用：花生中含某种植物血凝集素，能凝集以涎酸酶处理过的人工红细胞，属抗P凝集素。霉变花生仁中易产生黄曲霉素，能致肝癌。

【宜　忌】

【药用选方】

（1）小儿百日咳：花生（去嘴尖），小火煎汤调服。

（2）脚气：生花生仁（带衣用）93克，赤小豆93克，大枣93克。生花生仁、赤小豆、大枣均洗净，共煮汤，每日数次饮用。

（3）乳汁少：花生仁93克，猪蹄（用前腿）1个，共炖服。

(4)皮肤粗糙：花生仁 50 克，大枣 10 枚，每日煎饮 1 次。

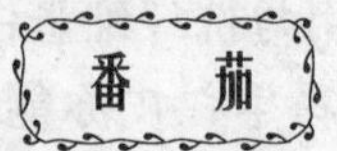

番茄

【别　名】 西红柿、番李子、金橘。

【性　味】 性微寒，味甘、酸。

【功效主治】 生津止渴，健胃消食。主治口渴、食欲不振。

【营养成分】 番茄富含β-胡萝卜素、维生素 B_1、维生素 B_2、烟酸、维生素 C、维生素 K、维生素 P，还含有苹果酸、柠檬酸、蛋白质、脂肪、糖类、钙、磷、铁等。

【药理作用】 番茄中番茄红素的含量很高，所具有的红颜色主要就是由番茄红素引起的。由于被发现具有抗氧化，抑制突变、降低核酸损伤、减少心血管疾病及预防癌症等多种功能，番茄红素日益受到营养界的关注，具有以下作用。

(1)预防和抑制癌症：早在 20 世纪 60 年代，美国医学专家首次公布番茄红素具有抗癌效应。后来流行病学调查和多次动物实验证明，番茄红素确实具有预防和抑制恶性肿瘤的作用。Gjovannucci 等对 47 894 名居民进行了长达 6 年的追踪调查，结果发现这些受试者在 1982—1992 年有 812 人患了前列腺癌，而摄入番茄酱、番茄汁、番茄、比萨饼，可降低这种癌变的危险度。日本一个医学研究所对 4 个胃癌发病率不同的地区进行调查，测定居民血浆中维生素 A、维生素 C、维生素 E 和β-胡萝卜素、番茄红素的水平，发现血浆番茄红素的浓度越高，胃癌发病率越低。美国肿瘤研究学会进行了一项临床试验，证明番茄红素对于前列腺癌患者的治疗可能起决定性的作用，因为给予番茄红素后，影响前列腺癌患者生存的 5 项因素均得到改善。

Barbara 癌症研究会给 21 例前列腺癌病人服用番茄红素胶囊，每次 15 毫克，每日 2 次，3 周后检测到这些病人癌细胞侵袭性下降，肿瘤体积缩小；其中有 14 例病人的癌体局限在包膜内，肿瘤

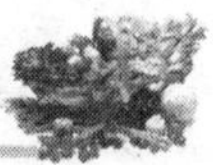

增大或转移扩散的趋势得到明显抑制。

(2)保护心血管:荷兰学者选择66名心肌梗死患者,测定他们皮下脂肪中的类胡萝卜素含量,发现病人的番茄红素含量低于健康人,而且α-胡萝卜素和β-胡萝卜素含量,也比正常人体显著降低,说明这几种类胡萝卜素都与心肌梗死的发生密切相关。另有研究发现,未接受降脂治疗的高脂血症患者,其血清番茄红素和β-胡萝卜素浓度都低于正常人。在动脉粥样硬化的发生和发展过程中,血管内膜中的脂蛋白氧化是一个关键因素。脂蛋白中存在的β-胡萝卜素、番茄红素、叶黄素和玉米黄质等,在降低脂蛋白氧化方面发挥着重要作用。另据报道,口服天然番茄红素,能使血清胆固醇降至5.20毫摩/升以下,用于防治高胆固醇或高脂血症,可以减缓心血管疾病的发展。

(3)抗氧化功能:番茄红素之所以具有抗癌和保护心血管作用,与其抗氧化功能是分不开的。科学家利用现代技术手段证明,番茄红素能够通过物理和化学方式淬来单线态氧,捕捉过氧化自由基。虽然多数类胡萝卜素都是有效的抗氧化剂,但番茄红素淬来单线态氧的活性最强。番茄红素对抗紫外线损伤的试验就是其抗氧化功能的一个例证。研究人员给10名健康人各补充28毫克β-胡萝卜素和2毫克番茄红素1～2个月,结果使紫外线引发红斑的面积和程度减小。此外,16名健康妇女将一块皮肤暴露于一定剂量的紫外线下,结果发现受照射皮肤中的番茄红素浓度下降,但β-胡萝卜素的浓度没有变化,提示番茄红素可能参与了防御皮肤致癌的过程。

(4)抑制诱变作用:肿瘤生成的重要机制之一是组织细胞在外界诱变剂的作用下发生基因突变,而番茄红素能够阻断这个过程,发挥抗癌作用。地中海一带的居民经常吃烧烤食物,这种食物中的诱变剂含量较高,容易诱发肿瘤。然而,调查资料却显示出相反的结果:这些地区的人群宫颈癌、前列腺癌及肝癌的发病率都比较低。究其原因，当地居民经常吃番茄，尤其是意大利南部和希腊等地，老百姓的主食常常是与番茄酱一起吃。在煎烤鱼或肉的同时也使用番茄酱，因为鱼肉不会焦煳，因而减少了烹调过程中杂胺等诱变剂的形成。这种烹调方法化险为夷，减少了煎烤食品中的诱变剂作用，使其致癌率大大下降。在某些肿瘤动物模型中番茄红素也显示出抗诱变、抗肿瘤的效果。

(5)抗真菌作用：能抑制某些对于植物或人有致病力的真菌，但对细菌之效也很差。其抑菌原理可能是在真菌的细胞膜内形成某种甾醇复合物。其苷元（番茄胺）作用很差。最初从番茄中提取出的番茄素，其中混有芦丁，特别是其苷元-槲皮素；槲皮素能拮抗番茄碱的抗菌作用，因而番茄素的抗真菌作用不强。番茄碱在动物实验中有明显的“消炎”作用。给大鼠肌内注射 1～10 毫克/千克体重，或口服 15～30 毫克/千克体重，能显著减轻角叉菜引起的足踝水肿，切除肾上腺后，作用更明显。皮下注射 5～10 毫克/千克体重，可降低毛细血管通透性。其苷元无“抗炎”作用，尽管其化学结构与甾醇相似，但其抗炎作用在多方面却与非甾醇类抗炎药相似。其抗炎作用的原理，可能与其抗“介质”的性质有关。

【药用选方】

(1)烦渴：番茄 200～250 克，白砂糖 25 克。番茄开水烫破去皮，用刀割成条条裂缝，入碗内撒白砂糖，浸泡 60 分钟，早晨空腹吃番茄，喝汤，每日 1 剂。

(2)经期血瘀：番茄 250 克，红糖 25 克。番茄去皮，切块入碗内，加红糖共捣为番茄泥，嚼食，每日 1～2 次。

(3)高血压：鲜番茄 250 克，牛肉 100 克，植物油、精盐、白糖各适量。番茄洗净，切块，牛肉切成薄片，加入植物油、精盐、白糖调味，同煮佐膳，每日 1～2 次。

(4)大便秘结：番茄 250 克，蜂蜜 25～50 克。番茄去皮，切碎块，入碗内捣如泥，加入蜂蜜搅拌均匀，上屉蒸熟，早晨空腹连吃带

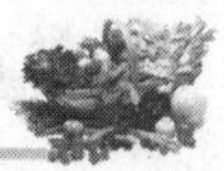

喝,每日1次。

(5)胃燥干咳,食不纳谷:番茄250克,甘草5克。番茄捣泥,纱布滤汁,甘草焙干,研极细末,撒入番茄汁内混匀1小时后细嚼慢饮,1剂分2次饮完。

(6)咽喉肿痛:番茄250克,冰糖20克。番茄去皮,冰糖砸碎,同入碗内拌匀,待冰糖溶化,早晨吃番茄饮汁。

(7)过敏性紫癜,血小板减少:番茄200克,大枣15枚。番茄去皮,切块入碗,上屉蒸熟;大枣煮熟去皮、核捣忧枣泥。将枣泥同番茄瓤混匀为枣泥番茄酱,1日内分3次吃完。

(8)糖尿病:番茄300克,甜叶菊5～10克。番茄切块,甜叶菊研末,撒入番茄块中,浸泡12小时,吃番茄,嚼菊末。

(9)口干舌燥:番茄汁150毫升,甘蔗汁20毫升,混合服用,每日2次。

(10)口疮:番茄汁含口中,每日数分钟,每日多次。

(11)牙龈出血:番茄代水果吃,连服2周以上见效。

(12)消化不良、食欲不振:番茄洗净,捣烂挤汁,每次饮150毫升,每日2～3次。

(13)胃热口苦:番茄汁150毫升,山楂汁15毫升,混匀服下,每日2～3次。

(14)胃溃疡:番茄汁150毫升,土豆汁150毫升,混合服下,早晚各1次。

(15)高温防暑:番茄适量洗净,切片,煎汤代茶,冷热饮均可。

番木瓜

【别　名】 石瓜,万寿果,蓬生果,乳瓜,番瓜,木瓜,广西木瓜,木冬瓜。

【性　味】 性平,味甘。

【功效主治】 消食,清热,驱虫,祛风。主治胃痛、痢疾、大小

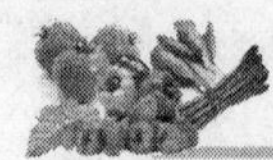

便不畅、风痹、烂脚、寄生虫病。

(1)《本草纲目》曰:"主心痛,煎汁洗风痹。"

(2)《岭南采药录》曰:"果实汁液,用于驱虫剂及防腐剂。"

(3)姚可成《食物本草》曰:"主利气,散滞血,疗心痛,解热郁。"

(4)《现代实用中药》曰:"未熟果液,治胃消化不良,并为营养品,又为发奶剂。熟果,可利大小便,也可治红白痢疾。"

(5)《陆川本草》曰:"治手足麻痹,远年烂脚。"

【营养成分】 番木瓜中含有番木瓜碱、木瓜蛋白酶、脂肪酶、有机酸、葡萄糖、果糖、蛋白质、钙、铁、磷、B族维生素、维生素C、膳食纤维等。

【药理作用】

(1)抗肿瘤作用:番木瓜碱具有抗淋巴性白血病细胞的强烈抗癌活性和抗淋巴性白血病和EA肿瘤细胞的适度活性。

(2)抗菌和抗寄生虫作用:番木瓜碱在试管内对结核杆菌稍有抑制作用;叶和根有很微弱的抗菌作用,叶柄无效。也有人证明,叶及浆汁无抗菌作用,而种子、果实及根有一定的抗菌作用;抗菌成分的最好溶媒是丙酮,含量有季节差异。果实之浸膏稍能延长感染病毒之鸡胚生存期。该植物各种浸膏整体实验时均无抗疟作用。番木瓜碱有杀灭阿米巴原虫的作用,临床应用其盐酸盐皮下注射亦有效。浆汁及木瓜蛋白酶用于驱除涤虫、蛔虫及鞭毛虫等有效。后者的杀蛔虫作用已经实验证明。从种子中分离出的异硫氰酸苄酯有驱蛔作用,而且除局部刺激外无任何毒性。番木瓜苷也曾用作驱虫剂。

(3)蛋白酶的作用:木瓜蛋白酶能帮助蛋白消化,可用于慢性消化不良及胃炎等;亦可用于腹腔注射以防治粘连。动物实验证明,其防治粘连再发的效果比胰蛋白酶好。未成熟果实的浆汁在炭疽病灶中能消化损坏的组织,而健康的组织不受影响;成熟的果实效果较差。木瓜蛋白酶水溶液可溶解小血块,如加入微量谷胱

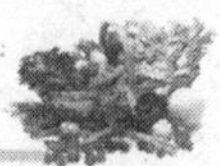

甘肽则溶解更快。也能溶解黏稠的脓；土霉素、金霉素、氯霉素、链霉素可延缓这一作用，青霉素、磺胺对之则无影响。因此，木瓜蛋白酶可用于有坏死组织的创伤、慢性中耳炎，用作溶解白喉假膜，以及烧伤时的酶性清创。木瓜蛋白酶是有效的抗原，无论吸入、内服、注射及局部应用，均能发生过敏。

(4)其他作用：静脉注射木瓜蛋白酶可引起组胺释放，延长血凝时间，发生休克，从浆汁中获得的蛋白性物质无论试管试验或整体试验均有显著的抗凝作用，在抗凝剂量时(2 毫克/千克体重)，对狗心血管及呼吸系统无明显作用，大剂量对心脏有直接抑制作用。由于过敏及引起回肠痉挛，其治疗应用仍受限制。

番木瓜碱抑制肠管(猫、兔及豚鼠)及气管(豚鼠)平滑肌，对妊娠子宫(兔及豚鼠)及正常子宫(豚鼠)，少量使之兴奋，大量使之麻痹，对骨骼肌则使之麻痹。

种子含番木瓜苷及芥子酶，前者与芥子苷类似，水解后产生刺激性挥发物。果实的浆汁对豚鼠子宫有明显的加强收缩作用，据示种子有堕胎作用。

【药用选方】

(1)产后身体虚弱、乳汁不足：猪蹄 500 克，番木瓜 250 克。猪蹄加水适量，炖熟后，加入切块番木瓜，共炖烂熟食用。

(2)驱虫：干番木瓜(未成熟果实)研为细末，每次 9 克，早晨空腹时温水送下。

(3)咳嗽：用番木瓜果肉 100 克，炖冰糖(20～30 克)，内服，每日 2～3 次。

(4)胃炎：木瓜 30 克，苹果 30 克，甘蔗 30 克，水煎分 2 次服。

(5)脾胃虚弱：番木瓜 30 克，淮山药 15 克，山楂 6 克，糯米 100 克。番木瓜、淮山药、山楂、糯米洗净，共熬成粥，每日早晚各食 1 次。

榛子

【别　名】 榧子，平榛，山反栗。

【性　味】 性平，味甘。

【功效主治】 调中，开胃，明目。主治脾胃虚弱、腹泻、肠道寄生虫等。

(1)崔禹锡《食经》曰："食之明目，去三虫。"

(2)《日华子本草》曰："肥白人，止饥，调中，开胃。"

(3)《开宝本草》曰："主益气力，宽肠胃，令人不饥，健行。"

【营养成分】 果仁中含糖类、蛋白质、脂肪、灰分、膳食纤维、维生素 A、胡萝卜素、维生素 B_1、维生素 B_2、烟酸、维生素 E、钙、磷、钾、镁、锌、锰、硒及多种氨基酸。

【药用选方】

(1)病后体虚、食欲不振：榛子 30 克，当归 9 克，党参 30 克，白术 10 克，茯苓 20 克。水煎服，每日 1～2 次。

(2)肠道寄生虫：榛子 30 克，使君子 15 克，苦楝根皮 15 克，雷丸 12 克，槟榔 15 克。水煎，每晚睡前服，连服 2 晚。

(3)小儿疳积：榛子 15 克，麦芽 10 克，山楂 10 克，槟榔 10 克，淮山药 10 克，茯苓 10 克。水煎服，每日 1～2 剂。

榧子

【别　名】 香榧，彼子，榧实，罴子，玉山果，赤果，玉榧，野极子。

【性　味】 性平，味甘。

【功效主治】 杀虫，消积，润燥。主治虫积腹痛、小儿疳积、燥咳、便秘、痔疮。

(1)《本经》曰："主腹中邪气，去三虫，蛇螫。"《别录》曰："主五痔。"

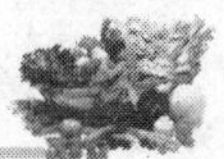

(2)陶弘景曰:“疗寸白。”孟诜曰:“令人能食,消谷,助筋骨,行营卫,明目。”

(3)《日用本草》曰:“杀腹间大小虫,小儿黄瘦,腹中有虫积者食之即愈。又带壳细嚼食下,消痰。”

(4)《生生编》曰:“治咳嗽,白浊,助阳道。”《本草备要》曰:“润肺,杀虫。”《本经逢原》曰:“与使君子同功。”

(5)《本草再新》曰:“治肺火,健脾土,补气化痰,止咳嗽,定咳喘,去瘀生新。”

【营养成分】　榧子含脂肪、蛋白质、糖类、膳食纤维,维生素A、维生素E、烟酸及钙、铁、磷、钾、钠、镁等。

【药理作用】　榧子浸膏在试管内能驱除猫绦虫。日本产榧子含生物碱,对子宫有收缩作用,民间用以堕胎。

【宜　忌】　《随息居饮食谱》曰:“多食助火,热嗽非宜。”《本草衍义》曰:“(食之)过多则滑肠。”苏轼《物类相感志》曰:“榧子壳反绿豆。”

【药用选方】

(1)寸白虫:榧子每日食7粒,连食7日。

(2)蛔虫、钩虫、蛲虫、姜片虫:香榧子炒熟,每日早晨空腹时嚼食30～60克,每日1次。

(3)痔疮,小儿疳积:每日嚼食香榧7粒。

(4)妇女乳房肿痛:生榧子肉研细,米醋调之如糊,涂于患部,每日1次。

槟　榔

【别　名】　仁频,宾门,宾门药饯,白槟榔,橄榄子,槟榔仁,洗瘴丹,大腹子,大腹槟榔,槟榔子,马金南,青仔,槟榔玉,榔玉。

【性　味】　性温,味苦、辛。

【功效主治】　杀虫,破积,下气,行水。主治虫积、食滞,脘腹胀痛、泻痢后重、疟疾、水肿、脚气、痰癖。

(1)《别录》曰:“主消谷逐水,除痰癖,杀三虫,疗寸白。”

(2)《药性论》曰:“宣利五脏六腑壅滞,破坚满气,下水肿。治心痛,风血积聚。”

(3)《唐本草》曰:“主腹胀,生捣末服,利水谷。敷疮,生肌肉止痛。烧为灰,主口吻白疮。”

(4)《脚气论》曰:“治脚气壅毒,水气水肿。”

(5)《海药本草》曰:“主奔豚诸气,五膈气,风冷气,宿食不消。”《医学启源》曰:“治后重。”

(6)《本草纲目》曰:“治泻痢后重,心腹诸痛,大小便气秘,痰气喘急。疗诸疟,御瘴疠。”

(7)王好古曰:“治肿脉为病,气逆里急。”《本草通玄》曰:“止疟疗疝。”

(8)《随息居饮食谱》曰:“宣滞破坚,定痛和中,通肠逐水,制肥甘之毒,且能坚齿,解口气。”

(9)《现代实用中药》曰:“驱除姜片虫、绦虫,兼有健胃、收敛及泻下作用。”

【药理作用】

(1)驱虫作用:槟榔碱是有效的驱虫成分,对猪肉绦虫全虫各部都有瘫痪作用;对牛绦虫则仅能使头部和未成熟节片完全瘫痪,而对中段和后段的孕卵节片则影响不大。体外实验表明,对鼠蛲虫也有麻痹作用。槟榔碱对蛔虫也可使之中毒而对钩虫则无影响。槟榔与雄黄、肉桂、阿魏混合的煎剂给小鼠灌服,对血吸虫的感染有一定的预防效果,但与萱草根、黄连及广木香一起用于治疗小鼠血吸虫病则无效。

(2)抗真菌、病毒作用:水浸液在试管内对堇色毛癣菌等皮肤真菌有不同程度的抑制作用。煎剂和水浸剂对流感病毒甲型某些毒株有一定的抑制作用,抗病毒作用可能与其中所含鞣质有关。

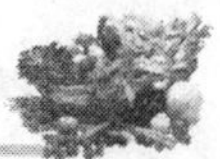

(3)对胆碱受体的作用：槟榔碱的作用与毛果芸香碱相似，可兴奋 M-胆碱受体引起腺体分泌增加，特别是唾液分泌增加，滴眼时可使瞳孔缩小，另外可增加肠蠕动，收缩支气管、减慢心率，并可引起血管扩张、血压下降，免应用后引起冠状动脉收缩。1%溶液用于青光眼可降低眼压，但作用持续较短，且对角膜有明显的刺激性。由于增加肠蠕动，促使被麻痹的绦虫排出。也能兴奋 N-胆碱受体，表现为兴奋骨骼肌、神经节及颈动脉体等。对中枢神经系统也有拟胆碱作用，猫静脉注射小量槟榔碱可引起大脑皮质惊醒反应，阿托品可减少或阻断这一作用。

(4)其他作用：给小鼠皮下注射槟榔碱可抑制其一般活动，对氯丙嗪引起活动减少及记忆力损害则可改善。已证明槟榔中含有对人的致癌物质。平时嚼食槟榔者有味觉减退，食欲增进，牙齿易动摇，腹泻少，咽痛者也少，并可治腹痛，可能是由于其中含有大量鞣质之故。此外，食槟榔者肠寄生虫少，口渴的感觉少，可能与槟榔碱的作用有关。

【宜　忌】 气虚下陷者慎服。

(1)《食疗本草》曰："多食发热。"《本经逢原》曰："凡泻后、疟后虚痢，切不可用也。"

(2)《本草经疏》曰："病属气虚者忌之。脾胃虚，虫有积滞者不宜用；心腹痛无留结及非虫攻咬者不宜用，证非山岚瘴气者不宜用。凡病属阴阳两虚、中气不足，而非肠胃壅滞、宿食胀满者，悉在所忌。"

【药用选方】

(1)寄生虫(姜片虫、绦虫、蛔虫)

①槟榔 25 克，南瓜子 25 克，白糖适量。将南瓜子研细，加适量白糖拌匀，槟榔水煎汤空腹送服，每日 1 次。

②将南瓜子 60 克，槟榔 90 克，玄明粉 20 克。南瓜子炒熟去壳，空腹顿服，隔 2 小时后用槟榔 45 克煎汤服下，隔 30 分钟后再

用玄明粉10克,化水后用槟榔45克煎汤服下,隔30分钟再用玄明粉10克化水服下。令患者腹泻,将虫驱出体外。

(2)食积满闷,呕吐痰涎:槟榔6克,法半夏6克,砂仁6克,莱菔子6克,麦芽15克,干姜6克,白术6克。水煎服,每日1次。

(3)脘腹痛:槟榔100克,高良姜100克。槟榔、高良姜炒黄,研细末,每次9克,米汤调下,每日3次。

(4)急慢性肾炎:槟榔果皮(大腹皮)15克,通草50克,车前草50克。水煎服,每日2～3次。

(5)青光眼:槟榔20克,水煎服,药后以轻泻为度,每日2～3次。

(6)流行性感冒:槟榔10克,黄芩9克。水煎服,每日2～3次。

(7)疟疾:槟榔12克,乌梅肉9克,臭梧桐9克。水煎,于疟疾发作前2～3小时服下,每日1次。

樱 桃

【别　名】 含桃,荆桃,朱樱,朱果,樱珠,家樱桃。

【性　味】 性温,味甘。

【功效主治】 益气,祛风湿。主治瘫痪、四肢不仁、风湿腰腿疼痛、冻疮。

(1)《别录》曰:"主调中,益脾气。"

(2)《滇南本草》曰:"治一切虚证,能大补元气,滋润皮肤;浸酒服之,治左瘫右痪,四肢不仁,风湿腰腿疼痛。"

(3)南川《常用中草药手册》曰:"清血热,补血补肾,预防喉证。"

【营养成分】 樱桃含有丰富的铁质,每100克樱桃含铁质约为6毫克,是橘子、苹果、梨含铁量的20倍以上。此外,樱桃还含

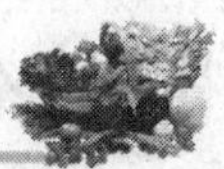

有β-胡萝卜素、维生素 B_1、维生素 B_2、烟酸、维生素 C、柠檬酸、酒石酸、蛋白质、脂类、膳食纤维、果糖、蔗糖、葡萄糖、钙、磷等。

【宜　忌】 樱桃性属火，能发虚热喘嗽，小儿忌食。

(1)孟诜曰："不可多食，令人发暗风。"《日华子本草》曰："多食令人吐。"

(2)《本草图经》曰："虽多(食)无损，但发虚热耳。"《日用本草》曰："其性属火，能发虚热喘嗽之疾，小儿尤忌。"

【药用选方】

(1)风湿性腰腿痛及四肢麻木：新鲜樱桃 500 克，米酒 1 000 毫升。樱桃浸泡于米酒 10 日，每次饮 50 毫升，早晚各 1 次。

(2)消化不良：脾胃虚寒导致的消化不良者，可在饭后食用樱桃数个。

(3)缺铁性贫血：樱桃 10 个，鸡蛋 1 个，米酒、红糖各适量。樱桃、鸡蛋、米酒、红糖炖食鸡蛋、樱桃喝汤，每日 1 次。

(4)疝气痛：樱桃核 60 克，醋适量。樱桃核放入醋中，炒后研末，每次 15 克，热水送服，每日 3 次。

(5)烧伤：樱桃挤汁敷患处，每日多次，当即止痛，还能防止起疱化脓。

(6)未溃冻疮：将樱桃浸入高粱酒中，外搽患处。可止痒，冻疮可缓解。

(7)蛇、虫咬伤：樱桃叶捣汁，每次服 15 毫升，并以渣敷患处，每日 2 次。

(8)汗斑(花斑癣)：樱桃数十个，盛放玻璃瓶中，取汁涂患处，每日 3 次。

(9)尿道结石：每日吃 5 粒樱桃，可以通过排尿排出尿道里的有毒物质，或使其溶解。

(10)寄生虫：吃樱桃子能杀死肠道中的寄生虫。

樱桃番茄

【别　名】 小番茄，小西红柿，圣女果，珍珠番茄，小金果，爱情果。

【性　味】 性平，味甘、略酸。

【功效主治】 生津止渴，健脾消食，清热解毒，凉血平肝，补血养血。主治口渴、食欲不振、便秘，还可降血压，可增加人体的抗癌能力，对牙龈炎、牙周病、鼻出血和出血性疾病患者有扶正固本的作用。

【营养成分】 樱桃番茄富含蛋白质、钾、钙等多种矿物质和微量元素硒及β-胡萝卜素、多种维生素、柠檬酸、苹果酸，其果皮中还含芦丁。樱桃番茄中含有丰富的维生素 C，其含量是西瓜的 10 倍。

【宜　忌】 不宜空腹食用。脾胃虚寒及妇女月经期忌食。

橄　榄

【别　名】 橄榄子，忠果，青果，青子，谏果，青橄榄，白榄，黄榄，甘榄。

【性　味】 性平，味甘、涩、酸。

【功效主治】 清肺，利咽，生津，解毒。主治咽喉肿痛、烦渴、咳嗽、吐血、细菌性痢疾、癫痫、解河豚毒及酒毒。

(1)《日华子本草》曰："开胃、下气、止泻。"《开宝本草》曰："主消酒。"

(2)《滇南本草》曰："治一切喉火上炎，大头瘟证。能解湿热、春温，生津止渴，利痰，解鱼毒，酒、积滞销。"

(3)《本草纲目》曰："治咽喉痛，咀嚼咽汁，能解一切鱼鳖毒。"

(4)《本草通玄》曰："固精。"《本经逢原》曰："令痘起发 。"《随

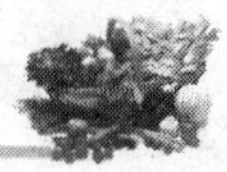

息居饮食谱》曰："凉胆息惊。"

(5)《本草再新》曰："平肝开胃，润肺滋阴，消痰理气，止咳嗽，治吐血。"

【营养成分】 橄榄果实中含蛋白质、脂肪、糖类、钙、磷、铁、维生素 C，种子含挥发油及香树脂醇等。

【宜　忌】 气虚体质者宜少食或忌食。

【药用选方】

(1)慢性喉炎、声音嘶哑

①橄榄 6 克，绿茶 6 克，胖大海 3 个，蜂蜜 1 匙。先将橄榄放入适量水中煎沸片刻，然后冲泡绿茶、胖大海闷盖片刻，加入蜂蜜调匀，徐徐饮汁。

②生橄榄(打碎)20 个，冰糖 50 克。生橄榄、冰糖加适量清水煮熟，分 3 次服完。

(2)流行性感冒：鲜橄榄 50 克，生萝卜 500 克。鲜橄榄、生萝卜洗净，切碎后加适量水，煎煮去渣，代茶饮，每日 1 剂。

(3)小儿百日咳：生橄榄 20 粒，炖冰糖，分 3 次服。

(4)癫痫：橄榄 500 克，白糖适量。橄榄加水 1 000 毫升煮沸，捞起橄榄去核，捣烂，再入原汁煎熬成糊状，装瓶备用。每次 15 毫升，加白糖调味，温开水冲服，早晚各 1 次。

(5)维生素 C 缺乏症：鲜橄榄 30 粒。水煎服，每日 1 剂，连服 3 周。对维生素 C 缺乏症有辅助疗效。

(6)痢疾便血：橄榄烧灰，每次 9 克，米汤送服。

(7)唇裂生疮：橄榄炒后研末，用猪油调成膏，涂敷患处。

(8)冻疮、手足溃烂：橄榄果核烧灰，以猪油或凡士林调敷患处，每日 2 次。

(9)河豚中毒：鲜橄榄 50 克，洗净，去核，捣烂，加适量水调匀榨汁或水煎服用，每日 2～3 次。

(10)鱼骨鲠喉：橄榄果核磨汁，作为含咽剂。

(11)手足麻木、风湿腰腿酸痛：鲜橄榄根40～60克，洗净，加水煎汤服，每日2次。

(12)湿疹：鲜橄榄1 000克，捣烂，加适量水，煎至药液呈青色为度，用消毒棉花吸药液敷患处，每日1～2次。

(13)漆过敏性皮炎：鲜橄榄捣烂汁，搽患处(化脓溃烂可用渣敷之)，每日数次；鲜橄榄叶适量，洗净煎汤洗患处，每日3次。

(14)流行性感冒：咸橄榄4个，干芦根30克(鲜品80～120克)。咸橄榄、干芦根加水1 500毫升煎至500毫升左右，去渣饮用，每日2次。

(15)急性扁桃体炎：鲜橄榄(连核)60克，酸梅10克，白糖适量。鲜橄榄、酸梅稍捣烂，加清水1 500毫升煎至500毫升，去渣，加白糖调味饮用，每日3次。

(16)风寒感冒：新鲜橄榄(去核)60克，葱头15克，生姜、紫苏叶各10克，精盐适量。橄榄、葱头、生姜、紫苏叶加清水1 200毫升煎至500毫升，加精盐调味，去渣饮汤，每日2次。

(17)燥热咳嗽：鲜橄榄(连核)10个，略捣烂，加冰糖适量，清水1 000毫升炖至500毫升，去渣频饮。

橘

【别　名】 黄橘。

【性　味】 性凉，味甘、酸。

【功效主治】 开胃理气，止渴润肺。主治胸膈结气、呕逆、消渴。

(1)孟诜曰："止泻痢，食之下食，开胸膈痰实结气。"《日华子本草》曰："止消渴，开胃，除胸中膈气。"

(2)《饮膳正要》曰："止呕下气，利水道，去胸中瘕热。"《日用本草》曰："止渴，润燥生津。"

(3)《医林纂要》曰："除烦，醒酒。"《国药的药理学》记载："为滋

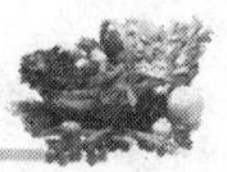

养剂，并治坏血病”。

【营养成分】 橘肉中含苹果酸、柠檬酸、琥珀酸、橙皮苷、β-胡萝卜素、维生素 B_1、维生素 B_2、烟酸、维生素 C、蛋白质、膳食纤维、果酸、葡萄糖、脂肪、铁、钙及磷等。

【宜　忌】 风寒咳嗽及有痰饮者不宜食。不能多食，吃多了会出现口腔溃疡、唇炎、舌炎、咽炎等。胃溃疡患者、月经期妇女、产妇应忌吃橘子。

【药用选方】

(1)胸闷、呕逆：鲜橘子去皮、核，生食，每次 1～2 个，每日 3 次。

(2)胃阴不足，口中干渴或饮酒过度：可直接食用橘子，或取汁用水稀释后饮，每日 2 次。

(3)肺热咳嗽，痰多：可将橘子连皮煎水，和蜜调服，每日 2～3 次。

(4)解酒：鲜橘子生食，或取汁，用水稀释后饮用，每日 2 次。

(5)赤白痢：橘饼(鲜橘以蜜糖渍制而成)30 克，桂圆肉 15 克，冰糖 15 克，加水 2 碗，煎至 1 碗，温服，每日 2～3 次。

(6)伤食，泄泻不止：橘饼切成薄片，放碗中用开水冲入，盖住碗，泡出汁，饮汤食饼。1 个饼可分数次服，每日 2～3 次。

薏苡仁

【别　名】 起实，感米，薏珠子，草珠儿，菩提子，薏珠子，米仁，薏仁，苡仁，苡米，草珠子，六谷米，珠珠米，胶念珠，尿塘珠，药玉米，水玉米，沟子米，六谷子，裕米，尿端子，尿珠子，益米。

【性　味】 性凉，味甘、淡。

【功效主治】 健脾，补肺，清热，利湿。主治泄泻、湿痹、筋脉拘挛、屈伸不利、水肿、脚气、肺痿、肺痈，淋浊、白带。

(1)《本经》曰：“主筋急拘挛，不可屈伸、风湿痹，下气。”

(2)《别录》曰：“除筋骨邪气不仁，利肠胃，消水肿，令人能食。”

(3)《药性论》曰:“主肺痿肺气,吐脓血,咳嗽涕唾上气,煎服之破五溪毒肿。”

(4)《食疗本草》曰:“去干湿脚气。”《本草拾遗》曰:“温气,主消渴。杀蛔虫。”《医学入门》曰:“主上气,心胸甲错。”

(5)《本草纲目》曰:“健脾益胃,补肺清热,祛风胜湿。炒饭食,治冷气,煎饮,利小便热淋。”

(6)《中国药植图鉴》曰:“治肺水肿,湿性肋膜炎,排尿障碍,慢性胃肠病,慢性溃疡。”

【营养成分】 薏苡仁含蛋白质 16.2%,脂肪 4.65%,糖类 79.17%,少量维生素 B_1(330 毫克%),还含亮氨酸、赖氨酸、精氨酸、酪氨酸等、薏苡素、薏苡酯、三萜化合物。

【药理作用】

(1)薏苡仁油的作用:早年报道,用石油醚浸出的薏苡仁油对蛙的横纹肌及运动神经末梢低浓度呈兴奋作用,高浓度呈麻痹作用。如注射于蛙的胸淋巴腔或腓肠肌内,能减少肌肉之挛缩,并缩短其疲劳曲线。用离体蛙的神经肌肉标本,证明其作用点不在神经干而在肌肉部分。进一步的研究指出,薏苡仁油或碳数在10~18 的饱和脂肪酸皆能阻止或降低横纹肌(非神经肌接头部位)之收缩作用,薏苡仁油(0.5 克/千克体重皮下注射兔)及碳数在 12 以上的脂肪酸皆可使血糖有所下降,此可用丙酮拮抗之,血清钙亦有所降低,碳数较低的脂肪酸(如癸酸)对血糖、血钙皆无影响。薏苡仁油(主要为棕榈酸及其酯)对呼吸,小量兴奋、大量麻痹(中枢性);能使肺血管显著扩张。对离体蛙心及离体兔肠,低浓度呈兴奋作用,高浓度呈抑制作用;对家兔及豚鼠子宫一般呈兴奋作用,肾上腺素可反转其兴奋。薏苡仁油还有抗利尿作用,大量可使动物麻痹、呼吸停止。其致死量小鼠(皮下注射)为 5~10 毫升/千克体重,兔(静脉注射)为 1~1.5 克/千克体重。

(2)薏苡素的作用:对横纹肌有抑制作用。它能抑制蛙神经肌

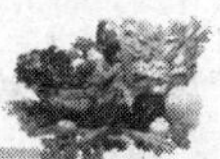

肉标本的电刺激所引起的收缩反应及大鼠膈肌的氧摄取和无氧糖酵解，并能抑制肌肉球蛋白-三磷腺苷系统的反应，还有比较弱的中枢抑制作用，表现为对大鼠及小鼠均有镇静作用，并能与咖啡因相拮抗。在家兔的脑电图上，出现波幅增大，频率减少，显示对中枢神经系统的功能性抑制作用。在大鼠试验中（尾部电刺激法），有镇痛作用，强度与氨基比林相似。它还有解热作用较好，对二硝基酚引起之发热无甚作用。此外，对多突触反射（猫腓神经-腓肠肌标本）有短暂的抑制作用。它不能降低士的宁或戊四氮的致死作用。对兔静脉注射可引起血压短暂下降，皮下注射可使血糖略有下降，对离体蟾蜍心脏及离体兔肠均呈抑制作用，对兔耳血管无明显影响，它的毒性很低，给小鼠口服 0.5 克/千克体重，1 个月不引起异常改变。

【宜　忌】 脾约难便及孕妇慎服。

(1)《本草经疏》曰："凡病大便燥、小水短少、因寒转筋、脾虚无湿者忌之。妊娠禁用。"

(2)《本草通玄》曰："下利虚而下陷者，非其宜也。"

【药用选方】

(1)风湿痹、筋脉拘挛、水肿：薏苡仁粉 20 克，大米 20 克，加水煮成粥，每日食用 1 次。

(2)扁平疣：薏苡仁 100 克，大米 150 克，淘洗干净，用高压锅煮成米饭，每日食用 1 次，至疣消退。

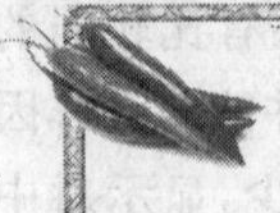

第三章 果品养生美食制作

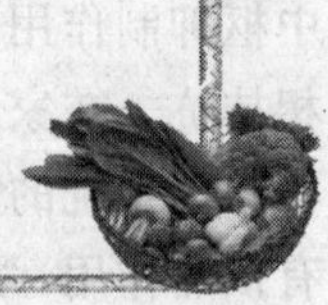

(一)畜肉果膳

大枣炖肘

【原　料】 猪肘1 000克,大枣200克,冰糖150克,高汤1 500毫升,酱油、葱、姜、精盐、味精、料酒各适量。

【制　作】 将大枣洗净。猪肘除尽残毛,刮洗干净,在开水锅中氽后除去血水。取冰糖30克,用小火炒成深黄色糖汁。砂锅中放入猪肘及高汤,大火烧沸,撇去浮沫,加入冰糖汁、大枣、葱姜、料酒。小火上慢煨2～3小时,待肘子煨至熟烂,入味精调味,原锅上桌即可。

【功　效】 具有滋补五脏虚弱,增强抗病能力的功效。

大枣煨蹄

【原　料】 猪前蹄1 500克,大枣150克,花生油、酱油、料酒、精盐、冰糖、味精、胡椒粉、大茴香、葱、姜各适量。

【制　作】

(1)猪蹄放在小火上烤(皮朝下)至皮呈焦黑色,再放入冷水中泡至皮发软,用小刀轻轻刮去黑灰,洗净,顺骨剖开,拆去骨头,肉厚薄修均匀,四边修圆,肉面划成菱形状,然后下开水锅煮至四成熟时捞出。猪蹄皮上用料酒、酱油抹匀。

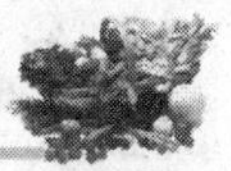

(2)锅内放花生油，待油烧至八成热时，将猪蹄下锅炸至皮下呈红色时捞起，放入汤锅煮10分钟捞出。

(3)将猪蹄再放入砂锅内(猪蹄下面用竹垫)，加水、料酒、精盐、冰糖、酱油、胡椒粉、葱、姜、大茴香、大枣(去核、洗净)，用小火焖2小时左右取下，除去葱、姜、大茴香，取出大枣，猪蹄。

(4)将蹄皮向上边放入锅内，加原汤、味精，用大火收浓汤汁后，将猪蹄捞出，放在圆盆内将大枣围在蹄膀四周，收浓汤汁后起锅，浇在猪蹄上即可。

【功　效】 具有促进儿童生长发育，增长智力的功效。也适用于产妇乳少。

金枣烧排骨

【原　料】 猪排骨500克，大枣200克，生姜片、酱油、白糖、精盐、料酒、味精、香油、高汤、植物油、淀粉各适量。

【制　作】

(1)排骨剁成均匀的块，入开水中汆一下，捞出；大枣洗净，泡软，去核。

(2)锅置火上，倒入植物油烧热，下入生姜片爆香，再放入排骨块煸炒，待煸出香味后，加入酱油、料酒、白糖、精盐，加适量高汤，改用小火煨至排骨九成熟时，下大枣焖20分钟，再换大火收汁，加入味精，用淀粉勾薄芡，淋少许香油拌匀，出锅装盘即可。

【功　效】 具有开胃健脾，补血养颜，提高人体免疫力的功效。

大枣炖兔肉

【原　料】 大枣15枚，兔肉250克，酱油、料酒、姜片、葱段、精盐、白糖各适量。

【制　作】 选色红、肉质厚实的大枣洗净。兔肉洗净，切块，与大枣一起放入瓦锅内，再放入料酒、酱油、姜片、葱段、精盐、白糖，隔水炖熟即可。

【功　效】 具有健脾益气，强血归经的功效。适用于脾虚气弱，症见头晕乏力，食欲不振，面色萎黄，精神困顿，头晕乏力。

冰糖大枣蹄花

【原　料】 猪前蹄1个，大枣50克，冰糖150克，葡萄酒200毫升，葱、姜、料酒、植物油、淀粉各适量。

【制　作】

(1)猪前蹄剔去骨，刮净余毛，洗净，入开水锅中煮熟，抹上料酒，待用。

(2)锅置火上，注油烧热，下入抹料酒的猪蹄，炸至皮略硬时捞出，放入碗中，加入大枣、冰糖、葱、姜、葡萄酒，上屉蒸烂，扣入盘中。

(3)原汁倒入锅中，用淀粉勾芡，淋在猪蹄上即可。

【功　效】 枣清香甘甜，营养丰富。适用于急、慢性肝炎辅助治疗。但多食枣则易生痰、损胃，故食时应注意适度。

蜜枣羊肉

【原　料】 熟羊肉500克，蜜枣泥250克，豆腐皮1张，精盐、料酒、味精、葱、姜、香油、植物油、淀粉、面粉各适量。

【制　作】

(1)羊肉剁碎，放入容器内，加蜜枣泥、面粉、精盐、葱、姜搅拌均匀。取1/2淀粉加水调糊。

(2)取豆腐皮放入肉泥卷好，切条，挂糊。

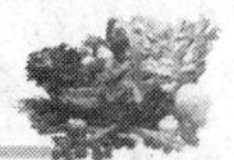

(3)锅置火上，注油烧热，下入羊肉，炸至呈金黄色时捞出，上屉蒸25分钟取出。

(4)原锅倒入蒸出的汁，加料酒、精盐烧沸，用另外1/2淀粉勾芡，浇在羊肉上，再淋上香油即可。

【功　效】 羊肉具有益气补虚，滋补强壮的功效；大枣具有补中益气，养血生津的功效。两者组成此菜，是很好的健美、抗衰老菜肴，可作为各种气血不足、脾胃虚弱的营养保健菜肴。

鲜枣滑肉

【原　料】 鲜大枣150克，里脊肉200克，葱、酱油、料酒、精盐、植物油各适量。

【制　作】

(1)将里脊肉切片，用酱油、料酒腌拌一下；鲜大枣去核，切片；葱切段备用。

(2)炒锅放油，待油热后将拌好的肉片下锅，炒至九成熟时加入鲜大枣及适量精盐和葱段，再翻炒几下即可盛盘。

【功　效】 猪肉、大枣均是滋补养身、保健康体的佳品，常食可强壮身体，具有增强抗病能力，延缓衰老的功效。

杏仁扣猪肘

【原　料】 猪肘2个，杏仁200克，蜂蜜、香菇各50克，酱油、料酒、精盐、葱段、姜片、鸡汤、大茴香、胡椒粉、花生油各适量。

【制　作】

(1)将猪肘洗净，去骨，入开水锅中煮片刻捞出，抹上蜂蜜，入热油锅中炸成金黄色捞出，用刀划成深道。

(2)杏仁用盐水煮熟，剥去外皮，摆入大碗底部，再放入猪肘；香菇用清水泡软，洗净，摆在肘子四周。

(3)炒锅置火上，放入油烧热，放入葱段、姜片、大茴香、料酒、鸡汤、精盐、胡椒粉、酱油烧沸，倒入大碗内，将大碗入蒸锅，蒸1小时即可。吃时倒扣于盘中。

【功　效】 具有补骨生精，延年益寿，止咳，祛病毒，补肺等功效。

山楂肉干

【原　料】 山楂100克，猪精肉1 000克，姜、葱、植物油、精盐、花椒、料酒、酱油、味精、白糖、香油各适量。

【制　作】

(1)山楂去核，切片，先用50克与猪肉同煮六成熟，捞出切成5厘米长粗条，放盆中用酱油、料酒、精盐、花椒、葱姜拌匀腌1小时，沥去汤。

(2)锅放油烧热，下肉条炸至微黄捞出。

(3)将锅内油倒出稍留一点，下山楂片50克略炒，再将肉条倒入锅中，加白糖、味精、香油及少许水，待糖及味精溶化后基本浸入肉条中即可。

【功　效】 具有补益身体，消食开胃的功效。适用于高血压、高脂血脂患者。

桂圆蒸猪心

【原　料】 猪心1个，桂圆肉30克，生姜、精盐、料酒、胡椒、花椒、酱油、味精、香油、淀粉、葱、肉汤各适量。

【制　作】

(1)桂圆肉用温水洗净；生姜洗净，剁成末；葱洗净，切成葱花。

(2)猪心洗净，对剖成两半，放入蒸碗内，加入桂圆肉、精盐、料酒、酱油、胡椒、花椒，注入肉汤，上屉大火蒸40分钟，取出猪心，切

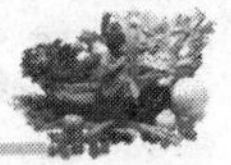

成薄片，装入盘中。

(3)将蒸碗的原汁倒入锅内，下入姜末、葱花、味精调味，用淀粉勾稀芡，放香油，起锅淋在猪心片上即可。

【功　效】具有养心安神的功效。适用于惊悸，盗汗不眠，健忘等病症。

西瓜翠衣炒肉丝

【原　料】西瓜皮 300 克，猪瘦肉 150 克，花生油、香油、精盐、料酒、葱姜末，味精各适量。

【制　作】

(1)将西瓜皮削去外皮，洗净，切成丝，用精盐拌匀，稍腌一下，挤出盐水；猪肉洗净，切成丝。

(2)锅置火上，注入花生油烧热，下入肉丝煸炒断生，加入葱、姜和西瓜皮丝，同炒几下，加入料酒、精盐、味精调匀，淋入香油，出锅即可。

【功　效】具有去夏暑之热，消火润燥的功效。适用于一切热证患者。

松仁肉卷

【原　料】猪里脊肉 250 克，松子仁 120 粒，虾仁 75 克，鸡蛋(用蛋清)1 个、精盐、淀粉、味精、料酒、高汤、植物油各适量。

【制　作】

(1)将虾仁斩成蓉，放在碗内，加精盐、料酒，鸡蛋清拌和上劲，分成 20 等份。

(2)将猪里脊肉剔去筋膜，片成长约 8 厘米、宽约 5 厘米的薄片，共 20 片，然后将肉片逐片平铺在盘内，虾蓉逐片抹在肉片上，待涂抹均匀后，将松子仁 6 粒摆成一字形横放在肉片一头卷成一个肉卷，封口粘牢淀粉，逐个卷起成松子仁肉卷20个。

(3)锅置火上，放油烧至四成热，将肉卷拍上淀粉，逐个放在锅内滑油，并用手勺轻轻推动，待肉卷呈白色时，倒入漏勺沥油。

(4)锅重置火上，加入高汤，加精盐、味精、料酒烧沸，用淀粉勾芡，再将松仁肉卷倒入锅内，晃动炒锅，使其翻身，待入味，淋适量沸油，起锅装盘即可。

【功　效】 具有补气力，润五脏，降血脂，抗衰老的功效。

松仁里脊

【原　料】 松仁50克，里脊200克，面包50克，鸡蛋1个，精盐、酱油、味精、葱姜水、植物油、花椒盐、淀粉各适量。

【制　作】

(1)里脊切片，拍松散，加酱油、味精、精盐、葱、姜水抓匀。

(2)把面包切渣。松仁用盐水煮沸，去壳。

(3)将鸡蛋打开，蛋清打糊，加淀粉、面粉搅匀。

(4)里脊蘸面粉，拖蛋黄糊，蘸面包粉，再将松子仁炒熟，切成碎烂，粘上里脊。

(5)锅置火上，注油烧热，下入蘸好松子仁的里脊，炸至呈金黄色时，捞出，带椒盐上桌。

【功　效】 具有补虚损，润五脏，抗衰老的功效。

苹果焖牛腩

【原　料】 牛腩750克，苹果300克，土豆250克，洋葱50克，芹菜50克，生姜10克，香叶10片，陈皮10克，番茄沙司，精盐、料酒、味精、油面、植物油、高汤各适量。

【制　作】

(1)牛腩煮熟，切成条；土豆去皮，切成块；洋葱切成块；芹菜切

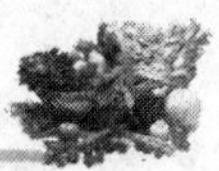

成段；生姜去皮，切成大片；苹果切成块。

(2)炒锅上火，下油烧至六成热，放入土豆炸至黄色，倒入漏勺内；锅留底油，下生姜片、洋葱块、土豆块、香叶、陈皮、芹菜，炒香，下牛腩爆香，加入高汤、精盐、料酒、番茄沙司、味精、油面(用清水化开)、苹果，烧沸出锅，盛入瓦罐内加盖，置160℃的烤箱内焖2小时，至菜肴软烂时即可。

【功　效】 具有滋补强壮，增血和胃的功效。用于高血压、贫血。

苹果煎牛肝

【原　料】 苹果150克，牛肝200克，洋葱50克，生菜叶2片，番茄50克，黄油50克，精盐、精面粉、胡椒粉、植物油各适量。

【制　作】

(1)将苹果洗净，削掉果皮，切成4半，挖去果核，再切成片。

(2)牛肝用斜刀切成4毫米厚的片，撒上精盐和胡椒粉，然后均匀地蘸上精面粉。

(3)洋葱切去两头，用刀横着切成葱头圈；番茄切成三角形的块。

(4)煎锅上火，倒入油烧热，将牛肝放入，煎至两面上色后滗去油；另取煎锅，倒入菜油烧热，洋葱圈蘸上精面粉后，放入油内，炸呈焦黄色时捞出，沥净油，待用；再取小煎锅，倒入黄油烧热，放入苹果片炒4分钟捞出，与洋葱圈混合入味。

(5)将煎牛肝放在长形盘中，盘边按顺序摆上葱头圈、苹果片和番茄三角块，用生菜叶装饰即可。

【功　效】 适用于缺铁性贫血。

杨梅丸子

【原　料】 猪腿肉(去皮)400克，杨梅400克，鸡蛋1个，面

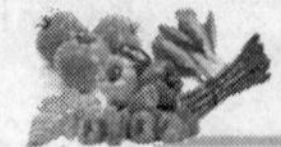

包渣25克，醋、精盐、料酒、淀粉，熟猪油各适量。

【制　作】

(1)将猪腿肉剁成肉蓉放碗内，磕入鸡蛋，加精盐、料酒、水搅拌上浆，再加入面包渣拌匀成馅。

(2)把鲜杨梅洗净，沥干，放入净布袋内挤压，取汁水100毫升待用。

(3)净锅置中火上，放入熟猪油烧至五成热，将肉馅用手挤成像杨梅大小的丸子，下油锅炸至浮起，呈金黄色时捞出，滗去余油。

(4)原锅中放水100毫升，加白糖、醋、杨梅汁在中火上熬成卤汁，用水淀粉勾薄芡，随即倒入炸好的丸子，翻推几下，淋上熟猪油出锅装碟即可。

【功　效】 具有健脾开胃，生津止渴的功效。适用于脾胃虚弱、食欲不振等。

金橘酸甜肉

【原　料】 猪腿肉300克，鲜金橘200克，鸡蛋(用蛋清)2个，火腿30克，黄花菜25克，网油250克，精盐、味精、白糖、面粉、熟猪油各适量。

【制　作】

(1)将猪肉、金橘、火腿分别剁成细末，加入精盐、味精、白糖拌匀，做成馅心，分成12份，然后将网油铺平，切成12份。

(2)将鸡蛋清和面粉调匀成蛋糊，均匀地抹在12份网油上，铺上金橘馅心，用网油包成圆形，上面用黄花菜扎紧，成一个个金橘形。

(3)锅上火，倒入熟猪油烧至七成热，放入包好的金橘肉，待炸至呈金黄色时捞出，装入盘中即可。

【功　效】 具有滋阴润燥，化痰止咳等功效。

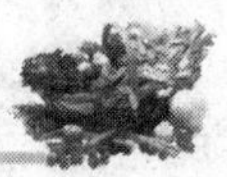

荔枝烩肉

【原 料】 猪腿肉350克，鲜荔枝150克，鸡蛋（用蛋清）2个，白糖、精盐、白醋、香醋、料酒、淀粉，食品红、花生油各适量。

【制 作】

(1)将猪腿肉洗净，切成2块，用刀背捶松，再切成小方块，共24块，用精盐、食品红、鸡蛋清、淀粉拌匀腌好。

(2)将鲜荔枝剥去外壳，去掉核，一切两半，用少许香醋拌一下，待用。

(3)锅置火上，倒入花生油烧至六成热，逐块放入猪腿肉块，待炸至外酥内熟、呈金黄色时捞出。

(4)原锅中留少许油，用料酒、白糖、白醋、精盐、淀粉和适量开水调成料汁烧沸，放入猪腿肉和荔枝肉略烩一下，起锅装盘即可。

【功 效】 适用于产后、病后恢复机体健康。

炸核桃仁猪腰

【原 料】 猪腰子约500克，核桃仁100克，鸡蛋1个，淀粉、葱段、姜片、酱油、精盐、味精、花椒盐、料酒、植物油各适量。

【制 作】

(1)核桃仁在油中炸成金黄色捞起，撒上少许花椒盐。

(2)将腰子里边的臊腺去净，切片，放碗内，加入葱、姜、酱油、味精、料酒、精盐浸5分钟取出，再放进用鸡蛋、淀粉、酱油拌成的糊中浆匀。

(3)待锅内油八成热时，将腰子撒在锅内，炸至腰子卷起捞出。待油再达八成熟时，再炸一下，腰子卷成麦穗形，捞出倒在盘中，周围放上已炸脆的核桃仁。

【功 效】 具有补肾壮阳，温肺润肠的功效。

龟鹿二仙糖

【原　料】 核桃仁100克，饴糖300克，鹿角胶、龟甲胶各50克，香油适量。

【制　作】 将鹿角胶、龟甲胶、饴糖溶化，加入捣碎的核桃仁，搅拌均匀，趁热倒入涂过香油的大瓷盘中，稍冷即用刀切成小方块。

【功　效】 具有强筋壮骨，养脑益智的功效。

核桃仁肉丁

【原　料】 猪肉300克，核桃丁150克，豆瓣酱、葱、花生油、精盐、味精、鸡蛋清、淀粉、醋、香油各适量。

【制　作】

(1)将猪肉洗净，片成厚约1.2厘米的大片，两面打上十字花刀，再顺切成长条状，顶刀改成约1.2厘米见方的丁，放入碗内，加精盐、味精、鸡蛋清、淀粉上浆。

(2)核桃仁放入温水中浸泡一会儿，剥去皮，掰成玉米粒大小的块。碗内加清水、精盐、味精、淀粉、香油调成味汁。

(3)锅中加入花生油，用中火烧至四五成热时，把浆好的肉丁划熟，捞出控油。锅内油继续加温，待油温升至六七成热时，放入核桃仁炸透，捞出控油。

(4)锅内留少许底油，用豆瓣酱、葱爆香，烹入醋，随即倒入肉丁、核桃仁及调好的味汁水，快速翻炒均匀即可。

【功　效】 具有滋肝阴，丰肌肉，通血脉，黑须发的功效。

核桃扣猪肘

【原　料】 猪肘500克，核桃仁、杏仁各100克，蜂蜜、香菇各50克，植物油、酱油、料酒、精盐、葱花、姜片、鸡汤、大茴香、胡椒面

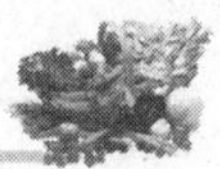

各适量。

【制　作】

(1)将猪肘去骨,洗净,放入开水锅中煮片刻,去血水,捞出,抹上蜂蜜,入油锅中炸成金黄色,捞出后用刀划几道深沟。

(2)核桃仁、杏仁用盐水煮熟,剥去外皮,摆入大碗底部,再放入猪肘。香菇泡软,洗净,码在猪肘子的四周。

(3)炒锅加油烧热,放入葱、姜、大茴香、料酒、鸡汤、精盐、胡椒面、酱油,烧沸后倒入大碗内,将大碗上屉蒸 1 小时即可。

【功　效】 具有润肠胃,生津液,补肾气,解热毒,长肌肉,润皮肤,泽毛发的功效。

核桃花生炖猪蹄

【原　料】 猪蹄 2 个,核桃仁、花生仁各 30 克,葱段、姜片、精盐、味精、香菜段各适量。

【制　作】

(1)猪蹄去毛,放水中浸泡后刮洗干净,剁成 3 厘米大小的方块,入烧沸的水中烫一烫,捞出用温水洗净;核桃仁、花生仁用温水浸泡,洗净。

(2)锅内注入清水,倒入猪蹄,用大火烧沸,撇去浮沫,加葱段、姜片、精盐,改用小火煮约 30 分钟,加入核桃仁、花生仁,用小火煮约 1 小时,待猪蹄、核桃仁、花生仁熟烂,拣出葱段、姜片,加味精调味,撒上香菜段拌匀,盛出装盘即可。

【功　效】 具有润泽肌肤,美容增颜的功效。适用于女性美容。

核桃花生猪皮冻

【原　料】 猪皮 300 克,核桃仁、花生仁各 30 克,芝麻、枸杞子各 20 克,芦荟 10 克,酱油、精盐、味精各适量。

【制　作】

(1)将枸杞子、芦荟放入锅中,加清水适量,煎煮成汤汁,去掉枸杞子、芦荟渣,留汤汁。

(2)将猪皮去毛,放入药汁锅中煮1小时,捞出猪皮,剁成泥状,再放入锅中,加清水适量,下入核桃仁、花生仁、芝麻、酱油、精盐、味精煮烂,离火待冷却后即可。

【功　效】 具有滋润肌肤,增白去皱的功效。适用于肌肤干燥、粗糙起皱及黑素沉着。

核桃双腰

【原　料】 核桃仁25克,猪腰子、羊腰子各2个,补骨脂12克,狗脊(去毛)9克,柚子1个,精盐适量。

【制　作】 将补骨脂、狗脊研末;腰子去臊腺,切片,拌精盐适量;柚子去肉,将药末及腰片装入柚壳内,小火煨熟。

【功　效】 具有补肾强腰,祛风逐寒的功效。适用于增殖性脊椎炎、良性膝关节痛、风湿性关节炎属于肾虚风寒流注,症见腰背或腰膝酸痛、俯仰不得、不耐久坐、遇寒或负荷过重则痛剧、得热则痛减者。

核桃猪心

【原　料】 猪心1个,核桃仁60克。

【制　作】 猪心洗净,切成小块,与核桃仁同煮熟。

【功　效】 具有补肾固精,润肠利尿的功效。

枸杞核桃炖羊肉

【原　料】 核桃仁15克,枸杞子10克,羊肉125克,葱、姜、精盐各适量。

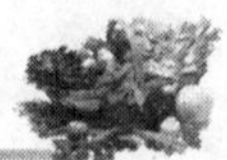

【制　作】 将原料放入炖锅，加水至淹没，用小火炖 2～3 小时即可。

【功　效】 具有补肾益阳，充髓填脑的功效。适用于年老体衰、阳虚畏寒的健忘者。

枸杞炒肉丝

【原　料】 枸杞叶 100 克，猪精肉丝 100 克，笋丝 50 克，精盐、料酒、酱油、白糖各适量。

【制　作】

(1)锅置火上，注油烧热，下入枸杞叶略煸，加入少许水，煸至枸杞叶变青、软，装盘。

(2)锅重置火上，注油烧热，下入肉丝断生，再下入笋丝合煸几下，加入料酒、酱油、白糖、精盐和清汤，见汁浓稠，再推入枸杞叶，加入猪油少许，颠翻几下即可。

【功　效】 具有补肾益阳，滋补强壮的功效。

荸荠炒猪肝

【原　料】 净荸荠片 150 克，猪肝 200 克，葱、姜、蒜、精盐、白糖、味精、料酒、醋、淀粉、香油各适量。

【制　作】

(1)猪肝洗净，切薄片，放碗内加淀粉、精盐、白糖、料酒拌匀。

(2)另取碗，将干淀粉、精盐、料酒、醋调汁。

(3)锅置火上，注油烧热，下入猪肝爆熟，捞出，沥干。

(4)原锅放入葱、姜、蒜煸出香味，随即下入猪肝炒几下，烹入调汁，颠匀即可。

【功　效】 具有滋阴补血，养肝明目，补中益气等功效。适用于老年人及高血压患者。

荸荠炒里脊

【原　料】 荸荠 200 克，猪里脊 150 克，鸡蛋（用蛋清）1 个，葱、精盐、植物油、味精、淀粉各适量。

【制　作】

（1）荸荠洗净，去皮，片成片；里脊肉切片；取碗放入蛋清、精盐、湿淀粉调成糊。

（2）锅置火上，注油烧热，下入挂糊的里脊划散，爆熟捞出。

（3）原锅留油少许油，放入葱煸香，下入荸荠片炒几下，再下入里脊片、精盐、味精，加水烧沸后勾芡，颠几下即可。

【功　效】 具有消食，润燥的功效。适用于高血压、癌症患者。

荸荠炖肉

【原　料】 鲜荸荠 400 克，猪五花肉 200 克，姜、蒜片、精盐、味精、植物油、清汤各适量。

【制　作】

（1）荸荠去皮，洗净，切成 2 厘米见方的块；五花肉刮洗干净，切成粗条。

（2）锅置中火上，入植物油烧至五成热，下姜、蒜炒出香味，投入五花肉条煸炒至断生，加入清汤，下荸荠，用小火慢炖至肉软烂时，调入味精即可。

【功　效】 具有生津消热，祛湿化痰的功效。

栗子红焖羊肉

【原　料】 肥嫩羊肋肉 200 克、栗子 50 克，萝卜、青蒜段、酱油、醋、红糖、淀粉、味精、红腐乳汁、香油各适量。

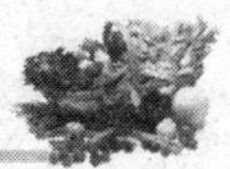

【制　作】

(1)将羊肉切成3厘米见方的块,用开水煮10分钟捞出,洗净控干;将栗子洗净,大火煮2分钟,去壳;将萝卜用刀拍裂待用。

(2)锅坐火上,放入肉块、汤和红腐乳汁、酱油、红糖、萝卜,烧20分钟左右,再加入栗子、醋,移微火焖1小时左右,再移大火上,把萝卜取出。待汤收浓时加味精,用淀粉勾芡,淋香油,撒上青蒜段,翻个,出勺装盘即可。

【功　效】 具有壮元阳,强筋骨的功效。

栗子蒸肉丸

【原　料】 猪瘦肉400克,生栗子200克,精盐、小苏打粉、白糖、味精、淀粉、姜、白胡椒粉、香油、花生油各适量。

【制　作】

(1)将猪瘦肉洗干净,控去水分,剁成蓉,用碗装,加入精盐、小苏打粉,用手顺着一个方向使劲搅拌至起胶质,再加入清水、淀粉、白糖拌匀,捏挤成丸子放入"鱼眼"开水锅中煮熟,捞起待用。

(2)将生栗子每个砍一刀口,放入锅中干炒,炒至栗硬壳爆裂开口,出锅,用手剥去硬壳,撕去内衣,待用。姜刮皮,切细丝待用。

(3)把扣碗洗干净,先将肉丸子放入垫底,再放入栗子,然后加汤,加入精盐、姜丝、味精,上屉大火蒸45分钟,至板栗熟透入味,出屉翻扣入平碟中,沥去汤汁。

(4)汤汁入炒锅中煮沸,勾薄芡,加尾油,浇淋在肉丸、栗子上,撒白胡椒粉,淋香油即可。

【功　效】 具有养胃健脾,滋阴润燥。适用于腰膝酸软不壮。

栗子烧牛肉

【原　料】 牛肉750克,栗子300克,精盐、胡椒、料酒、糖色、姜片、味精、葱段、植物油各适量。

【制　作】

(1)牛肉洗净,入开水锅中汆透,切成长7厘米、宽3厘米的块;栗子用刀切一口,入开水中煮一下,剥去外皮和内衣。

(2)锅置火上,倒入植物油烧至七成热,下板栗炸2分钟,再将牛肉块炸一下捞起,控去油。

(3)锅中留底油,入葱段、姜片,炒出香味,下牛肉、精盐、胡椒、料酒、糖色、清水烧沸,撇去浮沫,改用小火慢炖,待牛肉炖至将熟时,下板栗,烧至肉烂栗酥时收汁,下味精调味即可。

【功　效】 具有补脾胃,强筋,养气血的功效。适用于肾虚之腰膝酸软、腰脚不遂、小便频数及脾胃虚弱所致的厌食、消瘦等。

栗烧猪肉

【原　料】 栗子300克,猪瘦肉650克,生姜、葱、酱油、料酒、鸡汤、精盐、白糖、植物油各适量。

【制　作】

(1)栗子用刀划破皮,下开水中煮一下,剥去外壳和内衣;生姜洗净,切片;葱洗净,切长段;猪肉洗净,切成方块。

(2)锅置火上,放入植物油,烧至七成热时,下栗子炸约3分钟,捞出待用。

(3)锅内留底油,下生姜片、葱段、肉块,炒香,再加鸡汤,用大火烧沸,撇去浮沫,改用小火慢慢煨至肉五成熟时,下栗子、精盐、白糖、酱油,烧至肉烂、栗酥时即可。

【功　效】 具有养胃健脾,滋阴润燥的功效。健康人食用,能增强体质,消除疲劳。更适合肺热躁咳、气管炎患者食用。

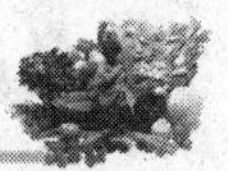

栗子排骨

【原　料】 栗子肉 100 克，猪排骨 250 克，植物油、黄酒、酱油、精盐、味精、葱、淀粉各适量。

【制　作】

(1)猪排骨择洗干净，切成小块，放入盆中，加料酒、酱油、精盐拌匀，稍腌渍。

(2)锅置火上，注油烧热，下入排骨炸透捞出。

(3)锅留底油，下入栗子肉炒几下，再下入排骨，烹入酱油，改小火焖至栗子快酥烂时，放入味精，勾芡，撒上葱段即可。

【功　效】 具有补脾健胃，益肾强筋，滋补强壮的功效。

酱爆栗子肉丁

【原　料】 猪肉 250 克，栗子肉 150 克，面酱、白糖、味精、蛋清、淀粉、植物油各适量。

【制　作】

(1)将猪肉切成丁，栗子肉煮熟，切成块。

(2)肉丁用水淀粉、蛋清上浆，用温油化开。

(3)炒锅打底油，炒面酱，加白糖、精盐，炒成老红色时放肉丁和栗子块，用手勺拌炒颠翻出勺。

【功　效】 具有养胃健脾，滋阴润燥，壮腰强身的功效。常食能增强体质。

栗子豆腐

【原　料】 豆腐 4 块，猪五花肉 100 克，熟栗子肉 150 克，腊猪肉 50 克，冬笋 50 克，淀粉、葱末、酱油、白糖、鲜汤各适量。

【制　作】

(1)豆腐下锅煮去黄浆水，捞出，切成 2 厘米见方块；腊肉洗净，滤干；栗子肉、冬笋均切成 1 厘米见方的丁。

(2)将猪五花肉和腊肉都切成豆腐块大小，放入锅内，加入鲜汤，置火上炖至烂熟时，捞出肉丁(原汤留用)。

(3)炒勺置大火上，放入原汤，下入全部原料烧沸，加酱油、白糖，用湿淀粉勾薄芡，盛入盘中，撒上葱末即可。

【功　效】 具有滋阴清热，补脾养胃，润燥生津的功效。常食可美容助颜，延年益寿。

莲子烩猪肚

【原　料】 猪肚 1 000 克，莲子 100 克，白酒 50 毫升，精盐、葱段、姜、花椒、味精、胡椒粉、淀粉、醋、肉汤各适量。

【制　作】

(1)将猪肚洗净，入开水锅中氽透，撕去内膜，再冲洗干净；葱、生姜洗净，姜拍破，葱切成长段；莲子洗净，浸泡发胀后，去心及膜皮。

(2)锅置火上，加入肉汤，放猪肚、姜块、葱段、花椒、白酒和醋烧沸，撇去泡沫，煮至七成熟时起锅，待冷后切成长条。

(3)将原汤烧沸，下入肚条、莲子、胡椒粉、猪油，烧至莲子熟烂时，加入精盐、味精调味，用淀粉勾芡。装盘时，莲子围在肚条周围。

【功　效】 具有补虚损，益肺胃的功效。适用于小便频数及脾虚腹泻等。

莲子百合炖猪肉

【原　料】 莲子 30 克，百合 30 克，猪瘦肉 250 克，料酒、精盐、味精、葱段、姜片、猪油、肉汤各适量。

【制　作】

(1)将莲子用热水浸泡,去膜皮,去心;将百合去杂,洗净。

(2)将猪肉洗净,下开水锅中,氽去血水,捞出,洗净,切块。

(3)锅中加猪油烧热,放葱、姜煸香,下入肉块煸炒,烹入料酒,注入肉汤,加入精盐、味精、莲子、百合,大火烧沸,撇去浮沫,小火烧至肉熟烂,拣去葱、姜,放入味精即可。

【功　效】 百合具有补脑,清心,抗衰老的功效;莲子具有益气强身功效,配以猪肉组成滋补菜肴。健康人食用能强身健体。同时,适宜肺燥、干咳、神志恍惚、失眠多梦等病症患者食用,有辅助治疗作用。

桑葚炒里脊

【原　料】 鲜桑葚 200 克,猪里脊 300 克,鸡蛋(用蛋清)2 个,姜、蒜、淀粉、精盐、植物油、味精、料酒各适量。

【制　作】 桑葚去柄,洗净;里脊切片,加精盐、蛋清、淀粉调匀;姜、蒜切粒。锅内油热放姜,蒜粒出味,放里脊炒熟变色,下桑葚、味精、精盐、料酒,翻炒 2 次即可。

【功　效】 具有补肝益肾,强壮筋骨,乌发美颜的功效。

五花菱肉

【原　料】 猪五花肉 500 克,菱肉 500 克,附片 5 克,姜 25 克,花椒、大茴香、酱油、精盐各适量。

【制　作】 猪肉洗净,切核桃块;菱肉一切两半。猪肉同附片、姜、花椒、大茴香、酱油、精盐同煮六成熟,加菱肉至烂,汤尽量煒稠即可。

【功　效】 具有滋补强身,益气健脾的功效。

菠萝炖排骨

【原　料】 净菠萝 100 克，猪排骨 400 克，洋葱 25 克，青椒 25 克，鸡蛋 1 个，生姜、白糖、醋、淀粉、面粉、精盐、料酒、植物油、橙红色素各适量。

【制　作】

(1)菠萝切成小块；排骨剁成小块；洋葱、青椒均切成小块；生姜去皮，切成小片。

(2)排骨放盆内，加入白糖、精盐、料酒拌匀，腌渍 30 分钟，加入鸡蛋、淀粉、面粉拌匀。

(3)炒锅上火，下植物油烧至六成热时放入排骨，至色黄成熟时捞出，装盘。

(4)锅留底油，下姜片、青椒、洋葱、菠萝炒香，加入少许清水、醋、白糖、精盐、料酒、橙红色素，用淀粉勾芡，出锅，淋在排骨上即可。

【功　效】 具有补益脾胃，清热除烦，强筋壮骨等功效。

菠萝烩猪肝

【原　料】 猪肝 500 克，菠萝肉 150 克，水发木耳 50 克，糖醋汁、淀粉、葱段、酱油、香油、花生油各适量。

【制　作】

(1)将猪肝和菠萝肉分别切成片；木耳洗净；将猪肝片放入碗中，用酱油、淀粉拌匀，待用。

(2)锅置火上，注入花生油烧至六成热，放入猪肝滑熟，连油倒入漏勺中，控净油。

(3)原锅中留少许油，放入菠萝、木耳、葱段，略炒一下，烹入糖醋汁烧沸，用淀粉勾芡，随即加入猪肝炒匀，淋入香油，起锅装盘即可。

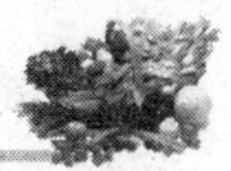

【功　效】 具有防治贫血，抗高血压的功效。

菠萝牛肉

【原　料】 菠萝 250 克，牛肉 200 克，鸡蛋 1 个，芹菜末 25 克，白豆蔻末、丁香、精盐、植物油、柠檬汁、胡椒粉各适量。

【制　作】

(1)鸡蛋打入碗中，放入剁碎的牛肉，再放入淀粉搅拌，做成丸子。

(2)锅置火上，注油少许，入芹菜末、丁香、白豆蔻末、精盐、柠檬汁、胡椒粉及丸子，用小火煮 20 分钟。

(3)取烤盘放入切好的菠萝片，再把丸子放在菠萝片上，放入烤箱中烤 10 分钟取出。

【功　效】 具有开胃益脾，壮筋骨，补虚劳，强气力的功效。

香橙煎猪排

【原　料】 鲜橙子 400 克，猪里脊肉 800 克，鸡蛋 1 个，香醋、酱油、精盐、味精、葱、姜、淀粉、植物油各适量。

【制　作】

(1)将猪里脊肉用清水冲洗一下，切成 6 厘米厚的大片，两边用刀背捶松，放入容器内，用味精、精盐、酱油和拍碎的葱、姜拌入，腌制 30 分钟，再加入淀粉拌匀，放入烧至六成热的植物油锅中，煎至两面金黄时捞出，沥净油，装盘。

(2)将 1 个鲜橙子剥去皮，取橙肉切成大方丁，取 1/2 个鲜橙子皮切成丝。

(3)另一个鲜橙子压汁，放入锅中，下入香醋煮沸，加入橙肉和橙皮丝，再用淀粉勾薄芡，起锅，淋在猪排上即可。

【功　效】 具有滋阴，润燥，开胃的功效。

椰肉牛柳

【原　料】椰子肉100克，牛肉150克，西芹50克，红椒50克，鸡蛋（用蛋清）1个，生姜、精盐、料酒、味精、白糖、淀粉、酱油、食粉、嫩肉粉、蚝油、生抽、花生油、香油、淀粉各适量。

【制　作】

（1）椰子肉切成条形；西芹洗净，切成筷子粗的条；红椒切成条；牛肉切成柳叶片；生姜去皮，切成小柳叶片。

（2）牛肉放盆内，加入精盐、料酒、生抽、花生油、淀粉、鸡蛋清、蚝油、食粉、嫩肉粉和适量清水，搅拌均匀，腌渍2小时；椰子肉放开水锅中焯熟，捞出。

（3）炒锅上火烧热，下油烧至五成热，撒入牛肉滑散滑熟，下椰子肉、西芹，用手勺推动几下，立即倒入漏勺内。

（4）锅留底油，下姜片、红椒炒香，加入少量清水，并加入精盐、白糖、料酒、酱油、味精，用淀粉勾芡，加入香油，倒入牛肉、西芹、椰子肉，颠翻出锅装盘。

【功　效】椰肉具有益气生津的功效，可强壮身体。牛肉含人体必需氨基酸，具有补脾和胃，益气增血，强筋健骨的功效。

花生肉丁

【原　料】猪瘦肉300克，炸花生仁200克，短葱段、蒜泥、胡椒粉、香油、料酒、淀粉、花生油各适量。

【制　作】

（1）猪瘦肉切成6厘米的方丁，用淀粉拌匀。

（2）将胡椒粉、香油、淀粉和芡汤调成芡汁。

（3）中火烧热锅，下花生油烧至四成热，放入肉丁过油至熟，倒入笊篱控去油。

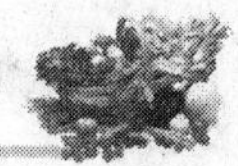

(4)锅端火上,放蒜泥、葱段、肉丁,烹料酒,芡汁勾芡,加入炸花生仁,最后淋香油 10 毫升,炒匀上碟即可。

【功　效】 具有健脑抗衰老的功效。

花生煨骨头

【原　料】 猪脊骨 500 克,花生仁 200 克,姜块、精盐、味精、料酒、白醋、胡椒粉各适量。

【制　作】 将洗净、斩成小块的猪脊骨放进锅中,加入花生仁、姜块、汤水,调入料酒、白醋,上大火烧沸,小火慢慢煨 2 小时,加入精盐、味精,弃去姜块,出锅装入盆中,撒入胡椒粉即可。

【功　效】 具有增强记忆力和补钙的功效。

陈皮牛肉片

【原　料】 牛瘦肉 300 克,陈皮 20 克,白果 24 个,葱 1 棵,红辣椒 2 个,油菜 1～2 棵,酱油、精盐、料酒、淀粉、植物油、蚝油、姜、蒜各适量。

【制　作】

(1)牛瘦肉切成 5 厘米大的薄片,加上酱油 45 毫升,老酒 30 毫升、植物油 60 毫升调味。

(2)用少量温水泡陈皮,软后切碎;白果去壳取出果实,用起沫器搅拌煮沸,除去薄皮;将油菜切成八瓣,洗净。

(3)锅中油烧热,将牛肉蘸上淀粉放入锅内翻炒,再加进碎葱、姜片、蒜及去子切碎的红辣椒、陈皮,最后放入白果进行翻炒,下蚝油、酱油、精盐、料酒调味后盛盘。用油炒好油菜,饰放于盘的周围。

【功　效】 具有健脾胃,强气力,补虚损的功效。

樱桃肉丁

【原　料】　鲜樱桃150克，猪里脊100克，鸡蛋（用蛋清）1个，料酒、精盐、酱油、白糖、味精、湿淀粉各适量。

【制　作】

（1）樱桃去柄，洗净，沥干；猪肉切丁，用蛋清、湿淀粉、料酒、精盐、白糖、味精拌匀上浆。

（2）锅置火上，注油烧热，下入肉丁划散，捞出。

（3）锅留底油，倒入肉丁，加酱油和汤，下入樱桃拌匀，稍焖，颠翻均匀即可。

【功　效】　具有滋养肝肾，益脾养胃的功效。适用于身体虚弱，阴虚水肿患者。

八宝豆

【原　料】　花生仁50克，猪肉丁75克，杏仁5克，鸡蛋（用蛋清）1个，笋、玉兰片、胡萝卜、精盐、料酒、淀粉、花椒、葱末、香油、植物油、味精各适量。

【制　作】

（1）花生仁和杏仁用开水烫一下，去皮，去杏仁味。

（2）笋、玉兰片、胡萝卜洗净，切丁，用开水烫一下，用冷水投凉，捞出，沥干待用。

（3）取碗，放入肉丁，加上蛋清、精盐、淀粉拌匀。

（4）锅置火上，注油烧热，下入挂糊的肉丁，用筷子划开，待熟透捞出，沥干。

（5）锅留底油，放入花椒、葱、姜煸香，投入笋、玉兰片、胡萝卜丁、花生仁、肉丁、杏仁，放入料酒、精盐、味精，淋入香油，出锅装盘，待冷却后即可。

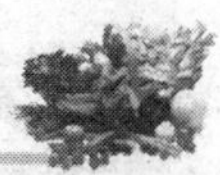

【功　效】 具有健脾和胃，润肺化痰功效。适用于营养不良，脾胃失调。

八珍炖牛肉

【原　料】 牛肉500克，大枣5枚，党参、当归、熟地黄各5克，茯苓、白术各3克，白芍、川芎各4克，精盐、白糖、酱油、料酒、生姜、花椒各适量。

【制　作】 牛肉洗净，切块，放入锅内，加清水、党参、当归、茯苓、白术、川芎、白芍、熟地黄、大枣，大火烧沸，加入酱油、精盐、白糖、料酒、生姜、花椒，小火炖烂即可。

【功　效】 具有开胃益脾，壮筋骨，补虚劳，强气力的功效。适用于气血两虚，面色苍白，心悸怔忡，食欲不振，四肢倦怠，头晕目眩等。健康人食之，则能强壮身体，延缓衰老。

柚皮焖排骨

【原　料】 柚皮1个，猪排骨400克，姜片、酱油、白糖、精盐、植物油、料酒各适量。

【制　作】

(1)将柚皮外的青色部分剥去不要，留中间部分，放入冷水中泡3小时，挤干水分，切块备用。

(2)锅内加油1汤匙，先爆香姜片，随放猪排骨煸炒，加入少许酱油、白糖、精盐、料酒调味，再加适量水，然后将柚皮入锅一起小火焖煮至排骨熟即可盛盘。

【功　效】 具有滋阴补血，润肺止咳，健胃通便的功效。

柚子烧肉

【原　料】 柚子1个，猪瘦肉500克，姜片、白糖、精盐、料酒、酱油、植物油各适量。

【制　作】

(1)将柚子洗净,去外皮及核,只留柚肉;猪肉切片备用。

(2)炒锅内放少许油,先爆香姜片,然后放入猪肉煸炒,加入清水及适量的白糖、精盐、料酒、酱油,用小火焖熟,加入柚子搅拌至匀,即起锅盛盘。

【功　效】 具有润肺止咳,开胃下气,滋阴补血的功效。适用于支气管哮喘,慢性支气管炎,咳嗽痰多等。

枇杷豆腐

【原　料】 枇杷 10 个,豆腐 1 块,猪肉蓉 150 克,鸡蛋 2 个,葱、姜末、精盐、白糖、酒、太白粉各适量。

【制　作】

(1)枇杷去皮、子,用淡盐水泡 5 分钟去涩备用。

(2)将豆腐、猪肉蓉及鸡蛋黄一起拌匀,并加入适量精盐、白糖、酒调味。

(3)纵剖枇杷,将拌好的豆腐绞肉镶入枇杷中间,镶好后放蒸锅中蒸 5 分钟,至肉熟即取出。

(4)将锅内放半碗水,水沸时将鸡蛋打散倒入成蛋花,再放调水的太白粉勾芡,加入葱花,起锅倒在枇杷上即可。

【功　效】 具有止咳润肺,除痰止咳的功效。对感冒咳嗽者有辅助治疗作用。

百果蹄

【原　料】 大猪蹄 4 个,核桃仁、松子仁、火腿各 50 克,水发白果、桂圆肉、大枣、枸杞子各 20 克,味精、精盐、料酒、花椒、酒糟各适量。

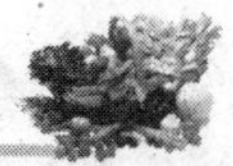

【制　作】

(1)猪蹄去净毛,放锅中加花椒、盐水煮至肉烂,取出去骨,去筋肉,成猪蹄皮。

(2)核桃仁、松子仁、杏仁、白果、枸杞子、桂圆肉、大枣(去核)用清水洗净;火腿切薄片,与从猪蹄上取下的筋肉,用精盐、味精、料酒拌匀,再用猪蹄皮包卷起来,用绳扎紧,上屉蒸 30 分钟。取出放凉,在酒糟汁中浸泡,放冰箱冷藏 24 小时,食用时去绳,切片。

【功　效】 具有美容养颜,滋肤润燥,抗衰老的功效。

蔗芽炒肉

【原　料】 甘蔗嫩芽 300 克,猪里脊肉 150 克,精盐、味精、植物油、料酒、淀粉各适量。

【制　作】

(1)甘蔗芽去皮,切细条;猪里脊肉切丝,挂淀粉糊。

(2)锅放油烧热,将肉丝滑熟,即放甘蔗条、精盐、味精、料酒翻炒 2 次即可出锅。

【功　效】 具有清热生津,润肺去燥,健脾补肾的功效。

(二)禽蛋果膳

五元全鸡

【原　料】 光母鸡 1 只,桂圆、荔枝、大枣、莲子、枸杞子各 15 克,冰糖 30 克,精盐、胡椒粉各适量。

【制　作】 将母鸡洗净,桂圆、荔枝去壳,莲子去皮心,枸杞子、大枣洗净,与整鸡同时放入大钵内,加冰糖、精盐、清水,上屉蒸 2 小时,取出撒上胡椒粉即可。

【功　效】 具有补血养阴,益精明目的功效。

大枣煮鸡肝

【原　料】 鸡肝 250 克，大枣 200 克，大茴香、酱油、料酒、精盐、葱段、姜片。

【制　作】

(1)将大枣洗净，用温水泡软，去核；鸡肝入开水锅中焯一下，沥去血水，捞出，用凉水冲洗干净。

(2)不锈钢锅置于火上，放入清水、鸡肝、大茴香、酱油、料酒、精盐、葱段、姜片，煮炖 30 分钟，炖至肝熟烂即可。

【功　效】 具有补肝养血，明目提神的功效。

无花果三补鸡

【原　料】 鲜无花果 150 克，生鸡块 200 克，枸杞子 5 克，水发银耳 15 克，白糖 100 克，淀粉，高汤各适量。

【制　作】 将无花果开水焯后去皮，切 4 瓣；银耳撕成小块；枸杞子用清水洗净；鸡块用开水焯去血水，控干。锅内放高汤和鸡块、银耳、枸杞子炖透，放白糖、无花果烧开，用淀粉勾稀芡，开锅盛碗即可。

【功　效】 具有补虚，补胃，补阴的功效。

木瓜蒸鸡

【原　料】 净肉鸡 1750 克，木瓜 150 克，口蘑 50 克，酱油、白糖、味精、料酒、鸡油、淀粉、葱、姜、高汤各适量。

【制　作】

(1)将木瓜切成滚刀块；口蘑用开水浸泡，涨发后洗净泥沙；肉鸡剔去骨，剁成块。

(2)将鸡块酱油、白糖、味精、料酒、鸡油、葱、姜、高汤、淀粉拌

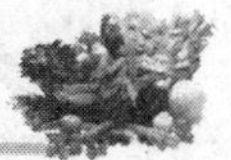

匀，再加入木瓜、口蘑，上屉蒸 40 分钟左右，挑去葱、姜，盛入盘内即可。

【功　效】 具有温化寒湿，下气降浊，补虚损的功效。

桂圆鸽蛋

【原　料】 桂圆肉 15 克，鸽蛋 6 个，冰糖 40 克。

【制　作】 桂圆肉用温水洗净。锅内注入清水 500 毫升，放入桂圆肉，烧沸再煮 20 分钟，下入冰糖，然后把鸽蛋打破后逐个下锅内，待鸽蛋煮好，起锅装盘即可。

【功　效】 具有补肾益气，益智的功效。

桂圆贵妃翅

【原　料】 肉鸡翅膀 24 个，桂圆 250 克，葱、味精、料酒、花生油、白糖、淀粉、红葡萄酒、精盐、酱油、糖色各适量。

【制　作】

(1)将鸡翅膀择毛，洗干净，用精盐、酱油腌好；鲜桂圆去皮、核；葱破开，切段。

(2)将鸡翅下入热油锅内炸至金黄色捞出，锅内留少许油，下入葱煸出香味，放入高汤、红葡萄酒及鸡翅，调好色味，大火将鸡翅烧熟，待熟后脱骨，整齐地码入盘中。

(3)将桂圆用汤烧热，围在鸡翅的周围，将余下的葱用油煸出香味，再把烧鸡翅的汁滤入，用淀粉勾芡，浇在鸡翅上即可。此菜如用砂锅装之，汤汁略增。

【功　效】 具有补益身体，延缓衰老的功效。

桂圆童子鸡

【原　料】 净童子鸡 1 只，干桂圆肉 100 克，料酒，葱、姜、精盐各适量。

【制　作】

(1)将童子鸡剁去爪，把腿别在鸡翅下面，把其团起来，放入开水锅中氽一下，以除去血水，捞出洗净；桂圆肉亦用清水洗净。

(2)把鸡放入汤盆，再加入桂圆、料酒、葱、姜、精盐和清水 500 毫升，上屉蒸 1 小时左右，取出葱、姜即可。

【功　效】 具有增强体质的功效。是祛病强身的滋补佳品。

桂圆蒸鹌鹑

【原　料】 鹌鹑 5 只，桂圆肉 20 克，冬笋 40 克，生姜、葱、料酒、精盐、胡椒粉、味精，高汤各适量。

【制　作】

(1)将鹌鹑宰杀，去净毛桩，剖腹去内脏，剁去脚爪，洗净，入开水中氽去血水；生姜洗净，拍破；葱洗净，切长段；冬笋切成片；桂圆肉用温水洗净。

(2)将光鹌鹑装入钵内，加入生姜、葱段、料酒、精盐、胡椒粉、冬笋片，注入高汤，用湿绵纸封严钵口、上屉大火蒸至鹌鹑肉烂为止。

(3)取出蒸钵，揭去绵纸，拣去葱、姜不用，放入味精调味即可。

【功　效】 具有增加营养，保健防病的功效。更适宜于产妇、老年体弱者食用。

白果鸡丁

【原　料】 无骨嫩鸡肉 500 克，白果 100 克，鸡蛋(用蛋清)2 个，猪油、淀粉、料酒、精盐各适量。

【制　作】

(1)将白果剥皮，入锅中焯 3～5 分钟，以除去膜质内种皮。

(2)将鸡肉切成 1.2 厘米见方肉丁，入蛋清、精盐、淀粉拌合上浆。

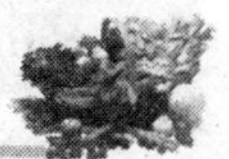

(3)锅热后入猪油至六成热时，下鸡丁划散，入白果炒匀，热后入漏勺。锅加猪油，入葱段煸炒，入料酒、汤、精盐、味精及鸡丁、白果颠翻几下，用淀粉勾薄芡，推匀后淋入香油，再颠翻几下起锅即可。

【功　效】 对虚寒引起的肺气虚弱咳嗽有补益定喘的功效。

白果清炖鸡

【原　料】 雏母鸡 1 只，白果 100 克，冬菇 100 克，冬笋 250 克，火腿 150 克，味精、料酒、胡椒粉、精盐、葱、姜各适量。

【制　作】

(1)将母鸡去毛、内脏，洗净；冬菇用温水浸泡，去蒂，洗净；冬笋切柳叶片；火腿切片；葱切段；姜切片；白果剥去硬皮和内皮。

(2)砂锅放入清水，将母鸡放入，上火烧沸，将血沫撇净，然后放葱、姜、冬菇、冬笋、火腿、白果，用小火炖 3～4 小时，待熟后将葱、姜挑出，加精盐、胡椒粉、味精调好口味即可。

【功　效】 具有顺气平喘，止咳化痰，益补虚弱的功效。

银杏蒸鸭

【原　料】 银杏 200 克，白鸭 1 只，鸡油、熟猪油、料酒、胡椒粉、味精、葱段、姜片、精盐、高汤各适量。

【制　作】

(1)将银杏打破去壳，放入水中煮熟，撕去皮膜，切去两头，剜去心，再放入开水中，焯去苦心，放入熟猪油锅中，炸至微黄捞出。

(2)将鸭宰杀后，热水煺毛，剁去头、脚爪，剖腹去内脏，洗净，用精盐、胡椒粉、料酒将鸭身内外抹匀，放入盆中，加入葱、姜，腌约 1 小时取出。

(3)用刀从鸭脊背处切开，去净全身骨头，放入碗内，齐碗口修圆，修下的鸭肉切成银杏大小的丁，与银杏混匀，铺在鸭脯上，放入高汤，上屉蒸约2小时，至鸭肉熟烂时盛入盘内。

(4)滗出碗内的汤汁，倒入炒勺内烧沸，加精盐、料酒、胡椒粉、味精及少许淀粉勾薄芡，放入鸡油调匀，浇在鸭肉上即可。

【功　效】具有敛肺定喘，利水消肿的功效。也可作为妇女白带异常、男子遗精及小便频数等辅助治疗的菜肴。

香杧鸽柳

【原　料】乳鸽2只，半熟杧果2个，芦笋250克，西红椒100克，鸡蛋(用蛋清)1个，蒜蓉、姜片、葱段、精盐、淀粉、植物油、高汤各适量。

【制　作】

(1)宰杀乳鸽，起出胸肉切条，用精盐、淀粉、蛋清腌约1小时，拉油备用。

(2)杧果去皮、核，切成条状，用稀盐水浸渍片刻备用。

(3)芦笋切短块，拉油后沥干，用高汤煨一下备用。

(4)西红椒切条，用高汤煨一下备用。

(5)起油锅，下蒜蓉、姜片、葱段爆香，再下西红椒、芦笋、鸽肉、杧果炒合，放入精盐，用淀粉勾芡即可。

【功　效】本品是女性瘦身美容和病后康复补益的佳肴。

香杧炒鸡柳

【原　料】鲜杧果2个，鲜鸡肉300克，青、红辣椒条各50克，姜丝、精盐、蒜蓉、植物油各适量。

【制　作】

(1)将杧果去皮、核，切成条；鲜鸡肉洗净，切成条备用。

(2)用开水泡热切好的杧果，捞出，沥干水分待用。

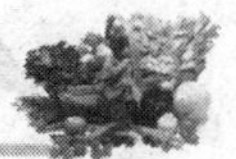

(3)锅置火上，放油烧热，下入姜丝、蒜蓉爆香，加入鸡柳炒熟，再下杧果条、青红辣椒条、精盐炒合好，装盘上桌即可。

【功　效】 具有补虚健脾，益胃生津功效。有利于病体的康复。

草莓鸡片

【原　料】 鸡脯肉 200 克，鲜草莓 100 克，荷兰豆 50 克，水发木耳 50 克，鸡蛋(用蛋清)1 个，蒜、葱白、精盐、味精、淀粉、红葡萄酒、高汤、香油各适量。

【制　作】

(1)把鸡脯肉剥去筋膜，片成长 2.5 厘米、宽 1.5 厘米、厚 0.3 厘米的片；鲜草莓去蒂，洗净，顺切成 0.4 厘米厚的片；荷兰豆择去边筋，洗净，改刀成 2.5 厘米长的菱形段，入开水中焯至断生捞出，沥水；水发木耳摘洗净，用手撕成小块；蒜剥去皮，切成小片；葱白切 1.5 厘米长的马耳形片备用。

(2)鸡片放入盛器内，先放少许精盐、味精抓匀，再磕入鸡蛋清，放入干淀粉，抓匀上浆，入四成热的化猪油锅中，滑散，倒入漏勺沥油。

(3)原锅留底油置火上，投入蒜片、葱片煸黄至出香味时，放入荷兰豆、草莓片略炒，再添入高汤，放入鸡片、木耳，调入精盐、味精、红葡萄酒翻炒，然后勾入淀粉，淋入香油推匀，出锅盛盘即可。

【功　效】 具有健脾补肾，益气养身的功效。适用于食欲不振、消化不良、贫血及动脉硬化等病患者。健康人常食能增强体质，延年益寿。

杏仁鸡

【原　料】 母鸡 1 只，甜杏仁 150 克，料酒、精盐、白糖、胡椒粉、葱姜、鸡高汤各适量。

【制　作】

(1)将鸡去掉头、颈，背脊开膛，去内脏，洗净；葱切段，姜切片；杏仁用开水稍泡，剥去红衣。

(2)把母鸡、杏仁、葱、姜放入大汤钵内，加入鸡高汤、料酒、精盐、白糖、胡椒粉，隔水蒸烂后取出，拣去姜、葱，撇去浮油，调好口味即可。

【功　效】 本品是肿瘤患者的食疗佳品。

杏仁熘鸡丁

【原　料】 鸡脯肉400克，杏仁100克，豆苗250克，蘑菇50克，鸡蛋(用蛋清)1个，精盐、料酒、味精、鸡汤、胡椒粉、淀粉、葱、香油各适量。

【制　作】

(1)将鸡脯肉剔净筋膜，切成1.5厘米见方的丁，用蛋清、精盐、料酒和淀粉拌匀，并淋入香油待用。

(2)杏仁用开水浸泡，撕去皮，用少许精盐腌一下；蘑菇切成同鸡丁一样大小的丁；豆苗择洗干净。

(3)用鸡汤、味精、胡椒粉、淀粉、香油和葱段调成芡汁。

(4)锅置火上，放入猪油烧沸，放入杏仁炸酥捞出。另用锅倒入猪油烧热至五成，放入鸡丁滑散变白，捞出沥净油，再将鸡丁倒入锅中，烹入芡汁，把杏仁炒几下，起锅装入盘中即可。

【功　效】 具有补中益气，润肺止咳功效。本品是慢性支气管炎、肺结核、便秘患者的食疗佳品。

杏仁纸包鸡

【原　料】 杏仁50克，净鸡脯肉300克，鸡蛋(用蛋清)2个，糯米纸24张，精盐、胡椒粉、味精、淀粉、化猪油、植物油各适量。

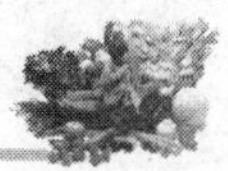

【制　作】

(1)杏仁去皮,放入清水中浸泡约3小时,然后捞出磨成浆;鸡脯肉剔去筋络,捶成细节,纳盆,加入杏仁浆、鸡蛋清、淀粉、胡椒粉、化猪油、精盐和味精,搅上劲,制成略干的鸡糁。

(2)取糯米纸2张重叠,包入杏仁鸡糁呈烧卖形,逐一制完后,放入烧热的植物油中炸至呈金黄色且内熟时起锅装盘即可。

【功　效】 具有补中益气,滋阴润肺的功效。

枣杏焖鸭

【原　料】 嫩鸭1只,大枣10枚,杏仁(去皮)50克,栗子100克,核桃仁50克,芝麻酱、植物油、姜丝、酱油、白糖、料酒、精盐、猪油、淀粉各适量。

【制　作】

(1)将杏仁、核桃仁用开水烫后去皮,沥干水,炸至金黄色,用擀面杖压碎;栗子投入开水锅中煮一下,捞出,剥去外壳和内衣待用;将鸭宰杀后,处理干净,剁成3厘米见方的方块。

(2)炒锅置火上烧热,加入猪油,在大火上烧至六成热,投入鸭块,煸至皮色微黄,随即加料酒、姜丝、白糖、酱油、精盐,翻炒上色,加水、大枣、核桃仁烧沸,用小火焖1小时左右,投进栗子,再焖15分钟,焖至鸭肉熟烂,再在大火上滚浓卤汁,用漏勺捞出鸭块,将鸭块皮朝下摆在碗中、排齐,将栗子、核桃仁盖在鸭块上,然后将鸭块翻扣在大盘子里或汤盆里。

(3)锅内卤汤烧沸,放入芝麻酱,淋上少许淀粉勾薄芡,加入八成热的猪油翻拌,出锅浇在鸭块上面,撒上杏仁末即可。

【功　效】 具有温中益气,补精益髓的功效。适用于胃虚食少、气血津液不足者。

枇杷拌鸡

【原　料】 净嫩鸡 750 克，鲜枇杷 200 克，白糖、料酒、精盐、味精、葱段、姜片、番茄酱、高汤各适量。

【制　作】

(1)将高汤倒入锅中，加入葱段、姜片、料酒、精盐，熬成盐水卤，加入味精，调好口味。

(2)将鸡肉洗净，放入盘中，上屉蒸熟取出，拆去鸡骨，将鸡肉放入盐水卤中浸渍 30 分钟，捞出，切成片。

(3)将枇杷洗净，在开水中烫一下，剥去外皮，挖去核，切成两半，同鸡片一起整齐地排列在盘中。

(4)将番茄酱放入碗中，加入余下的精盐、白糖调匀，浇在鸡肉面上即可。

【功　效】 具有补虚弱，润肠胃的功效。

松香鸽脯肉

【原　料】 鸽脯肉 350 克，松子仁 30 克，酱油、料酒、精盐、白糖、味精、胡椒粉、葱段、姜块、鸡汤、香油、花生油各适量。

【制　作】

(1)将鸽脯肉剔净筋膜，切成 5 厘米的肉块，剞上十字花刀。

(2)锅置火上，倒入花生油烧至七成热，放入鸽肉块炸成金黄色时捞出，沥净油。再将松子仁放入油中，炸好捞出。

(3)原锅中留少许油，上火烧热，用姜块烹锅，加入葱段烧沸，放入炸好的鸽肉块，转小火煨至肉烂时再转大火，加入松子仁，收干汤汁，淋入香油，起锅装盘即可。

【功　效】 具有补中益气，滋阴润燥的功效。

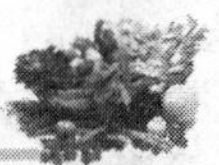

枸杞松仁爆鸡丁

【原　料】 鸡肉250克，枸杞子10克，松子仁20克，核桃仁20克，鸡蛋2个，葱、姜、蒜、精盐、酱油、料酒、胡椒面、白糖、淀粉、鸡汤、花生油各适量。

【制　作】

(1)将鸡肉去骨，剁成丁，放入碗内，加入精盐、料酒、酱油、胡椒面、鸡蛋液、淀粉抓匀，放入少许油。

(2)锅置火上，放入花生油烧至六成热，放入鸡肉滑熟，捞出，控去油。

(3)炒锅置火上，小火把核桃仁、松子仁炒熟；枸杞子入小碗，上锅蒸20分钟。

(4)葱、姜、蒜均切成末，将白糖、料酒、姜末、葱末、蒜末、鸡汤、精盐放入碗内，调成料汁。

(5)锅置火上烧热，倒入料汁，放入鸡丁翻炒，再放入核桃仁、松子仁、枸杞子，翻炒均匀即可。

【功　效】 具有养目提神，健脑生智，养血补气，健脾护肝，降血脂，生发乌发等功效。

松仁鹌鹑

【原　料】 鹌鹑脯肉300克，松子仁50克，葱段、姜片、料酒、精盐、味精、花生油各适量。

【制　作】

(1)鹌鹑肉切块，剞上花刀。炒锅放花生油烧热，下鹌鹑脯肉，炸成金黄色时捞出，松子仁炸熟备用。

(2)炒锅放花生油，下葱段、姜片煸出香味，放调料，烧沸后倒入炸好的鹌鹑脯肉，撇去浮沫，装入盘中即可。

【功　效】 具有补精益智，健脾益胃，强壮身体的功效。食后使人精力充沛，面色红润，气色健美。

松仁鸡米

【原　料】 松子仁 30 克，鸡肉 200 克，青椒、熟火腿各 50 克，鸡蛋（用蛋清）1 个，精盐、味精、葱、姜、蒜泥、料酒、淀粉、高汤。

【制　作】

（1）先将鸡肉用刀背拍松，再切成米粒状；把熟火腿、青椒均切成同一形状；随即把鸡米放入碗内，加精盐、味精、葱姜汁、生粉、蛋清拌匀，浆好。

（2）炒锅上火烧热，倒入生油烧到四成热，投入松子仁炸成金黄色，用漏勺捞出，沥去油，然后倒入鸡米划散，再放入青椒，随即全部倒入漏勺沥油。

（3）原锅留余油，投入蒜泥、葱、姜煸香，烹入料酒，加少许高汤，下精盐、味精，放入鸡米、松子仁、青椒，勾芡翻炒均匀，点明油即可。

【功　效】 具有健脾补肾，养心强身，补虚损，抗衰老的功效。常食能增强体质，益智延年。

苹果鸽蛋

【原　料】 鸽蛋 12 个，苹果 1 个，虾仁 200 克，猪肥膘 100 克，鲜牛奶 200 克，火腿末 15 克，鸡蛋（蛋清）75 克，香菜叶、料酒、精盐、味精、淀粉、鸡汤、熟猪油各适量。

【制　作】

（1）将鸽蛋煮熟后用凉水浸一下，剥去壳，蘸上淀粉；苹果洗净，去皮、核，与虾仁、猪肥膘分别剁细，然后加牛奶、精盐、料酒和蛋清，一起拌匀。

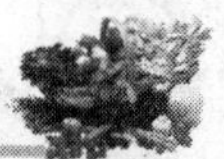

(2)取12个小酒盅,分别抹上熟猪油,在靠近底部的两侧,分别蘸上少许火腿末和一瓣香菜叶,然后放入鸽蛋,再放入剁细的苹果等,抹平口后,上火蒸熟,从酒盅中倒出来。

(3)将鸡汤倒入锅中,加入料酒、精盐、味精,烧沸,起锅倒入大汤碗中,再将蒸熟的鸽蛋朝上放入汤碗中即可。

【功　效】 鸽蛋具有补肾养阴,益气的功效。适用于麻疹、腰膝酸软、头晕、心悸、乏力等。

苹果鸡

【原　料】 苹果5个,雏鸡肉250克,熟火腿、水发口蘑各25克,葱、姜、白糖、精盐、料酒、味精、湿淀粉、葱油各适量。

【制　作】

(1)将鸡肉洗净,剞上花刀,然后再切成小块;火腿切丁;口蘑片成片。把鸡肉、口蘑、火腿、葱、姜、料酒、葱油、料酒、白糖放入碗内拌成馅。

(2)将苹果洗净,去皮,用小刀在梗处开一口,并取下做盖,再从口处挖出核,放入开水稍烫捞出。

(3)把拌好的馅装入苹果内,盖上苹果盖,逐个放入碗中,上屉蒸熟,取出,去汤汁。

(4)锅置火上,注入清汤,加精盐及料酒烧沸,用湿淀粉勾芡,加上味精,淋入葱油,浇在苹果上即可。

【功　效】 具有补心益气,生津开胃的功效。对高血压有辅助治疗作用。

苹果鹌鹑

【原　料】 鹌鹑脯肉200克,苹果150克,橘子8瓣,红樱桃4个,青菜叶、白糖、番茄酱、香醋、精盐、料酒、姜末、蒜片、湿淀粉各适量。

【制　作】

(1)将鹌鹑脯肉切成小方块,置碗内,加精盐、淀粉抓匀;苹果去皮,切成滚刀块。

(2)炒勺置大火上,放花生油烧至八成热,下入鹌鹑肉划散至八成熟,倒出沥油。

(3)炒勺留油烧热,放入姜末、番茄酱煸成鲜红色,加白糖、香醋、料酒、精盐、苹果块及少量清水,烧沸后投入鹌鹑肉颠翻几下,用湿淀粉勾芡,放入蒜片,淋上明油推匀,出勺装盘,以橘瓣、樱桃和青菜叶围边即可。

【功　效】 具有补精益智,健脾益胃,止渴除烦,强壮身体的功效。适用于神疲乏力、腰膝酸软及高血压患者。

苹果咖喱鸡

【原　料】 净仔鸡1只,苹果3个,洋葱末35克,大蒜末10克,生姜末5克,面粉35克,咖喱粉15克,料酒、精盐、胡椒粉、白糖各适量。

【制　作】

(1)将鸡洗净后去头、爪,斩成大块,撒上少许料酒、精盐和胡椒粉,腌渍片刻。然后,将煎锅烧热,放猪油,烧至七成热,投入鸡块,煎至金黄色,沥油。

(2)另用炒锅加猪油烧热,放入洋葱末、大蒜末、生姜末,用小火炒透,放入面粉、咖喱粉,炒成咖喱油面酱,加汤调成咖喱薄汁。

(3)取苹果去皮、核,切成滚刀块,再与煎好的鸡块一起倒进咖喱薄汁里,放少许精盐和白糖,煮沸后,转小火焖20分钟即可。

【功　效】 具有补中益气,开胃健脾的功效。本品是一款特色辣味水果佳肴。

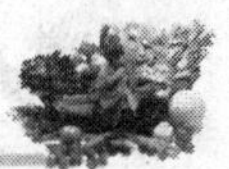

苹桃鸡丁

【原　料】 苹果1个，蜜桃2个，鸡柳200克，葱末、植物油、白糖、精盐、葡萄酒各适量。

【制　作】

(1)将鸡柳切成小块，用少许白糖、精盐、葡萄酒拌腌备用。

(2)将苹果、桃洗净，放盐水中浸泡5分钟，然后切块与鸡柳大小相当。

(3)炒锅放油，油热后爆鸡柳至九成熟时，加入苹果和桃块、葱末，快速拌炒几下即可。

【功　效】 具有消食顺气，通便的功效。

柚子肉炖鸡

【原　料】 雄鸡1只，柚子1～2个，料酒、生姜、葱、味精、精盐各适量。

【制　作】 将鸡宰杀，去毛及内脏，洗净；将去皮柚肉、料酒、生姜、葱填入鸡肚，加水适量，隔水炖熟，加精盐调味，喝汤吃肉。

【功　效】 适用于慢性支气管炎，支气管哮喘。

柠檬鸡

【原　料】 光嫩鸡1只，鲜柠檬1个，蘑菇片10克，青豆10克，蒜蓉、洋葱、姜、白酒、胡椒粉、香油、白糖、鸡油、味精、精盐、淀粉、高汤各适量。

【制　作】

(1)将鸡洗净，抹干水分，白酒、蒜蓉、精盐放入碗中用清水拌匀，抹在鸡身上腌30分钟。

(2)将鸡下锅油炸一下捞出，倒出热油。趁热锅将洋葱、姜煸炒后加入料酒、高汤、味精、香油、柠檬(1/2 个，去净核)及精盐、白糖、胡椒粉和腌鸡水，烧沸后将鸡入锅，加盖炖熟透，捞出去大骨，斩块装盆。

(3)柠檬另 1/2 个去皮、核，切薄片，和蘑菇片、青豆放碗中待用。锅中入原汤，蘑菇片、柠檬片、青豆、鸡油一起入锅，烧沸后以淀粉勾稀芡，浇在鸡上即可。

【功　效】 具有补中益气，开胃健脾的功效。

柠檬乳鸽

【原　料】 肥乳鸽 2 只，鲜柠檬 1 个，料酒、味精、白糖、酱油、花生油、鸡汤各适量。

【制　作】

(1)将乳鸽闷死，用开水烫透，去毛，去内脏，洗净，鸽身腹壁内外用料酒、酱油拌匀，腌一会儿，下热油锅炸约 3 分钟，捞起，沥净油；柠檬去皮、核，切成片。

(2)锅中放乳鸽、柠檬、白糖、酱油、味精、料酒、鸡汤，置火上，大火烧沸，改为小火炖至肉熟烂入味，出锅装盘即可。

【功　效】 具有益智健脑，祛暑生津，止渴滋补的功效。

柠汁焗鹌鹑

【原　料】 鹌鹑 10 只，柠檬 1 个，精盐、味精、白糖、胡椒粉、辣酱油、酱油、料酒、花生油、香油、葱、姜各适量。

【制　作】

(1)将鹌鹑宰杀，去皮、毛、头爪及内脏，洗净后抹酱油、料酒；葱、姜切片，柠檬一切两半。

(2)大火热油将鹌鹑炸至七成熟时捞出控油。

(3)热锅放底油，下葱、姜炝锅，放入鹌鹑，加入料酒、辣酱油、

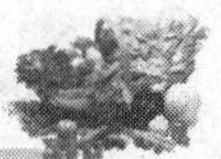

精盐、白糖、胡椒粉及少许清水，加盖用小火焖制，大火收汁，挤入柠檬汁，淋少许香油，将鹌鹑翻动裹匀汤汁，出锅装盘即可。

【功　效】 具有益智健脑，清热解暑，生津止渴的功效。适用于食欲不振，腰膝酸软，神疲乏力。

荔枝鸭片

【原　料】 生鸭脯肉 250 克，荔枝 15 个，胡萝卜 100 克，鸭油 1 000 毫升，鸡蛋(用蛋清)1 个，料酒、精盐、味精、白糖、淀粉、醋、高汤、葱姜油各适量。

【制　作】

(1)将鸭脯肉去皮，片成抹刀片，加鸡蛋清、料酒、精盐、味精、淀粉，抓匀浆好。

(2)荔枝切成两半；胡萝卜洗净，去根，去皮，用小刀雕刻成梅花形，再切成花片。

(3)将料酒、精盐、味精、白糖、醋、高汤、淀粉放入容器内，调成芡汁。

(4)炒勺上火，注入鸭油，烧至七成热，逐片下入浆好的鸭片，炸至外焦里嫩，倒在漏勺中，控去油。再把炒勺上火，注入油烧热，放入葱、姜，加入一半荔枝和调好的芡汁推炒，待汁浓时，下入炸好的鸭片，颠翻几下，盛入盘中，再用另一半荔枝、胡萝卜花片围边即可。

【功　效】 具有生津益血，养阴润燥的功效。

香荔滑鸡球

【原　料】 净鸡肉 300 克，鲜荔枝肉 200 克，水发香菇 25 克，鸡蛋(用蛋清)1 个，葱段、姜片、胡椒粉、香油、植物油、料酒、湿淀粉、高汤各适量。

【制　作】

(1)将鸡肉改成鸡球,盛碗中,先用鸡蛋清、后用湿淀粉拌匀;将高汤、湿淀粉、香油、胡椒粉调成芡汁。

(2)炒锅架火上,放油烧至五成热,放入鸡球拉油至刚熟倒出。锅内放入葱、姜、香菇、荔枝肉、鸡球、料酒,芡汁勾芡,淋香油炒匀。

【功　效】 具有益智健气,生津止渴的功效。适用于贫血体弱者,是病后康复的滋补佳肴。

鲜桃鸡丁

【原　料】 净鸡肉 150 克,鲜白桃(去核)200 克,猪油、精盐、味精、胡椒粉、葱、淀粉各适量。

【制　作】

(1)将净鸡肉切成樱桃丁,鲜白桃去皮后也切成同样大小的丁,葱切段。

(2)在切好的净鸡肉丁上撒上少许精盐,加淀粉调匀。

(3)锅置大火上,用猪油滑锅,倒入上浆的鸡丁爆炒至断生,盛出;锅再放猪油 30 克烧热,放入桃子丁,煸炒约 1 分钟,放入鸡丁翻炒,下入精盐、味精、胡椒粉、葱段,炒匀,用淀粉勾芡,出锅装盘即可。

【功　效】 具有强身壮体,益寿延年的功效。

蜜桃鸡球

【原　料】 鸡脯肉 400 克,鲜蜜桃 200 克,鸡蛋(用蛋清)1 个,料酒、白兰地酒各 15 毫升,花生油 500 毫升,精盐、味精、胡椒粉、淀粉、姜汁、白糖,鸡汤各适量。

【制　作】

(1)将鲜蜜桃剥去毛、皮,切成菱形小块。

(2)鸡脯肉剔净筋膜,切成 1.5 厘米厚的片,在肉面上剞上十

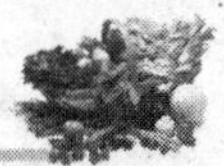

字花刀口，再切成1.5厘米见方的丁，然后用精盐、料酒、白兰地酒、胡椒粉、鸡蛋清、淀粉将鸡丁拌匀，浸渍待用。

(3)锅置火上，放入花生油烧至四成热，放入鸡丁滑散，肉变白即熟呈球形，然后倒入漏勺中，沥净油。

(4)原锅中留少许底油，上火烧热，烹入姜汁、料酒，倒入鸡丁球，加精盐、味精、鸡汤、白兰地酒和白糖，调好口味，最后将蜜桃放入，翻炒均匀，出锅装盘即可。

【功　效】 具有美容瘦身的功效。

核桃仁鸡丁

【原　料】 鸡肉750克，核桃仁90克，鸡蛋3个，料酒、精盐、味精、白糖、胡椒面、鸡汤、香油、淀粉、猪油、葱、姜、蒜各适量。

【制　作】

(1)将鸡肉切成1.5厘米的鸡丁；核桃仁用开水稍泡，剥去皮；姜、葱、蒜均切成指甲片大小；鸡蛋去黄留清。

(2)鸡丁用精盐、料酒、胡椒面、鸡蛋清、淀粉调匀拌好。

(3)将精盐、味精、白糖、胡椒面、鸡汤、香油调成汁。

(4)将去皮的核桃仁用温油炸透。

(5)铁锅烧热后倒入猪油，待猪油五成热时，投入鸡丁滑透，捞出，沥去油。再取铁锅置灶上，放热油，下入葱、姜、蒜稍煸炒，将鸡丁下锅，接着把调好的汁倒入锅内，再放入核桃仁炒匀即可。

【功　效】 具有补元气，壮肾阳，润肠通便的功效。适用于阳痿、早泄。

核桃酥麻雀

【原　料】 核桃仁50克，麻雀12只，鸡蛋2个，熟猪油500克，香油、料酒、酱油、白糖、淀粉、精盐、味精、葱、姜、五香粉各适量。

【制　作】

(1)核桃仁用温水泡发，剥去内皮；葱、姜均切末。

(2)将麻雀宰杀，去毛，剁去头和脚爪，从背部划开，掏去内脏，用清水洗净；鸡蛋、淀粉搅成蛋糊。

(3)锅置火上，放入熟猪油，投入葱、姜煸出香味，放料酒、酱油、白糖、精盐、清水、麻雀，小火煮至八成熟捞出。

(4)麻雀拆骨，保持雀形，雀肉蘸蛋糊，两面镶上核桃仁，入油锅炸脆后捞出。

(5)原锅内留底油，放五香粉炒一下，放入雀肉颠炒两下，淋入香油，即可装盘食用。

【功　效】 具有补肾壮阳的功效。适用于阳痿、早泄。

核桃仁鹌鹑

【原　料】 核桃仁 150 克，鹌鹑 8 只，鸡蛋 2 个，熟猪油 500 克，香油、料酒、酱油、白糖、精盐、葱末、姜末、五香粉各适量。

【制　作】

(1)将核桃仁用温水泡发，剥去内衣。

(2)将鹌鹑宰杀，去毛，剁去头和脚爪，从背部划开，掏去内脏，清水洗净；鸡蛋搅成蛋糊。

(3)锅置火上，放入熟猪油，投入葱、姜末，煸出香味，放入料酒、酱油、白糖、精盐、清水，入鹌鹑，小火煮至八成熟后捞出。

(4)鹌鹑拆骨，保持原形，鹌鹑肉蘸鸡蛋糊，两面镶上核桃仁，入油锅炸脆后捞出。

(5)原锅留底油，放入五香粉、鹌鹑，颠炒至熟，淋入香油，即可装盘食用。

【功　效】 具有补肾壮阳的功效。

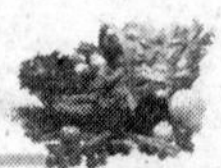

香炸核桃鸡片

【原　料】 鸡脯肉 500 克，核桃仁 200 克，鸡蛋 1 个，芹菜 1 小棵，姜、料酒、淀粉、精盐、花生油各适量。

【制　作】

(1)将鸡肉片切成薄片后放在碗内，加料酒、姜末、精盐和匀，腌渍 1 小时左右。

(2)芹菜带叶切成段，核桃仁切成细块，蛋清打散后放入淀粉搅拌均匀待用。

(3)将鸡蛋清和淀粉和成的浆汁涂抹在鸡肉和核桃仁上，在锅内放入油烧热后，把已涂上浆汁的鸡片、核桃仁放入锅内炸成金黄色后捞出，沥干油，置于盘中，盘边配以芹菜作点缀即可。

【功　效】 具有健脑益智，强骨健体的功效。

桃仁鸡球

【原　料】 鸡脯肉 400 克，鲜核桃仁 100 克，黄瓜 100 克，鸡蛋(用蛋清)1 个，精盐、料酒、白兰地酒、味精、胡椒面、酱油、湿淀粉、葱白、姜、鸡汤、花生油各适量。

【制　作】

(1)将鸡脯肉剔净筋膜，切成 1.5 厘米厚的大片，在肉面上剞上十字花刀口，刀口距 0.3 厘米，深度 0.6～0.7 厘米，然后切成 1.5 厘米见方的丁；鲜核桃仁剥去皮；黄瓜洗净，剖开，去子，切成 1 厘米长的菱形丁；姜去皮，与葱白分别切成末。

(2)鸡丁中放入精盐、料酒、白兰地酒、胡椒面、鸡蛋清、湿淀粉，拌匀浸渍备用。

(3)鸡汤中加入精盐、料酒、酱油、味精、淀粉调成汁。

(4)炒锅烧热，放入花生油烧至四成热时，放入鸡丁划散，待鸡丁发白呈球形时放入黄瓜丁，过油拉一下，倒入漏勺中控净油。

(5)原锅中留少许油，放入葱、姜末炝锅，倒入鸡球、黄瓜丁，烹入调好的汁，投入鲜核桃仁，翻炒均匀，盛入盘中即可。

【功　效】 具有补气养血，滋润皮肤的功效。常食可延年益寿，是女性美容保健佳品。

荸荠鸡片

【原　料】 鸡脯肉 250 克，荸荠 300 克，鸡蛋 1 个，红辣椒 3 个，植物油 500 毫升，高汤、淀粉、姜末、葱段、精盐、味精各适量。

【制　作】

(1)鸡脯肉去皮、筋，切成 4 厘米长、2 厘米宽、0.3 厘米厚的薄片，盛入碗内，放入精盐、蛋清、味精、淀粉等拌匀备用；荸荠洗净，去皮，切成薄片；红辣椒去蒂，切段。

(2)锅置火上，下入油烧至六成热时，放入鸡片，过油滑散，刚熟捞出待用。

(3)原锅留底油，放入辣椒段、葱段、葱末，煸出香味，下荸荠片、鸡片、精盐、味精和高汤，翻炒均匀，用淀粉勾薄芡，起锅装盘即可。

【功　效】 具有补中益气，清热润燥的功效。适用于高血压和体虚者。

醋熘鸡丁

【原　料】 鸡脯肉 400 克，荸荠 100 克，青笋 100 克，鸡蛋(用蛋清)1 个，花生油 500 毫升，精盐、味精、料酒、酱油、米醋、白糖、淀粉、葱白、鲜姜、大蒜、香油、鸡汤各适量。

【制　作】

(1)将鸡脯肉剔净筋膜，片成 1 厘米厚的大片，在肉面上剞上十字花刀，刀口距 2 厘米，深度 0.5 厘米，然后切成 1.5 厘米见方

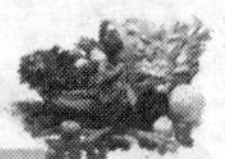

的丁;青笋削去皮和筋,与清水荸荠分别切成滚刀块;葱白一剖两片,一半切成约5厘米长的节,一半切成末;鲜姜去皮,一半切成0.6厘米见方的小片,一半切成末;大蒜切片。

(2)鸡丁用精盐、料酒、鸡蛋清、湿淀粉拌匀,浸渍备用;鸡汤用料酒、酱油、米醋、白糖、味精、淀粉、蒜片、葱末、姜末调成汁。

(3)炒锅烧热,放入花生油烧至四成热,放入鸡丁划透,再放入青笋、清水荸荠,用油拉一下,倒入漏勺中沥净油。再入锅,加入调味芡汁即可。

【功　效】 具有开胃,除烦生津,清热解毒的功效。适用于高血压、便秘患者。

软熘鸭心

【原　料】 鸭心400克,荸荠150克,青柿椒100克,鸡蛋2个,葱、姜、蒜、精盐、味精、白糖、酱油、料酒、醋、猪油、胡椒面、香油、泡红椒、淀粉、鸡汤各适量。

【制　作】

(1)将鸭心切掉心头的筋络,一剖两面三刀半,在每块里层剞上十字交错花刀;荸荠去皮(用罐头亦可),用刀轻轻拍成块;青椒去子,洗净,切成鸭心形的小丁;泡红椒切丁,葱、姜、蒜切末。

(2)鸭心加入精盐、鸡蛋清、淀粉拌匀浆好。

(3)用料酒、酱油、白糖、胡椒面、味精、鸡汤、水淀粉调成汁。

(4)锅烧热,注入猪油,待油烧至六成热时,把鸭心投入划散划透,倒入漏勺。

(5)另锅烧少许油,下入青椒、荸荠、泡红椒,略炒几下,下葱、姜、蒜炒匀,倒入鸭心,接着把调好的汁搅匀倾入锅内,用手勺推动翻炒均匀,淋入醋、香油,盛入盘内即可。

【功　效】 具有补中益气,清热生津的功效。常食可强壮身体。

栗杏炖鸡

【原　料】 栗子200克，公鸡1只，大枣5个，核桃仁20克，杏仁12克，姜、葱、料酒、精盐、酱油、味精、白糖、猪油各适量。

【制　作】

(1)杏仁、核桃仁放在碗内，用开水浸泡，撕去皮，捞出沥干水，放入温油锅内炸至金黄色，捞出，待冷后将杏仁研成末。

(2)栗子切成两瓣，放入开水中煮至壳与衣可剥掉捞出，剥去衣、壳待用。

(3)鸡宰杀后去毛、内脏，洗净，斩成3厘米见方的块；姜切丝、葱切段。

(4)锅中加入猪油烧至六成热，放入鸡块煸炒，加入料酒、姜丝、葱段、精盐、白糖、酱油，煸炒至上色后，再加适量水、核桃仁、大枣烧沸，移至小火上加盖炖1小时左右，加入栗子再焖至鸡肉熟烂。

(5)将锅中栗子捞出放在盆中，再把鸡肉捞出放在栗子上面，将汤调好味浇在鸡肉上，撒上杏仁末即可。

【功　效】 适用于各类病愈后的康复滋补。

栗子莲子炒鸡丁

【原　料】 嫩鸡肉250克，鲜栗子肉100克，莲子、核桃仁各50克，花生油，料酒、精盐、酱油、白糖、醋、葱末、味精、香油、淀粉各适量。

【制　作】

(1)将鸡肉切成小方丁，盛入碗内，加精盐，用淀粉上浆；栗子切成小丁；莲子洗净，泡软，煮熟；核桃仁切成小丁；将料酒、酱油、白糖、醋、味精和淀粉调成芡汁备用。

(2)炒锅置于火上，倒入花生油烧至五成热时下鸡丁，用筷子

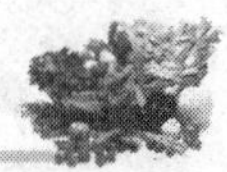

搅散，稍炸即倒入漏勺中沥干油。

(3)锅内留油少许，投入葱末，煸炒出香味，将鸡丁、栗子、莲子、核桃仁倒入，并立即将调好的芡汁加水调匀，倒入锅内，拌炒几下，使鸡丁、栗子、莲子均匀地蘸上芡汁，淋上香油，出锅装盘即可。

【功　效】 具有补中益气，壮阳补肾的功效。本品是一款扶正祛邪的食疗佳肴。

栗子蒸鸡

【原　料】 鸡1只，栗子肉200克，姜、味精、精盐、料酒各适量。

【制　作】

(1)将鸡宰杀，去毛及内脏，洗净，放盘中。

(2)栗子肉一切四瓣，放在鸡的四周和背上，再撒上精盐、味精、料酒，放上姜，上屉蒸1小时即可。

【功　效】 鸡肉性味甘温，温中益气，补精填髓，补虚劳羸瘦，与栗子合食，是一道补肾强筋，养骨健脾的滋补果膳。

红烧栗子麻雀

【原　料】 麻雀12只，去皮栗子250克，白糖、淀粉、酱油、料酒、味精、蒜瓣、高汤、熟猪油各适量。

【制　作】

(1)将麻雀羽毛拔净，剁掉头和脚，从背部剖开掏出内脏，用七成热水洗净后晾干。

(2)炒锅置大火上，倒入猪油烧至八成热，雀肉和栗子一并下锅约炸半分钟，五成熟时起锅将油滗去。炒锅回放大火上，过油雀肉和栗子加蒜瓣、料酒、白糖酱油迅速翻炒5分钟，再倒入高汤，待烧沸时改用微火焖30分钟，起锅先将汤汁滗下，然后扣入汤盘。

(3)炒锅用中火烧热,倒入汤汁煮沸,加入味精,用湿淀粉调稀勾芡,淋于雀肉和栗子上即可。

【功　效】 具有壮阳益精,补气暖腰的功效。常食可强身健体。

栗子烧鸭块

【原　料】 鸭子(重约 1 750 克)1 只,栗子 200 克,白糖、料酒、精盐、鸡油、淀粉各适量,鸡汤 1 250 毫升。

【制　作】

(1)将鸭子从背部劈开,去大骨,洗净,切成长 2.5 厘米、宽 1.5 厘米的块,用水氽一下,洗净血沫。

(2)将鸭块放在锅内,加入鸡汤、白糖、精盐、料酒,用大火煮沸后,放小火焖 1.5 小时,将去皮栗子倒入,继续焖 30 分钟。

(3)锅内放竹箅子,将焖好的鸭块及栗子倒入,用小火收汁。

(4)将焖好的鸭块放在圆盘里,栗子围边,用原汤加淀粉勾成芡汁,淋以鸡油,浇在鸭块和栗子上即可。

【功　效】 具有增强抗病能力,祛病健身的功效。尤适宜于老年人食用。

栗子烧鸡块

【原　料】 净公鸡 500 克,栗子 200 克,鸡蛋 1 个,葱、姜、白糖、味精、料酒、精盐、糖色,植物油、高汤、酱油、淀粉各适量。

【制　作】

(1)将公鸡洗净,连骨剁成小核桃块形状,用鸡蛋、淀粉加糖色少许搅成糊,将鸡块拌匀。

(2)用刀在栗子上切十字形,用开水煮一下,捞出放凉水中,剥掉外皮,放油锅内炸黄;鸡块也放油锅内炸成红色。

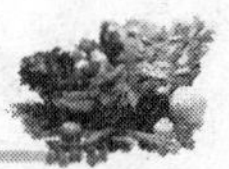

(3)取砂锅将炸好的鸡块放入,加鲜汤,下入葱、姜、精盐、料酒调味炖制,七成烂时下入栗子再炖,待鸡肉软烂汁浓时即可。

【功　效】 具有温中益气,补精填髓,补虚劳羸瘦,补肾强筋,养骨健脾的功效。

菱角焖鸡

【原　料】 菱角250克,净鸡肉500克,精盐、料酒、酱油、白糖、熟猪油各适量。

【制　作】

(1)菱角去壳,大者切成2块;鸡肉斩成小方块,放入开水中,略烫一下取出。

(2)锅置火上,放入熟猪油烧热,下鸡块煸炒,加入料酒、酱油、精盐、白糖及适量清水烧沸,然后改成小火,焖至五成熟后再加入菱角,焖至熟烂即可。

【功　效】 具有补脾健胃,提高免疫力,抗肿瘤的功效。

菠萝鸡丁

【原　料】 菠萝300克,鸡脯肉100克,鸡蛋1个,精盐、料酒、植物油、淀粉、味精、鸡汤各适量。

【制　作】

(1)将菠萝去掉外部老皮,用淡盐水略腌渍一下,洗净,切成1.5厘米见方的小方丁。

(2)鸡脯肉切成1厘米的菱形丁,放入精盐、料酒、鸡蛋和淀粉,上浆抓匀。

(3)将精盐、味精、料酒、淀粉和鸡汤放入碗中,调成汁。

(4)炒锅上火,放入植物油烧热,放入鸡丁煸炒至八成熟时,放入菠萝,翻炒均匀,烹入调好的汁,待汁挂均匀后,即可装盘。

【功　效】 具有清热除烦，帮助消化，利尿，温中益气的功效。适用于体弱、高脂血症等。

菠萝凉拌鸭

【原　料】 烧鸭肉400克，菠萝150克，青椒500克，葱白、蒜蓉、植物油、芥末酱、麻酱、精盐、植物油、味精、淀粉、香菜、糖醋各适量。

【制　作】

(1)将烧鸭肉、菠萝、青椒均切成片下，开水锅氽熟，捞起。

(2)烧热锅放入植物油，投入蒜蓉略炒一下，加入糖醋、麻酱、味精、芥末酱调和。待烧沸后用水淀粉勾薄芡，推匀盛起，待冷却后加入葱白、菠萝、烧鸭片、青椒片拌匀，排放在盘中，香菜放在面上即可。

【功　效】 具有滋阴养胃，利尿消肿的功效。对肾炎水肿的患者有辅助治疗作用。

炒菠萝鸭片

【原　料】 鸭前腿肉(去骨)400克，去皮鲜菠萝150克，鸭蛋(用蛋清)、嫩姜芽、葱段、料酒、白糖、淀粉、白酱油、胡椒粉、味精、精盐、高汤、熟猪油各适量。

【制　作】

(1)将鸭腿肉切成薄片，加料酒、白糖、味精、精盐、鸭蛋清、胡椒粉、淀粉浆好，腌10分钟。

(2)鲜菠萝切成块，再切成0.3厘米厚的片；嫩姜芽去皮，切成薄片；将酱油、料酒、高汤、白糖、味精、淀粉和成芡汁待用。

(3)炒锅置大火上，倒入猪油烧至三成热，腌好的鸭片下锅拨散炸匀，至八成熟时起锅将猪油滗去。炒锅移在中火上，先将锅内

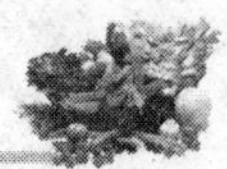

过油鸭片略炒几下，再放入菠萝片、姜片、葱段，快炒1分钟，然后倒入调好的芡汁煮沸勾芡，起锅装盘即可。

【功　效】 具有清热除烦，滋阴养胃的功效。

菠萝鸡丝

【原　料】 净菠萝1/2个，鸡脯肉250克，姜、青椒、红椒、葱、芝麻、精盐、味精、白糖、醋、淀粉、植物油、香油、胡椒粉、蛋清各适量。

【制　作】

(1)菠萝去皮，切条，用淡盐水浸泡一会儿；鸡脯肉切丝，用湿淀粉、蛋清拌匀；姜、青椒、红椒、葱均切丝。

(2)锅置火上，注油烧热，下入鸡丝滑熟，捞出，沥油。

(3)锅置火上，注油烧热，下入姜、青椒、红椒、葱炒香，放入菠萝条、鸡丝，加精盐、白糖、醋、胡椒粉、汤，烧沸勾芡，再撒上芝麻，淋入香油即可。

【功　效】 具有清热除烦，帮助消化，温中益气的功效。本品是高血脂患者的食疗佳品。

香橙枸杞龙凤米

【原　料】 橙子12个，水发枸杞子30克，鸡脯肉300克，净鱼肉300克，精盐、味精、料酒、蛋清、淀粉、香菜、植物油各适量。

【制　作】

(1)在橙子高度的1/5处用“U”形刀沿圆周雕刻成锯齿形，取下上盖，挖空橙子里面的肉(另作他用)。

(2)将鱼肉、鸡肉分别切成米粒状，放入容器内，用精盐、味精、蛋清、淀粉拌匀上浆；将精盐、料酒、味精、高汤、淀粉放入另一碗内，调成芡汁。

(3)锅置火上,注入植物油烧至三四成热,下入鸡米、鱼米,滑散滑熟,倒入漏勺沥油。锅留余油,回火上,下入葱、姜,炸香捞出,放入鸡米、鱼米、枸杞子炒匀,下入调好的芡汁,颠翻推匀,出锅,分别装入橙子中,盖上盖,上笼蒸 2 分钟,取出装盘,用香菜围边即可。

【功　效】 具有补益精气,开胃补虚的功效。对女性有美肤润燥,瘦身减肥的作用。

香橙炖鸭翅

【原　料】 鸭翅 500 克,鲜橙 3～4 个,姜片,酱油,白糖、精盐、味精、花生油、蒜末、葱段,淀粉各适量。

【制　作】

(1)鸭翅洗净,每只斩成 3～4 块;鲜橙每个剖 4～6 瓣。

(2)锅置火上,放入油烧热,放入蒜末、葱段、姜片爆香,加入鸭翅同炒片刻,注入清水,放入酱油、白糖、精盐、味精、鲜橙块,加盖用小火炖熟,炖到用筷子能戳穿鸭翅时,用淀粉勾薄芡即可。

【功　效】 具有滋阴补虚,宽胸理气的功效。

橙子鸡块

【原　料】 橙子汁 100 毫升,鸡块 500 克,橙子瓣 75 克,面粉、精盐、姜末、黄油各适量。

【制　作】

(1)在煎盘里将黄油加热至起泡,放入鸡块煎至变色取出,放入平盘中。

(2)煎盘余油放入面粉、精盐、姜末、橙汁边烧边拌,等汁稠浓后放入煎好的鸡块,烧沸后用小火将鸡肉烧嫩,再撒上橙子瓣即可。

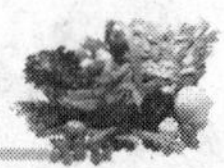

【功　效】 具有益气补虚，强身健体，开胃健脾的功效。对高血压、高脂血症者有辅助治疗作用。

鸭梨鸡片

【原　料】 鸡脯肉400克，鸭梨200克，黄瓜75克，鸡蛋(用蛋清)1个，料酒、白兰地酒，精盐、味精、胡椒粉、淀粉、姜汁、植物油各适量。

【制　作】

(1)将鸡脯肉剔净筋膜，片成3.6厘米长、0.9厘米宽、0.15厘米厚的片，然后用精盐、料酒、白兰地酒、鸡蛋清、淀粉、胡椒粉拌匀，腌渍待用。

(2)鸭梨洗净，去皮，切成两半，挖去梨核，切成月牙片，放入清水中浸泡；黄瓜洗净，斜刀切成0.9厘米宽的段，再将黄瓜竖顶刀切成菱形片。

(3)取锅上火，倒入植物油烧至四成热，放入腌好的鸡片，炸至鸡片变白时即捞出，沥净油。

(4)原锅中留少许油，烹入姜汁、料酒，放入鸡片，加入味精、精盐，调好口味，再将鸭梨片、黄瓜放入，随即翻炒均匀，起锅装盘即可。

【功　效】 具有清虚热，补虚劳的功效。本品为病后恢复身体健康的滋补佳肴。

凉拌鸡梨丝

【原　料】 雪花梨300克，鸡脯肉100克，香菜20克，植物油，香油、精盐、味精、米醋、大蒜、酱油各适量。

【制　作】

(1)将鸡脯肉洗净，先切成薄片，再改刀切成细丝；大蒜拍碎成末;香菜切成 3 厘米长的段。

(2)锅置火上,放入植物油烧热,放入鸡丝煸炒,加入酱油,炒出味时倒出放凉。

(3)雪花梨洗净,去皮,切成细丝,码放在盘中,把鸡丝码放在梨丝上面。

(4)把香菜段放在鸡丝的一边,大蒜末放在鸡丝的另一边。

(5)把米醋、味精、香油、精盐放在碗内,调好汁,浇入盘内即可。

【功　效】 具有清热润燥的功效。本品是一道女性美容润肤瘦身美食。

猕猴桃鸭卷

【原　料】 猕猴桃 3 个,熟鸭肉 100 克,鸡蛋 4 个,面粉 200 克,牛奶 100 克,白糖、料酒、花生油各适量。

【制　作】

(1)将猕猴桃去皮,切丁;鸭肉切丁,拌成馅。

(2)将鸡蛋、面粉、牛奶、拌成面糊,加白糖适量。

(3)平底锅烧热,加点花生油,面糊分 6 次倒入,做成 6 个薄饼。

(4)薄饼包入桃肉馅,放六成热油中炸至变色,装盘时切开摆花样。

【功　效】 具有清热生津,防癌抗癌的功效。本品是一道水果和肉类结合的食疗保健美食。

猕猴桃鸡柳

【原　料】 鸡脯肉 400 克,鲜猕猴桃 2 个,鸡蛋(用蛋清)2 个,白糖、精盐、味精、胡椒粉、料酒、淀粉、香油各适量。

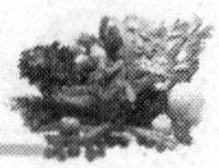

【制　作】

(1)将鸡脯肉剔净筋膜，切成1.5毫米厚的柳叶片，用适量精盐、胡椒粉、味精、料酒拌匀，腌一下待用。

(2)用鸡蛋清和淀粉调匀成糊待用。

(3)锅置火上，倒入香油烧至六成热，将鸡柳挂匀蛋糊，下入油锅中，炸至外酥内嫩时捞出，沥净油，装入盘中待用。

(4)将猕猴桃洗净，去皮，1个切成与鸡柳相似的条状，1个挤汁。

(5)另取锅上火，倒入香油烧热，放入白糖熬化，倒入猕猴桃汁和猕猴桃柳，迅速颠翻，勾入淀粉薄芡，起锅浇在盘中的鸡柳上面即可。

【功　效】 具有补中益气，清热生津的功效。本品是防癌和抗癌的食疗佳品。

椰子鸡球

【原　料】 椰子1个，鸡脯肉100克，莲子仁25克，白果仁10克，鲜牛奶、精盐、姜、料酒、植物油、鸡汤、藕粉各适量。

【制　作】

(1)鸡脯肉剁碎，调以藕粉、精盐，搓成小圆球；莲子仁、白果仁洗净，下油锅炒至半熟；鸡汤加精盐、姜片、料酒煮汤1碗。

(2)将椰子顶部剖开，挖去肚中瓤，把鸡球、莲子、白果、鸡汤、牛奶放入，仍以顶片盖上，放砂锅内，置锅中隔水炖至鸡球熟烂即可。

【功　效】 具有补中益气的功效。对女性有美肤增颜，健美瘦身的作用。

椰子炖乳鸽

【原　料】 乳鸽(大)2只、椰子(大)1个，高汤、姜、料酒各适量。

【制 作】 选肥大之乳鸽，收拾干净，入开水中烫片刻，取出隔水。椰子去盖，倒出椰汁，取出椰肉备用。乳鸽入炖盅，加姜片，入椰汁及椰肉，洒入料酒，入开水或上汤，盖盅盖，隔水炖3小时左右，取出调味即可。

【功 效】 具有滋肾益气，补虚弱的功效。

椰子水晶鸡

【原 料】 鸡肉(净)600克，大椰子1个，熟火腿100克，鸡蛋(用蛋清)2个，味精、精盐、淀粉、高汤各适量。

【制 作】

(1)火腿切片；鸡肉洗净，切成方块，加蛋清、精盐、淀粉拌匀，下开水锅氽一下，捞起待用。

(2)椰子用刀削去外皮，由距顶3厘米处锯开顶盖，将鸡块、火腿、高汤、味精、精盐放入椰子肉，盖好盖(椰子下用碗托着)上屉蒸2小时左右，上席即可。

【功 效】 具有补肝肾，健脾胃，益气生津的功效。

橘汁鸡

【原 料】 净鸡1250克，浓缩橘汁200克，荸荠200克，洋葱头1个，胡萝卜2根，芹菜2棵，精盐、胡椒、红辣椒粉、红糖、姜末、土豆泥各适量。

【制 作】

(1)净鸡切成5块，撒上精盐、胡椒、红辣椒粉；洋葱洗净，切丁；胡萝卜洗净，切片；芹菜择洗干净，切段。

(2)锅底码放荸荠和洋葱丁、胡萝卜片、芹菜段，上面放鸡块。

(3)把红糖、姜末及橘汁拌匀，淋到鸡块上，盖锅盖，用大火烧沸，改微火焖烧约1小时，焖至肉熟透，起锅上桌时配上土豆泥或

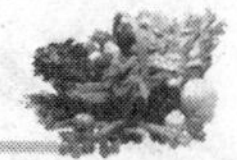

炸土豆片同食。

【功 效】 具有降血压，抗癌，提高抗病能力，强健身体的功效。

橘汁炖鸭

【原 料】 鸭子(2 500 克)1 只，橘子罐头 1/2 桶，鸡汤、精盐、料酒、白糖、鸡油、淀粉各适量。

【制 作】

(1)将鸭子宰杀，去毛及肠脏，从背部劈开，洗净。

(2)将鸭子放在盆内，加入精盐、料酒、白糖腌 10 分钟，上屉蒸 1.5 小时捞出，放在底部有竹箅的锅中，将鸭脯向下，加入原汤橘汁、各种调料及鸡汤，上火㸆 25 分钟。

(3)将鸭子连竹箅一起捞出，鸭脯向上翻扣在盘内。原汤加鸡油、淀粉勾芡汁，浇在鸭子上，然后用橘子围边即可。

【功 效】 具有滋补肾阳，清热解毒，和中开胃的功效。

蜜橘鸡粒

【原 料】 橘子 6 个，鸡脯肉 100 克，白萝卜雕刻的仙鹤 1 只，西芹叶、精盐、味精、鸡蛋(用蛋清)、植物油、料酒、淀粉、淀粉各适量。

【制 作】

(1)将 5 个橘子用刀各切成两半，放入盘内，另一个橘子去皮，取净肉，切成粒；鸡脯肉切成粒，用精盐、味精、料酒、淀粉上浆。

(2)将精盐、味精、料酒、淀粉放入碗内，调成芡汁。

(3)锅置火上，注入植物油烧至三四成热，下入鸡粒滑散，捞出沥油。锅回火上，下鸡米、橘米、稀芡，推匀出锅，分别装在橘子剖面上。

(4)橘子、鸡米放在圆盘四周,中心放仙鹤,用西芹叶子点缀。

【功 效】 具有补中益气,开胃健脾的功效。常食有提高免疫力,强身壮体的功效。

陈皮鸡

【原 料】 鸡(净重240克左右)1只,陈皮末15克,花生油500毫升,干红辣椒、葱、姜、料酒、精盐、酱油、白糖、醋、味精各适量。

【制 作】

(1)将鸡去毛,去内脏及头爪,连骨带肉剁成四分见方的鸡块,加入葱、姜、料酒、精盐、酱油,拌匀,浸渍15分钟左右。

(2)将铁锅置大火上,入花生油烧到八成热时,倒入浸渍好的鸡块、葱、姜,炸至金黄色倒出。

(3)再将铁锅放在大火上,倒入花生油,把干红辣椒、花椒、陈皮末、鸡块等放入锅中煸炒,当干红辣椒呈黄褐色时,将料酒、酱油及白糖调在一起烹入锅内,随后下入鸡高汤,移到小火上将汤烧干。

(4)把醋和味精放入锅内,翻转几下出锅即可。

【功 效】 具有补中益气,健胃理气,补养强身的功效。

枸杞鸡米

【原 料】 鸡脯肉200克,枸杞子20克,鸡蛋(用蛋清)1个,淀粉、精盐、植物油、番茄酱各适量。

【制 作】 将鸡脯肉切成米粒大小,加入番茄酱和蛋清上浆;将枸杞子泡软;锅置火上,注油烧热,下入浆好的鸡米划开,捞出沥油。然后将泡软的枸杞子倒入锅中,勾芡,加划好的鸡米,颠翻即可。

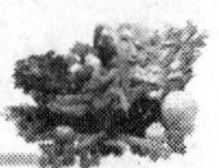

【功　效】 具有补中益气，滋肾润肺，明目的功效。

花生鸡丁

【原　料】 鸡脯肉 150 克，花生仁 50 克，辣椒油、植物油、精盐各适量。

【制　作】

(1)鸡脯肉切丁；花生仁用温水泡一下，去皮。

(2)锅置火上，注油烧热，下入鸡丁爆炒，待鸡丁熟时，捞出，沥去油，装入盘中。

(3)另锅置火上，注入辣椒油，下入剥好的花生仁爆炒，加精盐至辣味扑鼻之时，倒在鸡丁上即可。

【功　效】 具有补中益气，润肺和胃的功效。

宫保鸭丁

【原　料】 净鸭肉 200 克，炸花生仁 50 克，淀粉、香油、酱油、植物油、精盐、豆瓣酱、鸡蛋(用蛋清)、白糖、葱末、姜末、料酒、味精各适量。

【制　作】

(1)将鸭肉洗净，切成丁，放入碗中，加入水淀粉、精盐、蛋清，搅拌均匀。

(2)锅置火上，注油烧热，下入鸭丁煸炒，视鸭丁熟时捞出。

(3)锅留底油，下葱、姜末炝锅，炸豆瓣酱至酱变色，烹料酒、酱油，下汤，倒入鸭丁、炸花生仁，放入白糖、味精，勾芡，淋香油即可。

【功　效】 具有润肺和胃，滋阴生津的功效。

莲子鸡丁

【原　料】 鸡脯肉 250 克，鲜莲子 200 克，水发香菇 10 克，火腿10克，水发玉兰片10克，鸡蛋(用蛋清)1个，清汤、熟猪油、味精、料酒、淀粉、鸡油、精盐各适量。

【制　作】

(1)将鸡脯肉去筋，剞花刀切丁，用蛋清和淀粉浆好；把香菇、玉兰片、火腿切成小菱形块；将鲜莲子用开水焯一下，凉后去皮，去心，再用开水焯一下，滗去水分待用。

(2)将鸡丁用热猪油划至七成熟，滗去油，再放入水发香菇、火腿、水发玉兰片、味精、料酒、精盐，勾淀粉芡，淋上鸡油，出勺时加入鲜莲子，翻炒两下即可。

【功　效】 具有防病强身，健脾悦胃，养心安神，益五脏的功效。适用于食欲不振、失眠健忘、心烦不安、老年体弱者。

葡萄酒乳鸽

【原　料】 肥嫩光乳鸽4只，葡萄酒200毫升，苹果1个，高汤，熟猪油，香油、精盐、白糖、味精、料酒、胡椒粉、葱、姜、蒜头、洋葱各适量。

【制　作】

(1)将光乳鸽剖开脊背，挖去内脏，洗净，斩去脚爪，下开水锅氽一下捞出，放入砂锅内(下用竹垫垫底)；蒜、洋葱、姜洗净，用刀拍碎；苹果去皮，切成块。

(2)将炒锅烧热，加猪油，将蒜、洋葱、葱、姜下锅煸至淡黄色后，烹料酒加高汤烧片刻后，捞出姜、葱、洋葱、蒜，再加精盐、白糖、味精、胡椒粉搅和。再将高汤倒入砂锅内，苹果块放入砂锅内，加锅盖，用小火炖至鸽酥后取下，连汤一起倒入铁锅，加葡萄酒，用大火吸浓汤汁，淋上香油，盛起装盘便成。

【功　效】 具有补肝肾，健脾胃，益气血，强身健体的功效。尤其适宜体质虚弱、营养不良的人食用。

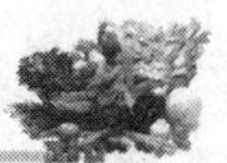

五元清炖鸭

【原　料】 鸭子1只，桂圆肉、黑枣、莲子心（去皮）、荔枝各10粒，枸杞子15克，冰糖75克，精盐、料酒、白胡椒各适量。

【制　作】

(1)鸭子除内脏，斩爪，洗净，除下颌、尾臊，用刀背砸断大腿骨和胸骨。

(2)冷水锅中下入鸭子煮沸，捞出洗净，与黑枣、莲子心一起放砂锅内，大火烧沸，改小火焖煮2小时，酥熟后加冰糖、精盐、料酒、荔枝、桂圆肉、枸杞子同煮15分钟，撒上白胡椒粉即可。

【功　效】 具有温补肾阳，滋补强壮的功效。适用于腰膝酸软、神疲乏力等。

八宝全鸭

【原　料】 净鸭子2 250克，栗子50克，白果25克，薏苡仁125克，火腿7.5克，冬菇5克，莲子10克，小枣15克，冬笋7.5克，酱、白糖、料酒、鸡油、酱油、鸡汤、淀粉各适量。

【制　作】

(1)将鸭子洗净，脱骨剔下肉（勿将皮弄破）；冬菇、冬笋、火腿、小枣均切成小丁，用鸡油炒半熟为配料。

(2)将薏苡仁水煮3分钟捞出，与栗子、白果、莲子和炒好的配料加调料搅拌成馅，填进鸭腹，用线缝上。

(3)将鸭放在瓷钵中，加鸡汤，上火蒸2小时左右，滗去汤，扣在盆中。其汤用淀粉勾芡汁，浇在鸭子上即可。

【功　效】 具有滋补强壮，健身延年，抗衰老，延年益寿的功效。

八宝鸡酱

【原　料】 净鸡肉200克，核桃仁2个，花生仁10个，杏仁10个，榛子仁10个，鸡蛋(用蛋清)1个，猪油、面酱、精盐、料酒、味精、淀粉、葱、姜、蒜各适量。

【制　作】

(1)将鸡肉切方丁，用蛋清、淀粉调匀；葱切丁，姜、蒜切末；把各种果仁分别用热水泡透，去净外皮。

(2)炒勺内放猪油，油热时下入各种果仁炸熟。

(3)炒勺内另放猪油，热时下入鸡丁，用筷子划开，熟时倒在漏勺里。

(4)炒勺里留底油，下葱、姜、蒜炝锅，放面酱煸炒，放入鸡丁、各种果仁，添加料酒、精盐、味精，煸炒后勾淀粉芡，淋上明油翻个出勺。

【功　效】 具有温中益气，补精添髓的功效。

番茄木耳炒蛋

【原　料】 番茄5个，木耳150克，鸡蛋3个，植物油、葱、精盐、白糖各适量。

【制　作】

(1)将番茄洗净，切扇片；木耳洗净，切片；葱洗净，切丝。

(2)鸡蛋打散，加少量精盐。

(3)炒锅内放1汤匙油，先倒入蛋液快速嫩炒，旋即出锅，然后再放油，将番茄与木耳下锅内炒，此时加适量精盐和白糖调味，并将刚才已出锅的蛋回锅拌炒，至菜色均匀，加入葱丝即可。

【功　效】 具有健胃消食，生津止渴的功效。本品是一道防癌抗癌的食疗菜。

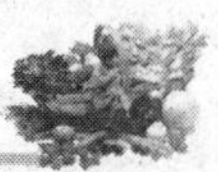

甘蔗鸡

【原　料】 光鸡(约750克)1只,甘蔗1000克,葱、姜、精盐、味精、料酒各适量。

【制　作】

(1)光鸡洗净,取下鸡头、鸡脖、鸡翅、鸡腿,余肉斩块,共同用开水氽一遍捞出。

(2)甘蔗去节,切段,榨取汁,与葱丝、姜丝、精盐、味精、料酒搅匀,放入鸡腌4小时。

(3)鸡和甘蔗汁倒在汤盆中,加盖,上屉蒸1小时至熟烂即可。

【功　效】 具有补中益气,滋阴润燥的功效。本品为病后、产后恢复体能的滋补佳肴。

(三)水产果膳

枣泥鳜鱼

【原　料】 鳜鱼(约1250克)1条,枣泥50克,白糖、玫瑰花酱、醋、红葡萄酒、精盐、淀粉、面粉、鸡蛋(用蛋清)、花生油、鸡汤各适量。

【制　作】

(1)将鳜鱼洗净,斩断头、尾,从中间片开,单用;中段片去皮骨,切成5厘米的方片,加入料酒、精盐腌好;随后将一侧蘸满淀粉,再抹枣泥卷成卷。

(2)蛋清打沫,加入面粉、淀粉和少许猪油搅成糊。

(3)用中火将花生油烧至四成热,将鱼卷逐个挂糊,过油,定形后捞出。

(4)将鱼头、尾挂糊,下油锅中火炸酥,码入盘的两边。

(5)将过油鱼卷再放入油锅,炸至金黄色时捞出,码入盘中呈鱼形。

(6)另起锅放白糖、玫瑰酱、醋、红葡萄酒、精盐、少许鸡汤,用湿淀粉勾成金黄色糖醋汁,浇在鱼卷上即可。

【功　效】 具有益气力,补虚劳的功效。常食可强身壮体。

枣圆蒸甲鱼

【原　料】 活甲鱼(500 克)1 只,大枣 50 克,水发莲子 50 克,桂圆肉 25 克,精盐、味精、料酒、胡椒粉、葱、姜各适量。

【制　作】

(1)将活甲鱼割断喉,用开水烫一下,刮净粗皮,用刀尖从裙边周围剥下硬壳,挖去内脏,斩去四爪,洗净,斩成块,在开水锅中氽一下;葱切段,姜切片。

(2)将莲子去皮、心,在开水锅内焯一下;大枣去核,洗净;桂圆肉稍洗一下。以上各料与宰好的甲鱼肉一同放入汤盆里,加清汤、葱段、姜片,并用精盐、料酒、味精、胡椒粉调好味,上屉蒸 2 小时,待甲鱼肉熟烂时取出,拣出甲鱼大胸骨、葱段、姜片后即可食用。

【功　效】 具有补劳伤,滋阴凉血,大补阴之不足的功效。本品是一道滋阴益气的养生佳肴。

山楂鱼球

【原　料】 鳜鱼 1500 克,山楂 150 克,胡萝卜 150 克,菠萝 50 克,青椒 150 克,冬菇 100 克,白糖、醋精、淀粉、番茄酱、精盐、大蒜、花生油、玉米粉、料酒、胡椒面、葱、姜各适量。

【制　作】

(1)将山楂加清水上屉蒸软;将鳜鱼刮鳞,去内脏,洗净,剁去头、尾,一劈两开,剔去大骨及腹刺,剞出均匀的刀口(不要将鱼皮剞透),再加工成 4 厘米宽的菱形块,用精盐、料酒、胡椒面、葱、姜腌好。将鱼头、尾修整后备用。将冬菇、胡萝卜、菠萝、青椒切小

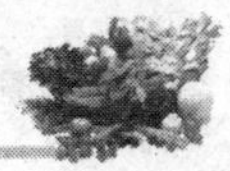

丁，焯水待用(菠萝可不焯水)。

(2)用番茄酱、精盐、白糖水、醋精、大蒜调成汁。

(3)将加工好的鱼块和头尾，用淀粉裹匀后再用干玉米粉裹匀(刀口之间不要粘连)，下锅炸透捞出，将鱼块刀口朝上整齐地摆在盘中，并放好头、尾。

(4)锅上火注入油，下入调好的汁及山楂，再下入配料丁，待沸后用淀粉勾芡，冲入沸油，用手勺推匀，浇在鱼上即可。

【功　效】 具有消食积，散瘀血的功效。本品是高血压、高脂血症患者的食疗佳品。

白果鱼丁

【原　料】 青鱼净肉 250 克，白果仁 100 克，鸡蛋(用蛋清)1 个，猪油、料酒、干淀粉、葱段、香油、精盐各适量。

【制　作】

(1)将鱼肉切成 1 厘米见方的丁，置入碗内，加精盐、味精、蛋清、淀粉拌匀上浆待用。

(2)将白果仁入四成热油锅焐至熟时，捞起沥油，去外层薄衣。

(3)取净锅置于火上，放入猪油至四五成热，放入鱼丁过油划散，至断生发白时倒入漏勺沥油。

(4)炒锅放油，投入葱段煸香，放入少许清水、料酒、味精，倒入鱼丁与白果仁翻炒均匀，稍勾芡，淋香油，起锅装盘即可。

【功　效】 具有开胃健脾，滋阴养血，温肺益气的功效。本品是肾亏体虚、咳嗽痰多者的食疗菜。

翠衣爆鳝丝

【原　料】 西瓜皮 250 克，鳝鱼 500 克，芹菜 250 克，鸡蛋 2 个，泡辣椒、精盐、酱油、味精、白糖、食醋、香油、料酒、淀粉、葱、姜、蒜、高汤、胡椒粉、猪油各适量。

【制　作】

(1)将西瓜皮洗净,榨汁,用纱布过滤待用。

(2)鳝鱼洗净,剖开腹,剔去骨,去内脏;姜、葱、蒜洗净,均切成丝;鸡蛋去黄留清待用;芹菜择洗干净,切成段,放开水中烫一下;泡辣椒切丝。

(3)鳝鱼丝用淀粉、精盐、鸡蛋清、一半西瓜皮汁调匀浆好;用料酒、酱油、白糖、味精、胡椒粉、淀粉、汤和另一半西瓜皮汁调成料汁。

(4)锅置火上,放入猪油烧至六成热,下鳝鱼丝滑好,倒入漏勺。原锅又置火上,放入少许猪油,将芹菜段、泡辣椒丝、姜、葱、蒜丝一起下锅煸炒,把鳝鱼丝倒入炒匀,将调好的料汁倒入,最后加食醋、香油翻炒均匀,起锅装盘即可。

【功　效】 具有清热补虚,除风湿,强筋骨的功效。

杏仁鲜贝

【原　料】 鲜贝 600 克,杏仁 100 克,火腿 250 克,青椒 250 克,味精、料酒、胡椒粉、淀粉、花生油、精盐、葱、姜、高汤各适量。

【制　作】

(1)将鲜贝去掉老筋并洗干净,用布吸干水分,用精盐、味精、淀粉浆好;将杏仁用热水浸泡 5 分钟,剥去外皮,置油锅内炸酥。

(2)将火腿、青椒切丁,葱切马耳形,姜切片,用高汤、精盐、料酒、胡椒粉、淀粉调成汁。

(3)将鲜贝放入油锅内滑透滤出,锅留底油放入葱、姜、火腿、青椒稍炒,再放入鲜贝及调好的汁,翻炒均匀,再将杏仁倒入,翻锅即可盛盘。

【功　效】 具有止咳化痰,清热解毒,滋润肌肤的功效。本品是女性美容瘦身的食疗佳品。

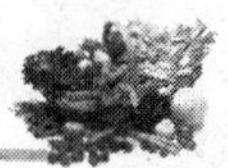

杧果香虾

【原　料】 大虾10只，杧果汁250克，鸡蛋(用蛋清)1个，白糖、精盐、味精、料酒、淀粉、吉士粉、面粉、植物油各适量。

【制　作】

(1)将大虾去头、壳(留尾梢)，除去沙线，于背部划刀口，用刀拍成大片，加少许精盐和料酒稍腌。

(2)蛋清放在盘中，抽打至能立住筷子时，加入淀粉、吉士粉，调成蛋泡糊。

(3)锅放油上火，将大虾用手卷成半圆形虾球，挂蛋泡糊，下热油中炸熟，倒入漏勺。锅洗净，倒入杧果汁及白糖，投入炸好的虾球，勾芡后出锅，虾尾梢向上装入盘中。

【功　效】 具有壮阳补肾，养阴健胃的功效。适用于肾虚阳痿，身体虚弱，脾胃不和，神经衰弱等。

杧果炒虾球

【原　料】 青杧果1个，虾仁250克，植物油，葱段、蒜片、精盐、料酒各适量。

【制　作】

(1)将杧果洗净，去皮，切成斜块状。

(2)将虾仁挑去沙线，洗净，由背部剖开(这样炒起来弯圈似球)。

(3)锅内酌量放油，将虾球过油后捞起。

(4)再起锅放油少许，以中火将杧果轻炒几下，随即倒料酒调味，最后加入葱段、蒜片、虾球，快速翻炒几下即可盛盘。

【功　效】 具有补脾胃，生津液的功效。对食欲不振、气血不足者有补益作用。

松子鱼米

【原　料】 鲜鱼750克，松子仁50克，料酒、精盐、味精、葱、姜汁、花生油各适量。

【制　作】

(1)将洗净的鲜鱼拆去皮、骨，用刀将鱼肉切松子大小的粒，放入碗内，加入葱、姜汁、味精、精盐、料酒，拌匀腌上味。

(2)锅烧热后倒花生油，烧至四成热时，松子仁炸呈金黄色取出。

(3)再将花生油烧至五成热，投入鱼米划熟，倒入漏勺内，沥净油分，放入盘内和松子仁拌匀装盘即可。

【功　效】 具有润脏腑，益容颜，抗衰老的功效。本品是女性美容瘦身的保健食品。

松子黄鱼

【原　料】 黄鱼1条，松子仁50克，水发香菇、荸荠各50克，料酒、白糖、醋、精盐、酱油、植物油、胡椒粉、淀粉、香油各适量。

【制　作】

(1)将黄鱼宰杀，洗净，斩下鱼头，片下鱼肉，去骨，鱼肉一面剞上花刀；香菇择洗干净，同荸荠都切成小丁。

(2)锅置火上，注油烧热，下入松子仁小火炸熟，捞出。油温升高，把黄鱼先用湿淀粉抹匀，再扑上干淀粉，下油锅炸酥捞出。

(3)另锅注油烧热，下入香菇丁、荸荠丁炒一下，烹入料酒、酱油、精盐，再加入汤、白糖、胡椒粉，烧开后加入醋，用淀粉勾芡，淋入料酒，浇在黄鱼上，撒上松子仁即可。

【功　效】 黄鱼具有养肾固精，健脾开胃，益气补虚等功效，与松子仁、香菇配合，营养更加丰富，能强身健体。

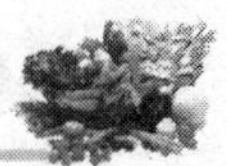

核桃仁鳝花

【原　料】 鳝鱼300克，核桃仁75克，植物油，精盐、白糖、料酒、味精、酱油、葱、姜、蒜、淀粉、香油、胡椒粉各适量。

【制　作】

(1)先将鳝鱼洗净，剞上花刀，切成块；核桃仁用热水浸泡后去外皮，沥干水分。

(2)锅置火上注油烧热，下入核桃仁炸至呈金黄色时捞出，沥油。然后，投入鳝鱼块，待受热卷成花形，起锅沥油。

(3)原锅留余油，下葱、姜、蒜煸香，烹料酒，加汤、酱油、白糖、精盐、味精，见开锅后用淀粉勾芡，然后投入鳝鱼卷、核桃仁，颠翻几下，淋上香油，装盘，撒上胡椒粉即可。

【功　效】 具有补虚强筋，补气养血的功效。对糖尿病、心血管硬化有一定的辅助疗效。

翡翠虾仁

【原　料】 青虾仁750克，荸荠150克，熟火腿50克，鸡蛋2个，菠菜500克，葱白50克，猪油、料酒、精盐、味精、高汤、淀粉各适量。

【制　作】

(1)把青虾仁洗净，用干布吸干水分；菠菜切碎，捣烂，挤出绿汁留用；荸荠、火腿、葱白均切成和虾仁相仿的小丁；鸡蛋去黄，留蛋清。

(2)把菠菜绿汁适量地放入虾仁内拌匀，虾仁够绿以后再加入鸡蛋清、精盐、淀粉，拌匀浆好。

(3)锅置火上，放入猪油烧至五成热时，下入虾仁，拨散滑透，倒入漏勺控油。锅置火上，放少许油烧热，下入荸荠、葱白、火腿略炒，倒入虾仁，放入料酒、味精及少许高汤，翻炒均匀即可。

【功　效】 虾仁具有补肾兴阳的功效。适用于男性性功能衰退的患者。

荸荠鱼片

【原　料】 鲜草鱼(约重1 000克)1条,荸荠500克,植物油500毫升,葱段、姜末、料酒、淀粉、精盐、味精、高汤、红辣椒各适量。

【制　作】

(1)将草鱼宰杀,治净,用刀取下两扇鱼肉(鱼的头、骨另作他用),去皮及骨刺后,横刀将鱼肉片成薄片,盛入盘内,加精盐、料酒、味精、淀粉,拌匀腌渍入味;将荸荠洗净,去皮,切成薄片备用;红辣椒去蒂、子,切节。

(2)锅置大火上,下入油烧至六成热时,放入鱼片,过油滑散,刚熟捞出待用。

(3)锅中留底油,下红辣椒节、葱段、姜末煸香,下入荸荠片、鱼片翻炒均匀,用高汤勾芡,起锅装盘即可。

【功　效】 具有暖胃平肝,祛风除湿,补中益气,清热生津的功效。适宜老年人食用。

炒菠萝虾片

【原　料】 虾肉750克,菠萝罐头(约250克)1/2桶,豆苗100克,鸡蛋2个,猪油1 000克,精盐、料酒、淀粉、味精、白糖、葱、姜、胡椒粉、鸡汤各适量。

【制　作】

(1)虾肉去掉背上的沙线,洗净,片成片(大的每个片成3片,小的片成2片);菠萝片成片(每块片3片);豆苗洗净,葱、姜切成末,鸡蛋去黄留蛋清。

(2)将虾片控净水,下精盐、料酒、味精、胡椒面、鸡蛋清调匀,

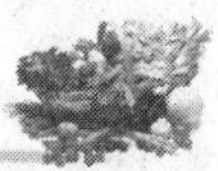

加入淀粉浆好。

(3)用精盐、味精、白糖、胡椒粉、鸡汤及淀粉调成汁。

(4)猪油烧热,放入虾片,滑散滑透,倒入漏勺,控干油。原锅留底油,下入葱末、姜末、菠萝、豆苗、虾片,倒入调好的汁,翻炒均匀即可。

【功　效】 具有开胃,壮阳益肾的功效。适用于阳痿、早泄。

茄汁菠萝鱼

【原　料】 带皮鳜鱼肉500克,菠萝100克,鲜豌豆粒50克,葱、姜、蒜、精盐、醋精、白糖、味精、料酒、花生油、番茄酱、淀粉各适量。

【制　作】

(1)在鱼肉一面剞细十字花刀,再改成方块;菠萝切成块;豌豆煮熟;葱切成小葱花,姜切成末,蒜拍碎。

(2)把改好刀的鱼用精盐、料酒拌一下,放入水淀粉拌匀,再蘸上干淀粉,使花刀分开。

(3)花生油烧六成热,将鱼逐块下入炸之,待鱼快炸透时捞出。

(4)另取锅上火,注入热油,先下葱、姜、蒜、菠萝、青豌豆,稍炒一下,再加入番茄酱、料酒、白糖、精盐、味精、醋精、清水,烧沸后,用水淀粉勾芡。

(5)油锅烧热,把鱼块放入炸透。盛汁的锅内加入沸油,把鱼捞入汁内,翻炒均匀盛入盘内即可。

【功　效】 具有补精益气,益心智,润肌肤的功效。肾虚体弱者宜常用。

腰果虾仁香菇

【原　料】 新鲜虾仁250克,腰果150克,熟火腿10克,水发香菇25克,熟笋25克,青菜叶6片,鸡蛋(用蛋清)2个,精盐、料酒、味精、鸡汤、淀粉、葱、姜,植物油各适量。

【制　作】

(1)将虾仁用刀拍碎,再剁成细蓉,放入碗里,加入精盐、味精、料酒、清水,以及鸡蛋清和淀粉,搅拌上劲成虾胶。

(2)将水发香菇、火腿、熟笋切成 7 厘米长的细丝,将鸡汤、精盐、料酒、味精、淀粉放入碗内,调成芡汁。

(3)腰果放入三成热的油锅中,用小火炸 3 分钟,呈淡黄色酥透时,倒入漏勺,沥去油。

(4)炒锅置大火上,放入植物油烧至四成热时,用油纸一张卷成漏斗状,把虾胶从小洞里挤如粉丝一样徐徐下入油锅中,挤完为止,待虾丝浮起时,倒入漏勺沥油。

(5)炒锅中留少许底油,复置大火上,放入葱丝、姜丝、香菇丝、笋丝煸炒几下,倒入小碗里的芡汁推匀,随即下入虾丝急速翻炒,出锅装入盘中。

(6)将腰果在盘边均匀地摆成 6 个圆环,圆环之间放上一片青菜叶,呈绽开的花状。

【功　效】 具有益气力,壮元阳的功效。适用于对男性元阳衰弱的腰痛膝软、阳痿、早泄。

核桃杜仲炖龟

【原　料】 乌龟肉 250 克,核桃仁 100 克,杜仲 20 克,精盐、葱、姜、植物油各适量。

【制　作】

(1)将乌龟肉切成块,放开水中氽透。

(2)核桃仁用温水泡,去皮,切成丁,下油锅炸至金黄色捞出。

(3)将乌龟肉、核桃丁、杜仲放入锅内,加水和精盐、葱、姜,小火炖至肉熟即可。

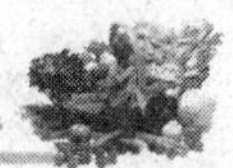

【功 效】 具有补肾填精的功效。对于肾虚尿频有辅助治疗作用。

核桃雪耳炖海参

【原 料】 核桃仁、雪耳各9克,猪瘦肉、海参各60克,精盐各适量。

【制 作】

(1)将核桃仁用开水泡烫,去衣;雪耳浸发,洗净,撕小朵;猪瘦肉洗净,切丝;海参浸软,洗净,切丝。

(2)把全部用料一起放入炖盅内,加开水适量,炖盅加盖,小火隔水炖1小时,加精盐即可。

【功 效】 具有补肾益精,润肺养胃的功效。适用于肺癌,症见干咳喘满、胸满、倦怠乏力者。

枸杞黄芪炖甲鱼

【原 料】 甲鱼250克,枸杞子15克,黄芪25克,精盐适量。

【制 作】

(1)枸杞子择洗干净;黄芪切片,用纱布包好;甲鱼肉洗净,切细。

(2)取锅置火上,加适量水,放入甲鱼肉、枸杞子、黄芪,大火炖开,小火炖熟,加精盐调味即可。

【功 效】 具有补中益气,滋阴活血的功效。

樱桃虾仁

【原 料】 虾仁250克,樱桃25克,鸡蛋(用蛋清)1个,料酒、精盐、白糖、白醋、葱、姜、香油、味精、淀粉、高汤各适量。

【制 作】

(1)将高汤、湿淀粉、精盐、白糖、味精和几滴白醋放入碗中调汁;将葱切丝,姜切片。

(2)虾仁挑去沙线,洗净,沥干水分,放入用蛋清、精盐、味精、湿淀粉调成的糊裹匀。

(3)锅置火上,注油烧热,下入挂糊的虾仁,待虾仁色变白时,捞出,沥干油。

(4)锅留底油,放入葱、姜、蒜煸出香味,下入虾仁、樱桃、烹料酒,倒上调好的汁,翻炒均匀,淋香油即可。

【功　效】 虾仁具有营养强壮,补肾兴阳的功效;樱桃具有滋养肝肾,益脾养胃的功效。两者配食适宜于久病体弱、肝血不足、阴虚水肿患者食用。

荔枝炒鱼球

【原　料】 荔枝 12 个,黑鱼 1 条,鸡蛋(用蛋清)1 个,姜末、葱、料酒、白糖、精盐、味精、淀粉、香油、胡椒粉各适量。

【制　作】

(1)将荔枝除去皮、壳、核;将鱼宰杀,去鳞、鳃及内脏,顺背骨两边剖开,起出鱼肉,去鱼皮,将鱼肉切成长方块。

(2)将鱼肉块用精盐、蛋清拌匀,下热油锅炸至六成熟取出,沥油。

(3)原锅留底油,放入姜、料酒,加入清汤、胡椒粉、味精、精盐、香油及鱼肉、荔枝,加盖烧熟,放入葱,勾芡,加少许明油即可。

【功　效】 具有益气养血,健脑强身的功效。

水晶荔枝虾

【原　料】 鲜荔枝 500 克,鲜虾仁 200 克,金华火腿 30 克,猪肥膘 50 克,鸡蛋(用蛋清)1 个,料酒、香油、精盐、鸡精、淀粉、白糖、葱汁、姜汁、淀粉各适量。

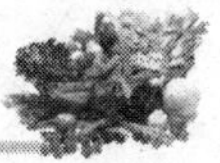

【制　作】

(1)将鲜荔枝洗净，去皮和内子，取净荔枝肉放在盘里。

(2)将鲜虾仁洗净，沥水，与猪肥膘同放菜墩上用刀剁成细蓉，放入碗内；金华火腿切成米粒状。

(3)将剁好的虾蓉加葱、姜汁拌匀，再放入蛋清、料酒、精盐、鸡精、白糖搅拌上劲成虾馅。

(4)将荔枝肉内抹上生粉，放上少许火腿粒，再填入虾馅成完整的荔枝形，上屉蒸 3～4 分钟取出装盘。

(5)炒锅洗净，倒入荔枝虾的原汁，再加入少许清汤，调味后用淀粉勾芡，淋香油，浇在荔枝虾上。

【功　效】 具有补肾兴阳，健脑补身，降血压，健脾胃的功效。

八宝豆腐

【原　料】 嫩豆腐 300 克，熟核桃仁、熟松子仁、熟瓜子仁、水发冬菇各 3 克，熟火腿末，熟鸡肉、水发海参末各 15 克，虾米末 5 克，鸡蛋(用蛋清)3 个，炼乳、熟猪油、味精、精盐、植物油、淀粉各适量。

【制　作】

(1)将豆腐捣碎，加入精盐和蛋清拌匀，再加入冻熟猪油、湿淀粉、炼乳、味精搅匀。

(2)锅置火上，注油烧热，下入鸡汤、豆腐泥，并不断搅拌，下入熟核桃仁、熟松仁、熟瓜子仁、水发冬菇、熟火腿末(火腿留一小部分)、熟鸡肉末、水发海参末，搅匀，装入碗内，再将剩下的火腿末撇在菜上，淋上明油即可。

【功　效】 具有清热解毒，生津润燥，补益，抗衰老的功效。

桃仁酥鱼

【原　料】 鳜鱼(约 1 250 克)1 条，核桃仁 100 克。鸡蛋(用蛋清)2个,荸荠罐头1/5桶,虾肉300克,猪肥膘75克,精盐、料酒、白糖、花生油各适量。

【制 作】

(1)将荸荠去皮,切成小丁;核桃仁50克去皮,切成碎末;虾肉、猪肉膘切成碎丁,加蛋清和调料搅成泥。

(2)将鳜鱼肉剔下,切成12块,打成花刀,用少许料酒、精盐腌一下,将虾泥抹在打花刀的一面,然后将50克核桃粘在上面,用油炸一下取出。

(3)上菜时,再入油炸成金黄色,捞出装盘,镶上生菜、萝卜花,撒少许椒盐即可。

【功 效】 具有补气血,益脾胃,健脑益智的功效。

栗子蒸干贝

【原 料】 干贝150克,栗子肉150克,白菊花2朵,味精、精盐、酱油、蚝油、料酒、淀粉、白糖、胡椒粉、香油、鸡油、姜片、高汤各适量。

【制 作】

(1)将干贝修去硬边,洗净,排放在扣碗内,加上高汤、姜片、料酒,上屉蒸1小时左右。

(2)将栗子肉放入五成热的油内炸2分钟,倒出控油,随即用原油锅加高汤、精盐,放入栗子肉,用小火焖5分钟取出,放在干贝碗内,加些高汤、味精,再上屉蒸30分钟取出,滗出原汁,覆在盆中。

(3)将原汁倒入净锅内,加入酱油、蚝油,待沸透后,用淀粉勾芡,加入鸡油推匀,即淋在干贝面上,把菊花剪去花蒂,洗净后围在干贝四周即可。

【功 效】 具有健脑益智,清热利湿,补肾气,抗癌症的功效。

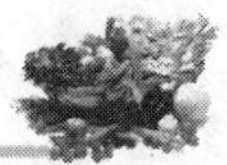

桃花泛

【原　料】 大虾250克，荔枝50克，菠萝罐头50克，花生油1 000毫升，锅巴200克，番茄酱、白糖、精盐、料酒、淀粉、鸡汤各适量。

【制　作】

(1)大虾洗净，去头、尾、沙线，上浆，过油；再炒番茄酱，调入鸡汤；荔枝、菠萝切丁，放入汤内，加白糖、精盐、料酒，用淀粉勾成汁。

(2)锅里放油烧热，锅巴掰成方块，放油锅里炸至金黄色，捞出装盘，趁热把已做好的汤汁浇上去，使盘内泛起一片桃红。

【功　效】 具有补肾壮阳，健脑补身，益气健脾的功效。

珊瑚枇杷

【原　料】 鲜枇杷500克，蟹黄100克，蟹肉100克，火腿末10克，油菜心250克，味精、精盐、料酒、胡椒粉、香油、鸡油、碱水、高汤、猪油各适量。

【制　作】

(1)将枇杷剥皮，去核，一切两片；热锅放入猪油，烧至五成热时将枇杷下锅小火炸熟捞出，沥油后排放盆中。

(2)烧热锅烹入料酒，加入高汤，味精、精盐、香油、胡椒粉，放入蟹肉、蟹黄，待烧沸后用水淀粉勾芡，加入鸡油推匀，淋在枇杷上面，撒上火腿末。

(3)菜心下开水锅加入碱水，沸透后捞出，用味精、精盐、香油拌匀，围在枇杷四周即可。

【功　效】 具有养精益气，清热散血，润肺止咳的功效。可辅助治疗咳嗽、小便不利等。

柠檬鲇鱼

【原　料】 鲇鱼(500 克)1 尾,柠檬 2 个,葡萄干 50 克,松子仁 10 克,香菜 20 克,洋葱、大蒜、料酒、鲜奶油、鸡清汤、白葡萄酒、精盐、胡椒粉、植物油各适量。

【制　作】

(1)将鲇鱼用 60℃水烫杀,刮去黑膜,去鳃、内脏,洗净,剞刀;洋葱去皮,切末;葡萄干用热水浸泡;大蒜切末;将一个柠檬压扁取汁,另一个柠檬去皮,切成圆片;香菜择洗干净。

(2)平底锅上火,放黄油和植物油,烧热,放入洋葱末,煎出香味,放入鲇鱼、精盐、胡椒粉,把鱼煎黄。

(3)炒锅放料酒,用大蒜末炝锅,加入鸡清汤、白葡萄酒、精盐,放入煎黄的鲇鱼,泼上柠檬汁,再覆盖柠檬片,煮 10 分钟,熟后鲇鱼取出入盘。

(4)煮鱼汤过滤后,放入葡萄干、松子仁、鲜奶油,用勺和匀,小火煨沸,出锅,浇在鲇鱼身上,撒上香菜即可。

【功　效】 鲇鱼具有催乳利尿,滋阴开胃等功效。鲇鱼与柠檬配菜,最适宜孕妇食用。

(四)素食果膳

蜜四果

【原　料】 大枣、栗子、山楂、白果各 250 克,蜜桂花 5 克,蜂蜜 50 克,白糖 250 克,香油适量。

【制　作】

(1)将大枣洗干净;山楂煮熟,去核;栗子、白果去外皮,一起蒸熟。

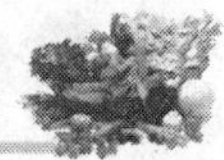

(2)香油入锅烧热，放白糖炒至黄色时加水，放入大枣、栗子、山楂、白果、蜂蜜，煮至汤浓时放蜜桂花，淋上香油即可。

【功　效】 常食能润肤，延年益寿。可作为高血压、高血脂等病症的辅助食疗品。

糖汁花生枣

【原　料】 鲜大枣 250 克，花生仁 100 克，白糖、蛋清、淀粉、面粉、植物油各适量。

【制　作】

(1)将大枣去核，花生仁油炸，每个枣核孔里装一粒花生仁，然后在淀粉里滚一下。

(2)蛋清加淀粉、面粉、水调成蛋泡糊。锅放油烧至三成热时，下蘸过蛋糊的大枣，炸至蛋糊熟捞出。

(3)另取锅将白糖炒成糖浆，放入炸好的大枣，使糖浆均匀挂在大枣上即可。

【功　效】 具有补脾和胃，益气生津的功效。适用于肝病患者。

枣扒山药

【原　料】 山药 1 000 克，大枣 150 克，罐头樱桃 10 粒，猪网油 1 张，猪油、白糖、桂花酱、淀粉各适量。

【制　作】

(1)将山药洗净，煮熟，冷后剥去皮，切 3～4 厘米长的段，再顺长剖为 4 片。

(2)大枣用热水洗净，切成两半，去核；猪网油洗净，沥干水分；樱桃去核。

(3)扣碗内抹上猪油，把网油平垫碗底，上放樱桃，大枣围在樱桃周围，码入山药片，一层山药，一层白糖，至码完，稍淋些猪油，再加桂花酱，上屉蒸熟。

(4)取出扣碗，挑净花渣和油渣，翻扣于盘内。

(5)锅置火上，注入清水，加白糖烧至溶化，用淀粉勾芡，倒入盘内。

【功　效】 具有增进食欲，养心安神，防病保健的功效。适宜脾胃虚弱，食欲不振等患者食用。

姜枣桂圆

【原　料】 大枣 250 克，桂圆肉 250 克，鲜姜汁、蜂蜜各适量。

【制　作】

(1)将大枣洗净，用温水浸泡；桂圆肉洗净。将泡大枣的水和洗桂圆的水澄清过滤待用。

(2)将大枣、桂圆肉同放入铝锅中，放入澄清过滤的水，不足时再加清水，煎煮至七成熟时，加入姜汁及适量蜂蜜，煮沸调匀即可。

【功　效】 具有滋补健体，抗衰老，延年益寿的功效。

香酥大枣

【原　料】 大枣 30 枚，甜豆沙馅 75 克，香酥粉 75 克，花生油适量。

【制　作】

(1)将大枣洗净，逐个捅去核，酿入豆沙馅备用；香酥粉放一盛器内，加少许水，调成糊。

(2)锅置火上，放入花生油烧至五成热，将酿好的大枣逐个蘸匀糊，下入锅内炸至金黄色捞出，控净油，装盘即可。

【功　效】 具有补脾和胃，益气生津的功效。常食可抗衰老的功效。

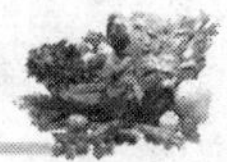

枣泥豆腐

【原　料】　豆腐1/2块，枣泥20克，鸡蛋(用蛋清)1个，料酒、花椒水、植物油，味精、白糖、淀粉各适量。

【制　作】

(1)豆腐切成块，挖个槽，灌进枣泥，再挂上蛋清和淀粉搅成的糊，待炸。

(2)锅置火上，注油烧热，下挂糊的豆腐煎成金黄色取出。

(3)锅留底油，下料酒炸锅，加汤、花椒水、味精、白糖，烧沸后用淀粉勾芡，浇在煎好的豆腐上即可。

【功　效】　具有补益脾胃，生津润燥的功效。适用于脾胃虚弱，肺虚咳嗽等患者。

炖木瓜

【原　料】　木瓜1个，杏仁10克，冰糖100克。

【制　作】

(1)选用成熟木瓜，用刀在颈部约5厘米处切断，出子，将瓜竖放在盆内，把冰糖捣碎，杏仁用水浸2小时去衣，与清水一起倒入木瓜内。

(2)取小锅盛水200毫升煮沸，将瓜盅放进小锅内，隔水慢火蒸炖1小时取出。食用时，以汤匙掏出瓜液和瓤即可。

【功　效】　具有平肝和胃，去湿舒筋，消食润肠的功效。

醋浸乌梅枣

【原　料】　乌梅80克，黑枣1 000克，陈醋1大碗。

【制　作】　将乌梅入醋液中浸泡3日，将黑枣入醋液中与乌梅共浸4日，每日翻拌2～3次，1周后将黑枣、乌梅同醋一起入砂锅,小火将醋汁烧至快干时离火,取黑枣及余汁盛入盘内(弃乌梅)。每次吃枣2～3个,每日2～3次。

【功　效】 具有健脾,解毒止血的功效。适用于儿童直肠脱出反复发作、顽固难愈,并有便血症者。

桂圆枣仁饮

【原　料】 桂圆肉12克,炒酸枣仁12克,芡实15克,白糖适量。

【制　作】 将炒酸枣仁捣碎,用纱布袋装;芡实加水500毫升,煮30分钟后,加入桂圆肉和炒酸枣仁,再煮30分钟;取出酸枣仁,加适量白糖,滤出汁液,代茶饮。

【功　效】 具有养心安神,利睡眠的功效。

桂圆百合

【原　料】 桂圆100克,鲜百合250克,白糖适量。

【制　作】

(1)将桂圆去壳,去核,取肉;将百合老皮剥下,掰下鳞片瓣,撕掉筋皮,在凉水中泡20分钟,捞入开水锅中稍焯,再浸入凉水。

(2)将桂圆肉和百合放汤盆中,加入白糖和适量清水搅匀,上屉蒸20分钟即可。

【功　效】 桂圆配以养阴清热,清心安神的百合制成菜肴,常食可起到延年益寿的作用。

桂圆银莲

【原　料】 莲子200克,桂圆25克,糖桂花5克,冰糖250克。

【制　作】

(1)将桂圆肉洗净;莲子用开水浸泡2分钟,削去两端,去心,

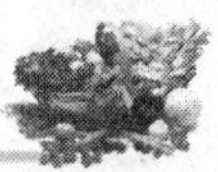

在开水中汆一下后放汤盅内。

(2)炒锅置中火上，放入清水500毫升和冰糖，烧沸后撇去浮沫，滤去杂质，倒在装有莲子的汤盅内，盖好盅盖(防止水气浸入，冲洗原味)，上屉用大火蒸30分钟，放入桂圆肉，再蒸约30分钟，出屉时放入糖桂花调匀即可。

【功　效】 具有补血止血，养心安神，补中益气的功效。适合于贫血、心悸、失眠、健忘、体虚等患者经常食用。

白果素五丁

【原　料】 净白果150克，栗子肉150克，青豌豆150克，胡萝卜150克，水发香菇150克，香油，精盐、植物油、味精、料酒、淀粉、姜片各适量。

【制　作】

(1)白果去壳，在热油内滑一下，去皮；栗子用刀斩一裂口，浸入开水稍煮即能去壳、去皮；青豌豆去荚；胡萝卜去皮，水发香菇洗净；以上各料均切成拇指宽方丁。

(2)取1小碗，放精盐、味精、水淀粉、水，调成汁。

(3)汤锅内放清水烧沸，分别投入白果、栗子、豌豆、胡萝卜、香菇，立即倒出，控净余水；锅内放底油，放姜片爆香，倒入“五丁”，烹入料酒，倒入事先调好的汁，颠翻几下，淋香油出锅装盘。

【功　效】 可作为高血压、高血脂等病症的辅助食疗品。

银杏酥泥

【原　料】 银杏仁150克，芝麻10克，核桃仁5克，白糖120克，猪油125克。

【制　作】

(1)将银杏仁上屉蒸30分钟，去内种皮及绿色胚芽，放入碗中，加水上屉蒸1小时左右，待熟烂，取出沥干水，捣成泥；将芝麻炒香，研细。

(2)取干净锅，烧热放猪油，倒入银杏泥翻炒至水分将尽，放入白糖、芝麻、核桃仁炒至溶化混为一体即可。

【功　效】 具有温肺益气，止咳平喘的功效。可辅助治疗咳嗽、痰多等。

白果炖金橘

【原　料】 金橘500克，白果50克，蜂蜜200克。

【制　作】 将金橘洗净，外皮用刀绕一周，纵向划5刀，然后用刀背稍压。将金橘和白果放入锅中，添加蜂蜜并加水炖熬。

【功　效】 具有生津止咳，化痰解热的功效。可长期用水冲服用。

蜜汁杧果

【原　料】 鲜杧果500克，青豆15克，罐头红樱桃25克，白糖150克，蜂蜜50克，香油100毫升。

【制　作】

(1)将鲜熟杧果洗净，切开，挖去核及内膜，切成条状，用开水稍烫一下，捞出。

(2)将罐头红樱桃切成和青豆一样大的粒。

(3)锅置火上，放香油烧热，加入白糖，待炒至呈金黄色时，加入少量清水，略熬一下，加入蜂蜜，再放入杧果肉条烧沸，撒入红樱桃粒和青豆，起锅装盘即可。

【功　效】 适用于维生素A缺乏的病症。

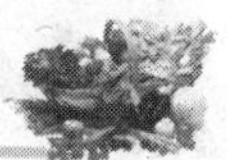

杏仁豆腐

【原　料】 甜杏仁15克,白糖350克,生花生仁100克,冻粉适量。

【制　作】

(1)将杏仁用温水浸泡后去皮,再泡涨。花生仁带皮衣洗净,与杏仁一起磨成细汁;冻粉淘洗干净,置于碗内,用冷开水调匀,入屉蒸化取出待用。再将杏仁、花生汁用纱布滤去杂质,将汁倒入锅内烧沸,然后放入蒸化的冻粉汁中搅匀,加白糖调成杏仁花生冻汁,舀入碗内。

(2)炒锅洗净,置大火上,加水400毫升,放入白糖熬成糖汁,舀入另一碗内冷却后,同杏仁花生汁加在一起搅匀,一并放入冰箱内。

(3)食用时取出杏仁花生冻,用不锈钢刀划成梭形小块,注入糖汁。

【功　效】 具有降血脂,润泽肌肤的功效。适用于女性美容美颜。

五色杏仁

【原　料】 水发杏仁500克,熟青豆100克,黄瓜100克,胡萝卜100克,水发香菇50克,姜末、白糖、料酒、香油、精盐、味精各适量。

【制　作】

(1)将杏仁洗净;黄瓜、胡萝卜洗净,切成0.6厘米长、0.2厘米厚的丁;香菇切同样大小的丁。

(2)以上各料分别放入开水中焯一下捞出,用冷开水冲凉,沥净水分;青豆略烫再冲凉。

(3)将杏仁、黄瓜丁、胡萝卜丁、香菇丁、青豆同放一盆内,加姜末、精盐、料酒、味精、白糖稍腌渍片刻,装盘时淋上香油即可。

【功　效】具有降血脂，防动脉硬化的功效。常食有效。

杏仁凉糕

【原　料】加州杏仁 200 克，清水 700 毫升，上等藕粉 200 克，淀粉 100 克，冰糖 150 克，吉士粉 15 克。

【制　作】

(1)将加州杏仁用水浸泡 12 个小时，去皮，取 50 克蒸熟放凉待用，剩下的 150 克杏仁加清水 200 毫升，用打浆机制成杏仁浆，过滤去杏仁渣，取净加州杏仁汁待用。

(2)将藕粉、淀粉、吉士粉、熟加州大杏仁入盆内混合均匀，倒入加州大杏仁汁搅匀。另起锅上火，加入清水、冰糖烧沸至冰糖溶化后，将沸冰糖水冲入搅匀的加州大杏仁浆中，快速搅成糊状，趁热将加州大杏仁糊倒入方形不锈钢盒内，刮平糊面，置于笼上，大火蒸 15 分钟，下笼入冰箱冷藏至凉透后脱离不锈钢盒，改刀成形，装盘即可。

【功　效】具有滋肺润燥，明目聪耳，美容增颜的功效。本品是女性美容食品。

雪花杏仁泥

【原　料】杏仁 100 克，大枣肉 20 克，油酥腰果 20 克，桃脯 20 克，鸡蛋(用蛋清)，白糖、玉米粉、化猪油各适量。

【制　作】

(1)杏仁去皮、尖，剁成细末；大枣肉、油酥腰果、桃脯分别切成碎粒；鸡蛋清入盘，搅打成蛋泡。

(2)杏仁、大枣肉、腰果、桃脯、白糖、鸡蛋黄、玉米粉及鲜汤等，共纳一碗，调成稀糊。

(3)净锅上火，下化猪油烧至五成热，放入调好的稀糊，迅速翻

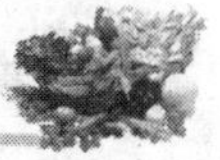

炒至发白吐油且水分干，起锅装盘，将蛋泡盖在上面即可。

【功　效】 具有滋阴润燥，美容增颜的功效。

杏仁果冻

【原　料】 杏仁50克，果胶20克，杧果肉20克，香橙肉20克，樱桃肉20克，荸荠肉20克，琼脂10克，吉士粉2克，白糖10克。

【制　作】

(1)杏仁去皮、尖，剁成碎粒，入开水锅中焯一下除去涩味；杧果肉、樱桃肉、香橙肉、荸荠肉分别切成细粒；琼脂漂洗干净。

(2)净锅上火，加入适量清水烧沸，放入琼脂熬化后，投入切成细粒的杏仁、果肉、吉士粉、果胶、白糖等，熬出味后起锅装入模具内，放入冷柜中冻30分钟，然后取出改刀装盘，摆成形即可。

【功　效】 具有滋阴润燥，美容增颜的功效。

杏圆银耳

【原　料】 干银耳20克，杏仁20克，桂圆肉20克，冰糖适量。

【制　作】

(1)将银耳用冷水浸泡，去掉黄蒂、杂质，洗净，放入炖盅内，加入清水(淹没银耳即可)，上屉炖1小时待用。

(2)杏仁用开水浸15分钟，去皮、尖，洗净，放入另一炖盅内；将桂圆肉先用冷水洗净，盛入碗内，加入清水浸泡一会儿，取出倒入杏仁盅内，上屉蒸2小时取出，将银耳倾入杏仁盅内。

(3)锅中加开水，放入冰糖，待溶化后滤净杂质，倾入盅内，上屉蒸15分钟取出，原炖盅上席即可。

【功　效】 桂圆具有开胃益脾，养血安神，补虚益智的功效。银耳具有益气强志，健脑强身，抵抗疾病的功效。此菜不仅益智健脑菜肴，而且平时食用也有醒脑提神，消除身心疲劳，健美，滋补强壮，抗衰老的功效。

杏仁苹果

【原　料】 苹果4个，杏仁、核桃仁各30克，黄油15克，糖粉25克，肉桂粉1.5克，丁香粉、奶油各适量。

【制　作】

(1)将苹果洗净，削去皮，去核；杏仁、核桃仁均切成小粒状。

(2)锅内放入糖粉，加入200毫升清水，置于小火上化开，待糖粉完全溶化转大火烧沸，煮沸5分钟，放入苹果煮至发软，取出放烤盘内。

(3)将丁香粉、肉桂粉和黄油掺入锅内糖汁中，迅速煮沸，使之浓稠。

(4)将糖汁倒入苹果的空膛中，再填入杏仁、核桃仁，入炉温180℃的烤炉中烤15分钟，至杏仁焦黄时取出放凉，入冰箱内冻至极凉，浇上奶油即可。

【功　效】 具有润肠通便，润泽肌肤，养颜美容的功效。

枇杷银耳

【原　料】 干银耳10克，新鲜枇杷150克，白砂糖150克，淀粉适量。

【制　作】

(1)将银耳放入温水中泡发，拣去杂质，洗净，放入碗中，加适量清水，上屉用大火蒸60分钟左右，使银耳糯滑涨发；新鲜枇杷(用白沙枇杷为佳)剥皮去、核，切成指甲片待用。

(2)锅洗净，注入清水500毫升，加适量白糖，烧沸后放入银耳、枇杷片略烧，再用淀粉勾成薄芡即可。

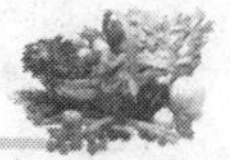

【功　效】 具有滋阴润肺生津的功效。适用于咳嗽引起的咯血症。

冰糖玫瑰枇杷

【原　料】 鲜枇杷750克，红樱桃50克，青豆35克，桂圆肉25克，玫瑰酱10克，冰糖250克。

【制　作】

(1)将枇杷洗净，剥去外皮，挖去果核，放入开水锅中氽一下，捞出用凉水浸冷，沥干水分。

(2)锅置火上，倒入清水，放入冰糖煮沸至冰糖溶化，加入红樱桃、青豆、桂圆肉及玫瑰糖，最后放入枇杷，略煮沸一下，倒入大汤碗中即可。

【功　效】 具有清肺止咳，生津利咽的功效。

豆沙酿枇杷

【原　料】 鲜枇杷25个，熟豆沙馅200克，青红丝10克，绵白糖150克，桂花糖5克，淀粉适量。

【制　作】

(1)选用大红袍枇杷，洗净，放开水锅中烫一下捞出，切下顶端，撕去外皮，挖去果核及内膜，切口向上放入盘中。

(2)将豆沙馅分别填进枇杷内，将口添平，整齐地摆放在盘中，放入屉用中火蒸5分钟左右取出。

(3)青红丝用温水洗净，挤干水分，撒在枇杷上。

(4)锅置火上，倒入清水烧沸，加入白糖、桂花糖煮沸，用淀粉勾芡，起锅浇在枇杷上面即可。

【功　效】 具有清热润肺，利小便的功效。可辅助治疗咳嗽、小便不利等。

枇杷冻

【原　料】 熟透鲜枇杷 500 克，冻粉 10 克，鸡蛋(用蛋清)5 个，白糖 350 克，蜜樱桃数粒。

【制　作】

(1)将枇杷去皮，去核，晾干水分；蜜樱桃用水淘洗，蘸干水分。

(2)炒锅置火上，注入清水 350 毫升，下白糖 150 克，待烧沸后去浮沫；再将鸡蛋清散倒入，待烧沸后起锅离火，撇去浮沫装入碗中。

(3)将冻粉用清水迅速淘洗一下，即装入蛋清糖水碗中，用桑皮纸封口上笼蒸化。

(4)将蒸化的冻粉糖汁搅匀，先取适量冻汁入各小酒杯中铺底，将枇杷肉逐个放入杯中，然后将其余冻汁分别舀入各杯，置冰箱冷冻成形。

(5)取清水 500 毫升，白糖 200 克入锅溶化，用小火收汁，起锅放凉。

(6)将冷冻成形的枇杷冻逐个翻扣盘中，淋上浓糖汁，放樱桃等入盘点缀即可。

【功　效】 枇杷去热润肺，乃夏令清凉佳食。

松子豆腐

【原　料】 豆腐 500 克，松子仁 50 克，鸡汤 500 毫升，香菜末 50 克，白糖、葱姜油、精盐、味精各适量。

【制　作】 将豆腐切 2 厘米的方丁，入开水锅内烫煮至浮起，捞出净水；葱姜油烧至六成热，入白糖，小火炒成枣红色入料酒、鸡汤及松子仁、精盐、味精，放入豆腐丁，用小火熇汤收干。

【功　效】 具有润肺，滑肠，滋阴的功效。适用于肺燥干咳、

肠燥便秘等。有美容瘦身的作用。

松仁素鸡米

【原　料】 水面筋125克，熟松子仁50克，熟花生油500克，淀粉、精盐、味精、料酒、姜末、白糖、鲜汤、香油各适量。

【制　作】

(1)水面筋洗净，切成米粒丁，挤干水分，加精盐、味精、姜末和少许淀粉，拌和上浆。

(2)炒锅放油，中火烧至四成热，把浆好的面筋丁推入油锅滑油(用铁勺划散，以防结块)，滑熟后迅速捞起控油，即可鸡米。

(3)锅内留油少许，加入鲜汤、精盐、姜末、料酒、白糖、味精，烧沸后用湿淀粉勾成薄芡，再入松子仁、鸡米，淋上香油，颠翻几下即可起锅装盘。

【功　效】 具有益气补虚，降脂降压，健脑润肺的功效。适用于贫血、心血管疾病。

山药酿苹果

【原　料】 鲜苹果4个，淮山药干25克，瓜条150克，蜜樱桃150克，太子参，糯米60克，薏苡仁20克，冰糖250克，天花粉15克。

【制　作】

(1)苹果洗净，去皮、核；太子参、天花粉、淮山药去净灰渣，烘干，制成末；薏苡仁、糯米蒸熟；樱桃、瓜条切成小粒，共同拌制成馅料。

(2)将馅料酿入苹果中，入屉蒸熟透取出。同时，将冰糖加水熬化，淋在苹果上即可。

【功　效】 具有益气，滋阴，止渴的功效。适用于脾胃虚弱，胃阴不足所致食欲不振、消化不良、腹泻等。

瓤苹果

【原　料】 国光苹果7个，山楂糕20克，青梅20克，蜜枣25克，金橘50克，柿子饼15克，白糖200克，花生油500毫升，葡萄干、桂花，淀粉。

【制　作】

(1)苹果去皮、核(要使苹果保持完整)，山楂糕用刀碾成泥状，青梅、蜜枣、金橘、柿子饼都切成小丁。将山楂糕同丁料加入白糖100克，花生油25毫升，桂花少许，拌成甜馅备用。

(2)将甜馅分别装入苹果内，用淀粉糊封上。

(3)锅中加花生油，烧至七成热，将装好馅的苹果炸至金黄色，捞出后将苹果放入大平盘内，入屉蒸透，取出装大海碗内。

(4)锅中加清水适量，放入白糖、桂花、味精，调成甜汁，浇在苹果上即可。

【功　效】 具有生津止渴，健脾和胃的功效。可作为高血压、贫血患者的保健菜肴。

四喜苹果

【原　料】 红富士苹果4个，蒸熟的糯米120克，山楂糕120克，桂圆肉40克，白糖150克，玫瑰酱10克，淀粉适量。

【制　作】

(1)苹果洗净，削去皮，从上部用圆口刻刀切下1厘米厚的顶盖，挖出果核；山楂糕切成0.6厘米的方丁，与桂圆肉、糯米、白糖50克拌匀，填入苹果中，盖上盖，入屉蒸熟取出。

(2)勺中放清水100毫升，白糖100克，烧沸，撇去浮沫，用淀粉勾芡，浇在苹果上即可。

【功　效】 具有开胃，助消化，健脾胃的功效。对贫血、高血

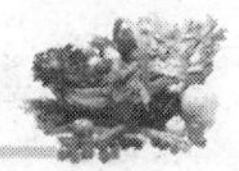

压有辅助治疗作用。

酿什锦苹果

【原　料】 苹果5个，糯米50克，玉米25克，大枣肉、核桃仁、橘饼、青梅、冬瓜条、桂圆肉、瓜子仁各15克，熏黑枣肉5克，白糖、桂花酱、香油各适量。

【制　作】

(1)将苹果在有柄的一头切下1/5(按苹果的高度)为盖，再将苹果核挖出，呈罐形，用开水稍烫一下，沥干水分；糯米、玉米淘洗干净，放入碗内，加清水，上屉蒸熟；大枣肉、核桃仁、橘饼、青梅、冬瓜条、桂圆肉、熏黑枣肉切成1厘米见方的丁。

(2)大枣肉、核桃仁、青梅、橘饼、冬瓜条、桂圆肉、熏黑枣肉丁均用开水焯过，沥干水分，放入碗内，加入蒸熟的糯米、玉米、瓜子仁、香油、白糖、桂花酱搅匀，平均分成5份，装入苹果内，盖上盖，放入盘内，入屉蒸透取出。

(3)炒锅内加清水、白糖烧沸，浇在苹果上即可。

【功　效】 具有健脾胃，助消化的功效。对贫血、高血压有辅助治疗作用。

金橘豆腐丸

【原　料】 豆腐500克，红橘10个，午餐肉200克，鸡蛋3个，精盐、姜米、葱花、香油、淀粉、植物油各适量。

【制　作】

(1)豆腐用漏勺搅碎，加入午餐肉、精盐、胡椒粉、姜米、葱花、淀粉，磕入鸡蛋，搅拌成馅。

(2)锅上火入油，烧至六成热，将豆腐馅挤成丸子，下入油锅中炸至呈金黄色、熟透捞出，沥油，装入盘中。

(3)用小刀在红橘顶部 1/5 处刻成锯齿状,上为橘盖,入屉蒸 8～10 分钟,取出揭开橘盖,淋入香油,装入丸子即可。

【功　效】 具有化痰止咳,理气健脾,清热解毒,补中生津的功效。

芝麻柿子饼

【原　料】 干柿子饼 6 个,芝麻 100 克,鸡蛋 2 个,淀粉 100 克,植物油适量。

【制　作】

(1)干柿子饼用刀从中间片成 2 片(共 12 片),上屉蒸约 5 分钟取出;鸡蛋磕入碗中,加入淀粉调成全蛋糊。

(2)平底锅、炒锅分别入油上火,先将柿子饼挂匀全蛋糊,入平底锅中煎至定形后(煎时可在其表面撒上一层熟芝麻),再倒入烧热的宽油锅中炸至呈金黄色时捞出,控油装盘即可。

【功　效】 具有润心肺,消痰的功效。适用于血淋便血。对面部皱斑有辅助治疗作用。

香菠柿子

【原　料】 干柿子饼 300 克,盐水菠萝 100 克,鸡蛋 2 个,番茄酱、精盐、白糖、白醋、淀粉、植物油各适量。

【制　作】

(1)干柿子饼入屉蒸约 15 分钟至回软时取出,切成筷子条;鸡蛋磕入碗中,与生粉调成全蛋糊;盐水菠萝切成小块。

(2)净锅上火,注入植物油烧至四五成热,将柿子条逐一挂匀全蛋糊,下入锅中炸至呈金黄色时捞出。

(3)锅留底油,下入番茄酱炒散,掺少许清水,调入精盐、白糖和白醋,烧沸后用淀粉勾芡,再放入柿子条和菠萝块,翻拌均匀后

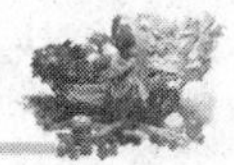

起锅装盘即可。

【功　效】 具有开胃健脾，润肠通便的功效。

鲜果金银带子

【原　料】 甜瓜、哈密瓜各250克，带子（鲜贝）500克，鸡蛋3个、红萝卜花，植物油，精盐、淀粉、白糖、葱段、蒜蓉、姜片、面包粉、花生油各适量。

【制　作】

(1)带子用精盐、淀粉和香油拌腌片刻，取其中12粒，蘸上已打好的鸡蛋液，扑上面包粉，放入花生油锅里炸至金黄色取出备用。

(2)甜瓜和哈密瓜用挖薯器挖成球形。

(3)余下的带子用开水烫一下，捞出沥干，拉油备用。

(4)锅置火上，放入植物油烧热，下葱段、蒜蓉、姜片、红萝卜花爆香，再下过油的带子炒合，最后放入一半甜瓜和全部哈密瓜，下入精盐、白糖，用淀粉勾芡，兜匀，倒入碟中央，旁边围上余下的甜瓜球，再用鸡蛋液炸过的带子围放在碟边即可。

【功　效】 具有通便润肤的功效。对女性有瘦身美容的作用。

草莓黄瓜

【原　料】 黄瓜500克，鲜草莓200克，白糖、白醋、精盐、味精各适量。

【制　作】

(1)将黄瓜用清水洗净，切去两头，再切成梳子背块形，放入小盘内，加精盐腌约10分钟捞出，入凉水中稍漂洗，然后轻轻挤干水分，盛盘内。

(2)将白糖用开水溶化，再把草莓去蒂、叶，洗净，控干，碾碎，淋入糖水、白醋，加味精拌匀，入冰箱冷藏后取出，浇在黄瓜块上即可。

【功　效】 具有清热解毒，润肺生津，健脾利尿，防癌抗癌，增强抵抗力的功效。

草莓酱炒鸡蛋

【原　料】 鸡蛋 750 克，草莓酱 125 克，植物油 100 克，精盐 5 克，牛奶 200 克。

【制　作】

(1)将鸡蛋磕入盆内，打散，加牛奶、精盐调匀成糊。

(2)煎锅内放植物油烧热，倒入蛋糊，在小火上摊成圆饼，待即将完全凝结时，在其中央放上草莓酱，再把两端叠起，将馅裹严呈椭圆形，然后把鸡蛋饼颠翻过来，光面向上，呈金黄色即可。

【功　效】 适合于贫血、便秘、冠心病、胃肠疾病、动脉硬化等病患者食用。

鱼香草莓

【原　料】 鲜草莓 250 克，鸡蛋 3 个，植物油 500 毫升，泡红辣椒末、姜末、蒜粒、葱花、白糖、胡椒粉、味精、醋、精盐、淀粉、酱油、高汤各适量。

【制　作】

(1)草莓洗净，晾干水分，加少许精盐腌渍；取蛋清入碗，加淀粉制成蛋清豆粉待用。

(2)锅置火上，倒入油烧至六七成热，将草莓逐个裹上蛋清豆粉，入锅炸成金黄色时捞起装入盘中。

(3)锅内留适量的油，下泡红辣椒末、姜末、蒜粒煸香，掺入适量的高汤，再放入适量的酱油、白糖、味精、醋、胡椒粉制成鱼香汁，

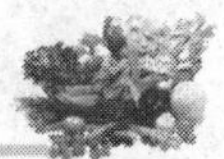

待汤汁出味后勾适量的淀粉收汁，淋入盘中的草莓上，撒上葱花即可。

【功　效】具有润肺生津，清热凉血的功效。可作为贫血、体虚患者的食疗菜肴。

奶油鲜草莓

【原　料】　鲜草莓 750 克，奶油 100 克，香草 1 张，白砂糖 200 克。

【制　作】

(1)把鲜草莓择洗干净，用洗水果液浸泡消毒，再用开水漂净，捞出沥干水分。

(2)将洗净的草莓盛在盘内，放入 150 克白糖拌匀。

(3)食用时，将奶油、香草片加白糖 50 克，放在一起，搅拌均匀，放在草莓盘中即可。

【功　效】　对动脉硬化、冠心病、便秘、体虚、贫血等病症有辅助治疗作用。

拔丝荔枝

【原　料】　鲜荔枝 500 克，枣泥馅 100 克，精面粉 100 克，鸡蛋(用蛋清)2 个，淀粉、白糖、熟猪油各适量。

【制　作】

(1)将鲜荔枝剥去外壳，挖去核，用干净白布吸干水分，然后将枣泥馅填入荔枝中，用精面粉调成糊，封住荔枝口。

(2)用鸡蛋清和精面粉、淀粉调成蛋清糊。

(3)锅置火上，放入猪油烧至六成热，将荔枝逐个蘸上蛋清糊，下入油锅中炸呈金黄色捞出，控净油。

(4)原锅中留少许油，放入白糖，用小火将其熬至能拔出丝来时，随即放入炸好的荔枝，待糖汁均匀地粘上荔枝时，起锅装入撒上白糖的盘中。上桌前另配一碗凉开水即可。

【功　效】 具有健脑补身，滋心养肝血的功效。适用于身体虚弱、胃寒症、淋巴结肿大等。

夹沙香蕉

【原　料】 香蕉 500 克，豆沙 100 克，面粉 150 克，发粉 25 克，白糖、花生油各适量。

【制　作】

(1)将香蕉去皮，切成 7 厘米长的段，除去心中的硬肉，把豆沙嵌入蕉心。

(2)把面粉、发粉加清水调成糊。

(3)锅置火上，放油烧至七成热，把香蕉段放入面糊内拖一拖，逐个下油锅炸至浮出油面呈金黄色，捞出装盆，撒上白糖即可。

【功　效】 豆沙有清热利水，祛湿排毒作用，与香蕉合食，可促使人心情愉快，精神愉悦。

奇味香蕉

【原　料】 香蕉 500 克，豆沙馅 100 克，净菠萝肉 50 克，面包糠 100 克，鸡蛋 1 个，淀粉 20 克，白糖 25 克，植物油适量。

【制　作】

(1)香蕉去皮，切齐两端，用圆口戳刀将中间挖空；菠萝肉切碎，与豆沙、白糖拌匀为馅。

(2)把甜馅填入香蕉内，蘸干淀粉，挂鸡蛋液，蘸上面包糠。

(3)锅内注油，烧至四成热放入香蕉炸至金黄色即可。

【功　效】 香蕉具有清热生津，润肠通便，降血压，降血糖，防癌抗癌的功效。

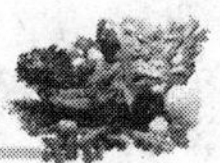

蜜汁椰粉煎香蕉

【原　料】 香蕉3根，椰子粉200克，蜜糖3汤匙。

【制　作】

(1)椰粉倒在平盘上备用。

(2)香蕉去皮，放在椰粉上滚动，使其粘满椰粉。

(3)将蜜糖倒入平底锅内，小火烧热，将粘有椰粉的香蕉轻轻放入，用小火煎至焦黄时，将香蕉翻过再将反面煎至焦黄即可。

【功　效】 具有益智，通便的功效。适合于便秘及高血压患者食用。

水晶桃

【原　料】 大肥嫩鲜桃100克，山楂糕50克，猪油50克，白糖250克，香蕉精3滴。

【制　作】

(1)将桃去皮、核，切成橘瓣块，加白糖，上屉大火蒸30分钟；山楂糕切成0.7～0.8厘米见方的小丁。

(2)锅内加适量清水及白糖，烧沸后撇去浮沫，再放入猪油、香蕉精，用手勺不断搅动，熗至汁浓，倒在碗中的桃上，放在冰箱内凉透取出，扣在盘内，撒上山楂糕丁即可。

【功　效】 山楂含丰富的维生素C，有降血脂，降血压，健脾益胃，助消化，抗菌抗癌等功效。与桃配菜，常食可祛病健体，延年益寿，尤其适宜老年人、小儿食用。

玻璃芍杞桃仁

【原　料】 核桃仁500克，枸杞子15克，白芍10克，白糖、植物油各适量。

【制　作】

(1)将核桃仁放入开水中泡至皮衣发软，撕去皮，再入开水内氽一下，沥干水分；白芍洗净，切成薄片；枸杞子洗净，与白芍入砂锅加清水煎取汁，收浓汁为宜。

(2)炒锅置中火上，下油烧至四成热，核桃仁入油中炸至浮起捞出。

(3)炒锅内留油，倒入药汁，在微火上烧至五成热，加白糖搅拌，待糖溶化冒细泡时，放入核桃仁颠翻均匀，使糖汁均匀地粘满桃仁，随后倒在案板上，用筷子逐块拨开即可。

【功　效】 具有补益精气，强盛阴阳，延缓衰老的功效。

核桃炒韭菜

【原　料】 核桃仁 100 克，韭菜 100 克，酱油、白糖、香醋、味精、花生油各适量。

【制　作】

(1)核桃仁切片，锅内放花生油，下入核桃仁炸至金黄色捞出；韭菜洗净，切成长 3 厘米的段。

(2)锅放大火上，倒入花生油烧热，放入韭菜，加白糖、香醋、酱油，急炒，倒入核桃仁拌匀，放入味精，即可起锅。

【功　效】 具有补肾，壮阳，固精的功效。适用于阳痿。

生发豆

【原　料】 黑豆 240 克，核桃仁 12 个，枸杞子、何首乌各 60 克，熟地黄、山茱萸各 50 克。

【制　作】 先将枸杞子、何首乌、熟地黄、山茱萸加水煎取浓汁后去渣，再将核桃仁、黑豆加入浓汁中煎煮，至核桃仁熟烂于此汁中并被黑豆吸收，然后烘干。

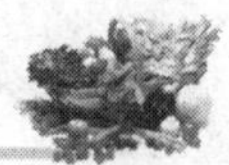

【功 效】 具有生发,乌发的功效。适用于脱发和头发早白。

核桃仁拌芹菜

【原 料】 芹菜300克,核桃仁50克,精盐、味精、香油各适量。

【制 作】

(1)将芹菜去杂,洗净,切丝,下开水锅中焯2分钟捞出,用凉开水冲一下,沥干水放盘中,加精盐、味精、香油。

(2)核桃仁用热水泡后去薄皮,再用开水泡5分钟取出,放在芹菜上拌匀。

【功 效】 具有黑须发,养容颜,健美,延年益寿的功效。

五香核桃仁

【原 料】 核桃仁、花生仁各250克,花椒、小茴香、陈皮、桂皮、姜片、精盐各适量。

【制 作】

(1)将核桃仁、花生仁淘洗干净,花椒、小茴香、陈皮、桂皮、姜片纳入纱袋内。

(2)先把适量的清水倒入锅内,放入调料袋、精盐,用大火煮至水沸时,再放入花生仁、核桃仁煮沸,然后改用小火煮至熟软即可。

【功 效】 具有益智强身,延缓衰老,养颜乌发的功效。

炒鲜核桃仁

【原 料】 鲜核桃仁300克,青菜心、水发香菇各50克,葱、姜、精盐、料酒、高汤、味精、淀粉、植物油、香油各适量。

【制 作】

(1)将核桃仁洗净,放入开水锅中略烫捞出,剥净皮膜;青菜心洗净,切成段;香菇切成片,葱、姜均切成末。

(2)锅置火上,注入植物油烧热,放入葱、姜末,爆出香味,烹入料酒,加入香菇、青菜心、核桃仁,翻炒至熟,加入高汤、精盐、味精,烧开略煨,用淀粉勾成稀芡,淋入香油推匀,盛出即可。

【功　效】 具有益智,延缓衰老,降低胆固醇的功效。

熘核桃仁豆腐

【原　料】 豆腐4块,核桃仁100克,鸡蛋(用蛋清)2个,湿淀粉40克,熟油750毫升,干红辣椒1个,葱段、酱油、醋、精盐、高汤、白糖各适量。

【制　作】

(1)将豆腐上屉蒸去水分,切成5厘米长、2.5厘米宽、0.3厘米厚的薄片,加精盐拌匀;鸡蛋清与淀粉调成糊,红辣椒切成片。

(2)将核桃仁用开水浸泡后除皮,放进四成热的油里炸至淡黄色时捞出,控去油。

(3)将每片豆腐薄薄抹一层蛋清糊,放核桃仁,卷成“核桃仁豆腐生坯”。

(4)炒勺置大火上,入油烧至五成热时,逐一将核桃仁豆腐生胚用蛋清糊裹匀,下油炸至金黄色捞出控去油。

(5)原勺留少许底油,将红辣椒片、葱段煸炒几下,加入酱油、白糖、醋和高汤,然后用湿淀粉勾薄芡,随即将炸好的核桃仁豆腐下勺颠翻几下,点明油即可。

【功　效】 具有滋阴清热,补气养血,美容瘦身的功效。适用于冠心病、高血压、血管硬化等。

酥核桃仁鲜笋

【原　料】 鲜笋750克,核桃仁50克,植物油、淀粉、面粉、味精、精盐各适量。

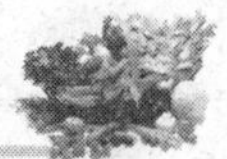

【制 作】

(1)将笋去壳和表茎,切成5厘米左右的“筷子条”,入开水焯去涩味,捞起过凉晾干;核桃仁用开水泡涨,去衣,入油锅炸酥,捞起切成米粒状。

(2)淀粉、面粉、精盐、味精、桃粒混合搅拌,加入笋条和匀;炒锅下油烧至六成热,将其逐一放入炸至菜黄色捞起即可。

【功 效】 鲜笋消食化痰,桃仁润肠消肿。

酱炒三果

【原 料】 核桃仁、杏仁、榛子仁各100克,竹笋50克,花椒、大茴香、甜面酱、酱油、植物油、料酒各适量。

【制 作】

(1)将核桃仁、杏仁水浸去皮,竹笋切小丁;将核桃仁、杏仁、榛子仁用热油稍炸,捞出。

(2)锅放油,烧至六成热,放花椒、大茴香稍炒出味捞出不用,下竹笋、甜面酱稍炒,下酱油、料酒、水烧沸,下三果仁烧至汁收酱浓即可。

【功 效】 核桃性味甘温,润肺益肾利肠;杏仁味甘温,祛痰止咳,平喘润肠;榛子仁性味甘平,补气开胃,长力厚肠。适用于体弱、虚损、病后康复者。

荸荠木耳

【原 料】 荸荠200克,水发木耳50克,高汤、酱油、白糖、醋、花生油、香油、湿淀粉各适量。

【制 作】

(1)将木耳择洗干净,沥干水分,用刀切片;荸荠去皮,洗净,用刀拍碎。

(2)锅置火上，注油烧至六成热，把木耳和荸荠放入煸炒几下，下入高汤、酱油、白糖，烧沸以后勾芡，然后淋上香油和醋，稍拌一下即可。

【功　效】 具有润肺益胃，润燥利肠的功效。适用于高血压、便秘患者。

炒香菇荸荠

【原　料】 水发香菇 200 克，荸荠 500 克，精盐、味精、料酒、鸡油、葱椒油、白糖、葱、姜、熟猪油、淀粉、鸡汤各适量。

【制　作】

(1)荸荠去皮，用开水煮透，捞出过凉后，顶刀切成厚片；葱切成段，姜块拍松。

(2)香菇去根、蒂，洗净(大的要破开)，煮透，捞出沥去水，加入鸡汤、鸡油、精盐、味精、料酒、葱段、姜块，上屉蒸 10 分钟取出，拣去葱段、姜块，把香菇码在盘里，汤汁滗入汤勺中，用淀粉勾成薄芡，再加入葱椒油，浇在香菇上。

(3)将锅注入熟猪油烧热，下入荸荠片，烹入料酒，再下入鸡汤、精盐、味精及白糖，用手勺搅动，再用淀粉勾芡，淋上鸡油，盛在香菇的四周即可。

【功　效】 具有清热生津，补中益气的功效。本品是抗癌、抗高血压的食疗菜肴。

糖熘南荠

【原　料】 荸荠 40 个，金糕、青梅、桂圆肉、淀粉、桂花水、白糖各适量。

【制　作】

(1)金糕、青梅、桂圆肉分别切小块；荸荠去皮，切小片，入开水

内焯一下。

(2)锅内倒入荸荠,再加入白糖煮沸,放桂花水、金糕块、青梅块、桂圆肉,勾入适量淀粉芡,盛入盘中。

【功　效】 具有开胃,除烦生津,清热凉血的功效。对高血压、癌症患者有辅助治疗作用。

栗子烧白菜

【原　料】 栗子肉 200 克,白菜心 150 克,鸡汤、植物油、葱末、姜丝、淀粉、白糖、精盐、味精、料酒、胡椒粉、香油各适量。

【制　作】

(1)栗子肉放入烧至六成热的油中,炸熟捞出,再放入鸡汤内煨之,捞出沥汤。

(2)白菜心去掉叶,切成 6 厘米长、1.5 厘米宽的条,入开水中烫一下,捞入冷水中。

(3)锅置火上,放入油,放葱、姜烧热,烹料酒,加入鸡汤、精盐、胡椒粉、白糖,放入栗子肉和白菜条,小火煨 5 分钟,然后用淀粉勾芡,淋上香油,放入味精即可。

【功　效】 具有补脾健胃,益肾强筋的功效。适用于脾胃虚弱、气怯食少、泄泻、老年体虚、气喘咳嗽等。

香菇板栗

【原　料】 水发香菇 150 克,板栗 200 克,味精、淀粉、酱油、白糖、香油、姜汁、黄豆芽汤、熟花生油各适量。

【制　作】

(1)将香菇大的一切二片,小的不切;板栗用刀直斩一刀(刀深至栗肉的 3/5 处,皮壳相连),放清水锅内烧沸约 1 分钟,趁机剥去外壳和内皮,栗肉用刀切成厚片。

(2)炒锅放在大火上烧热,放入熟花生油,将香菇、板栗片同时投入煸炒,加入酱油、白糖、姜汁、黄豆芽汤,烧沸后移至小火焖3分钟,端回大火上,加味精,用湿淀粉调稀芡,用手勺推翻几下,淋入香油,出锅装盘即可。

【功　效】 具有益气补虚,抗癌的功效。

栗子烧茭白

【原　料】 栗子200克,茭白300克,植物油、酱油、精盐、味精、白糖、香油各适量。

【制　作】

(1)将茭白洗净,切成3.3厘米长的段;栗子煮熟,去壳,去皮。

(2)锅置大火上烧热,下油烧热,投入茭白煸炒,随即放入栗子一起煸炒约2分钟,加酱油、料酒、精盐、白糖及少量的水,再烧2分钟,下味精拌匀,淋上香油,起锅装盘。

【功　效】 具有补脾健胃,益肾强筋的功效。适用于脾胃虚弱、老年体虚、气喘咳嗽等。

焖栗子

【原　料】 栗子1 500克,芹菜150克,熏板肉皮200克,黄油100克,清汤、精盐各适量。

【制　作】 生栗子剁十字口,入炉烤至裂口时取出剥去皮,洗净,放入锅内,加芹菜、板肉皮、黄油、清汤(汤以没过栗子为好),煮沸后移微火焖熟,盛入盘内。

【功　效】 具有补肾益气,健脾和胃的功效。适用于因肾虚所致小便频数、腰腿酸软、腹泻等。

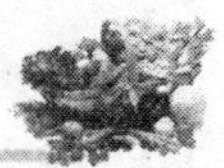

香酱栗子

【原　料】 栗子肉200克,冬笋肉75克,香菇50克,蔬菜、姜、香油、胡椒粉、白糖、精盐、酱油、植物油、碎豆豉、芝麻酱、淀粉各适量。

【制　作】

(1)香菇用清水浸1小时,挤干水,去梗,加植物油1汤匙拌匀,上屉蒸10分钟。

(2)冬笋放入开水中,加少许精盐煮15分钟,捞起浸于清水中,冷后切片。

(3)栗子肉放入开水中煮5分钟捞起,去衣,洗净,放入碟中,加入少许,上屉蒸30分钟至软透。

(4)碎豆豉加水1汤匙拌匀;蔬菜洗净,切段,放入砂锅内。

(5)炒锅置火上,下植物油3汤匙,放入姜及冬笋煸透,放入碎豆豉煸香,加入精盐、酱油、胡椒粉煮沸,小火煮5分钟,下栗子及香菇再煮约5分钟,加入芝麻酱拌匀,勾芡,铲起放在砂锅内煮,原锅上桌即可。

【功　效】 具有益气补虚,滋阴润燥的功效。适用于高血压、冠心病等。

蜜三果

【原　料】 板栗250克,山楂250克,白果25克,白糖、糖桂花、蜂蜜、香油各适量。

【制　作】

(1)将山楂洗净,放入锅中,加清水煮至五成熟,捞出去皮,去核;栗子洗净,剁浅十字口,放入开水锅内煮一下捞出,剥去果壳;白果去壳、膜、皮后洗净,去掉胚。

(2)将栗子、白果放入小盆内，加入清水，上屉蒸20分钟，熟透取出，滗净水分待用。

(3)锅置火上，放入水、白糖、蜂蜜、山楂、栗子、白果煮沸，改为小火炖烧一段时间，放入糖桂花，淋上香油即可出锅。

【功　效】 常食能润肤，延年益寿。可作为高血压、高脂血症的辅助食疗品。

蜜汁莲子藕

【原　料】 净莲子150克，净藕750克，糯米100克，白糖、碱、桂花、淀粉各适量。

【制　作】

(1)将藕洗净，切去两头，将糯米淘洗干净，灌入藕孔中，将切下的藕两头盖上，用竹签别紧。

(2)锅置火上，注水，下入藕煮沸，再加入少许碱，用小火焖至藕熟透，起锅放凉。

(3)莲子去皮和心，洗净，放入碗内，加开水上屉蒸熟，取出滗去水待用。

(4)将莲子放在碗底，将熟藕切成片，铺在莲子上，加白糖，上屉蒸15分钟取出，反扣盘中。

(5)将汁入锅中，加白糖、桂花、少许水，烧沸，用湿淀粉勾芡，均匀地浇在莲子藕上即可。

【功　效】 藕有开胃安神，补髓益血，通气的功效，常食能安神生智，解暑生津，消食止泻；莲子有抗衰老，提高免疫力的作用。两者合食，使补中益气，安神养心之功效更强。

莲子银耳羹

【原　料】 莲子100克，银耳20克，冰糖100克。

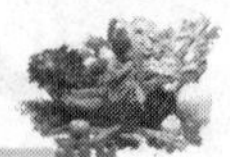

【制　作】将水发银耳洗净，莲子洗净。将水发银耳、莲子放碗内，加适量开水，然后放上冰糖，上屉用大火蒸熟。

【功　效】银耳有增强细胞免疫功能的作用，与莲子配食有益气和血，强心补脑，滋阴降火等功效。

冰糖莲子

【原　料】莲子200克，鲜菠萝、青豆、樱桃、冰糖、桂圆肉各适量。

【制　作】

(1)将莲子去皮和心，加温水上屉蒸熟；桂圆肉用温水洗净，泡5分钟，滗去水；鲜菠萝去皮，切小丁；青豆洗净，用开水焯透。

(2)锅置火上，加水，放入冰糖烧沸至溶化，离火滤去糖渣，将糖水倒回锅内，加入青豆、樱桃、桂圆肉、菠萝，上火煮沸。

(3)将蒸熟的莲子盛入大碗，倒入配料及冰糖水即可。

【功　效】具有清心降火，养心安神的功效。可辅助治疗心烦、失眠、多梦、口舌生疮等。

虎皮莲子

【原　料】蒸好的莲子400克，山楂糕、青梅各25克，白糖250克，熟猪油25克。

【制　作】

(1)将莲子用开水焯一下捞出；山楂糕切丁；青梅用水泡一下，切丁，与莲子、山楂丁一起放碗内。

(2)锅置火上，添水2勺，将白糖下入，化开时下莲子，用小火㸆汁；汁㸆浓时，莲子呈虎皮色，下入熟猪油再㸆，待汁发亮时盛入盘内，撒上青梅、山楂糕即可。

【功　效】具有健脾补肾，养心安神的功效。适用于贫血、失眠、体虚等。

莲子锅蒸

【原　料】 莲子30克，百合15克，扁豆10克，核桃仁15克，鲜蘑菇15克，蜜枣10克，蜜樱桃10克，瓜片10克，玫瑰3克，面粉80克，肥儿粉、白糖、熟猪油各适量。

【制　作】

(1)将鲜蘑菇去杂，切成指甲盖大小；莲子去皮、心；扁豆去壳，与百合、莲子一起装碗上笼蒸熟取出。核桃仁用热水泡发，去皮，炸酥，剁碎；蜜樱桃对剖；瓜片、蜜枣切成碎丁。

(2)将以上各料全部混合，调成配料。

(3)锅置火上，下入猪油烧至五成热，撒入面粉、肥儿粉，注入适量开水，继续将水、面、油合为一体，放白糖炒匀，再投以配料拌匀，起锅前放入玫瑰和熟猪油炒匀即可。

【功　效】 具有清心安神，健脾开胃的功效。

琥珀莲子

【原　料】 莲子300克，桂圆肉100克，冰糖、糖桂花各适量。

【制　作】

(1)温水泡发莲子，去心，洗净。

(2)锅中放适量清水，倒入莲子，用大火烧沸，改小火炖约30分钟，捞出备用。

(3)每颗桂圆内包入一粒莲子，并放回锅内，加冰糖适量，烧沸后撇去浮沫，小火煨炖烂熟，加入糖桂花即可。

【功　效】 具有补血止血，养心安神，补中益气的功效。适宜于贫血、心悸、失眠、健忘、体虚等患者经常食用。

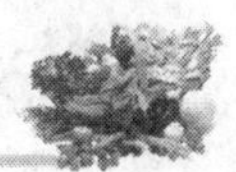

八宝莲子羹

【原　料】　熟莲子 50 克，银杏、熟栗子、橘饼、橘瓣、苹果、香蕉、蜜枣各 25 克，冰糖、淀粉各适量。

【制　作】

(1)将银杏、熟栗子、橘饼、橘瓣、苹果、香蕉、蜜枣分别均匀切成丁，大小与莲子相仿。

(2)锅中放适量清水，加入莲子、银杏、橘饼、橘瓣、蜜枣、白糖，用大火烧沸，再用湿淀粉勾薄芡，放入栗子、香蕉、苹果，拌匀即可。

【功　效】　为气阴双补的保健佳肴之一，能补能固。可辅助防治高血压、高脂血症、肾虚、便秘、食欲不振、气喘咳嗽等。

蜜汁焖莲子

【原　料】　白莲子 300 克，大枣 5 枚，白糖 200 克，猪板油 60 克。

【制　作】

(1)莲子用温水泡软，去尽莲心，用清水洗净；猪板油洗净，切丁待用；大枣用温水洗净。

(2)砂锅置火上，放入莲子、大枣，加水烧沸，用小火焖 1 小时，至莲子焖酥后下白糖、猪板油，再用小火焖约 20 分钟，至汁干、莲子紧包滋汁时即出锅装盘。

【功　效】　具有健脾补肾，养心安神的功效。适宜于心悸失眠、肾虚遗精、尿频等患者食用。健康人食用可增加营养，起到防病保健作用。

菠萝莲花卷

【原　料】　菠萝肉 60 克，胡萝卜 100 克，卷心菜 250 克，菠萝汁 100 毫升，白糖 200 克，白醋 30 克，精盐适量。

【制　作】

(1)将菠萝切成细丝；卷心菜洗净，除去老筋，用开水焯一下，捞出，撒上精盐；胡萝卜洗净，切成细丝，入开水焯过，撒上精盐。两种丝略腌渍几分钟后，均用温水冲净盐分，用纱布吸干水分。

(2)净锅上火，注入清水，放入白糖熬至糖溶化，撇去浮沫，起锅，过滤一容器内，待冷却后加入白醋和菠萝汁，搅匀。

(3)将菠萝丝、卷心菜、胡萝卜丝放入制好的汁液中，浸渍 3 小时。

(4)取出浸渍好的卷心菜叶，平摊在砧板上，每片叶的一侧分别放上 4 根胡萝卜丝，2 根菠萝丝，紧卷裹成直径为 1.5 厘米的卷。食用时，用斜刀切成菱形，装盘即可。

【功　效】 适宜于高血压、高血脂等患者食用。

甜橙沙拉

【原　料】 大甜橙子 3 个，小菠萝 1 个，白糖 30 克，可可粉 75 克。

【制　作】

(1)将大甜橙子剥皮，去筋络，切成薄片；小菠萝去皮、去子，切成小片；可可粉放盘内，加入白糖拌匀。

(2)在盘内放一层甜橙片，再放一层菠萝片，每层都均匀地撒上一层可可粉，入冰箱 2 小时即可。

【功　效】 适宜于高血压、高血脂患者食用。

香橙冬瓜

【原　料】 冬瓜 1 500 克，香橙汁 500 毫升，柠檬汁 500 毫升，白糖 100 克。

【制　作】 将冬瓜去皮，去子、瓤，洗净，切成 2 厘米见方的块，放入不锈钢盆中。将香橙汁、柠檬汁、白糖加水熬化，倒入冬瓜

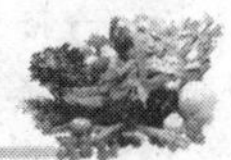

里拌匀，用大盘压上，10 小时后即可食用。

【功　效】 具有滋阴去燥的功效。本品是一道瘦身减肥佳肴。

平阴梨丸子

【原　料】 梨 1 000 克，核桃仁 10 克，橘饼 10 克，青红丝 5 克，玫瑰酱 15 克，香油 5 毫升，白糖 80 克，猪板油 50 克，熟面粉 50 克，花生油 1 000 毫升，淀粉 500 克。

【制　作】

(1)梨去皮、核，切细丝(长 3 厘米)，入盆中与熟面粉拌匀。

(2)猪板油去皮筋，刀压抹成板油泥，再把橘饼、核桃仁剁成细丝末，入玫瑰酱、青红丝、白糖及香油拌成馅，逐个下入热油中，要均衡地保持油温，直至炸透，捞出控净油，放入盘中摆成塔形。

梨丸子加入的馅数量要适当，味要以梨的清香为主，尤其是玫瑰酱的量不宜过多，要恰到好处。

【功　效】 具有生津，润燥，开胃的功效。本品是一道精美的水果保健佳肴。

山楂梨丝

【原　料】 梨 500 克，山楂 200 克，白糖 150 克。

【制　作】

(1)将梨洗净，削去皮，挖去梨核，切成 3 厘米长的细丝，放入盘中。

(2)将山楂用开水浸泡一下，用薄铁皮卷成小圆筒，捅去子，并保持其外形完整。

(3)锅上火，放入白糖，加适量清水，将白糖熬化至黏稠时，放进山楂。

(4)待山楂吸透糖汁后,捞出,摆在梨丝四周即可。

【功　效】 具有清肺热,开脾胃,增饮食,润肤养颜,延年益寿的功效。

糖拌山楂藕丝

【原　料】 山楂糕50克,嫩藕250克,白糖30克,醋适量。

【制　作】 将藕洗净,去皮,切成丝。山楂糕切成丝;取盘把藕丝放入,山楂糕丝堆在藕丝上,白糖、醋加水调成汁,浇在盘中即可。

【功　效】 具有消食健胃,润肤养颜,延缓衰老的功效。

夹沙果膳

【原　料】 山楂糕150克,豆沙馅100克,淀粉50克,面粉50克,绵白糖200克,花生油500毫升。

【制　作】

(1)将山楂糕切成薄片,每片从中间开一刀成夹形状,每个夹内装入豆沙馅少许。

(2)将淀粉、面粉用清水调成糊,将山楂片放入糊中。在锅中放入花生油,烧至五成热后将山楂片放入锅中炸成金黄色,勿使粘连,捞出后装盘,撒上绵白糖即可。

【功　效】 具有消食开胃的功效。

腌红果白菜

【原　料】 白菜、红果、白梨、精盐、白糖各适量。

【制　作】

(1)白菜去根和老帮,洗净,沥干水分,切成细丝;红果洗净,去子,捣成细泥;白梨洗净,去核,切丝。

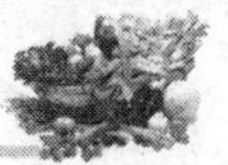

(2)白菜加少许精盐拌匀,腌1小时,沥净盐水,放入红果泥、梨丝、白糖,拌匀,盖严,放阴凉处腌2小时即可。

【功　效】 具有清热润燥,强心,降血脂的功效。

川贝梨

【原　料】 梨1个,川贝母粉5克,白糖少许。

【制　作】 将梨洗净,切去上半部,去核,加入川贝母粉、白糖,然后用切下的部分为盖,盖好,隔水炖熟。

【功　效】 具有滋阴润肺,止咳,养喉的功效。适宜于支气管炎患者食用。

黄梨炖豆腐

【原　料】 大黄梨2个,豆腐250克,水发银耳50克,莲子25克,红樱桃、蜂蜜、白糖、藕粉汁、精盐、料酒、葱段、姜各适量。

【制　作】

(1)将大黄梨去皮、核,洗净,切成边长1.5厘米的菱形小块。

(2)豆腐切成1.5厘米见方的小丁,放入有料酒、葱段、姜片的开水锅中煮约3分钟,捞出投凉,沥水。

(3)水发银耳去根蒂,掰成小块,飞水。

(4)将炒锅上火,注入适量清水,下黄梨块、豆腐丁、蜂蜜、银耳、莲子和少许精盐(以尝不出咸味为度),大火烧沸后,撇去浮沫,加入白糖,用中小火炖透,淋藕粉汁推匀,盛装盘内,点缀红樱桃即可。

【功　效】 具有润肺止咳,滋阴降火的功效。适宜于高血压及肝炎患者食用。常食能美容助颜。

雪梨鱼片

【原　料】 雪梨50克,水发香菇25克,豌豆苗10克,绿豆粉

75 克，花生油、淀粉、香油、精盐、味精、熟菜油各适量。

【制　作】

(1)锅中放清水烧沸，绿豆粉用冷水调匀，加入花生油、精盐、味精搅匀，徐徐倒入锅中，边倒边搅动，待其浓稠明亮时，倒在深汤盆中，冷却后切成长 6 厘米、宽 3 厘米、厚 0.4 厘米的“鱼片”，撒上淀粉拌匀。

(2)锅中放熟油烧至六成热时，撒入“鱼片”，轻轻滑散后，倒入漏勺，控净油。

(3)锅中留底油，放入梨片、香菇、豌豆苗，煸炒一下，放入开水，加精盐、味精调味，用淀粉勾薄芡，倒入“鱼片”，翻锅装盘。

【功　效】 具有清热解毒，止咳化痰，和中下气的功效。常食可强身。

脆三丝

【原　料】 鸭梨 2 个，嫩黄瓜 500 克，胡萝卜 150 克，醋、精盐、香油各适量。

【制　作】

(1)将鸭梨洗净，去皮，切成细丝，放淡盐水中腌一会儿，捞出沥干。

(2)将黄瓜洗净，消毒，切成与梨丝大小相等的细丝，撒上精盐，腌 10 分钟。

(3)将胡萝卜洗净，放开水中烫透，捞出，切成细丝。

(4)将黄瓜丝中的盐水挤掉，将梨和胡萝卜放在黄瓜丝上，加入精盐、醋，拌匀，淋入香油即可。

【功　效】 具有清热解毒，滋阴润燥，止咳化痰的功效。

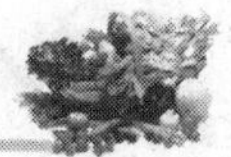

蜜汁鸭梨

【原　料】 鸭梨500克，蜂蜜25克，青梅20克，红樱桃脯10克，白糖100克，香油、香精各适量。

【制　作】

(1)将鸭梨洗净，削去皮，挖掉梨核，切成4块，然后将梨改刀切成扇形，用开水稍烫一下，捞出。

(2)将青梅切成黄豆大小的丁，樱桃脯切成末。

(3)锅置火上，用香油将白糖熬成黄色，加少许水和蜂蜜煮沸，放梨块煮熟，捞出装盘，撒上青梅丁和樱桃末。

(4)锅中的糖汁加香精，倒在梨块上即可。

【功　效】 具有养阴清热，润肺止咳的功效。秋季食用最为滋补。

松炸糯米梨

【原　料】 大鸭梨3个，糯米100克，鸡蛋(用蛋清)3个，黄瓜、番茄、淀粉、白糖、姜片、植物油各适量。

【制　作】

(1)将糯米内的杂质拣净，淘洗后放碗中，加适量清水和姜片，上屉蒸30分钟至熟取出，拣去姜片，同白糖50克搅拌均匀；大鸭梨去皮、核，切成0.3厘米厚的圆片；蛋清入碗，打至发起，加入淀粉调匀成蛋泡糊。

(2)把切好的梨片逐一拍上一层面粉，抖掉余粉，然后两片中间夹一层糯米饭(共1厘米厚)，蘸上蛋泡糊，放入烧至三四成热的植物油中浸炸，待呈淡黄色且内透时，捞出控油装盘，撒上白糖。黄瓜、番茄分别切花点缀盘边即可。

【功　效】 具有清肺止咳，滋阴清热，降血压，开胃的功效。

本品是高血压及肝炎患者的辅助食疗品。

桂花蜜汁猕猴桃

【原　料】 猕猴桃500克,蜂蜜25克,糖桂花10克,蜜枣10克,菠菜汁25克,熟猪油、淀粉、白糖各适量。

【制　作】

(1)猕猴桃用刀削去外皮,然后用圆口刀从中间绞一深孔。

(2)将蜜枣去核,用刀将枣肉砸成泥状,再用小刀刮一份枣泥,填入猕猴桃小孔的空隙处,如此逐一将猕猴桃填好。

(3)锅中放入熟猪油烧至五成热,将猕猴桃放入略炸一下捞出;另一锅中放入清水,烧沸后加入白糖、蜂蜜、菠菜汁,用淀粉勾芡,倒入猕猴桃颠一下,撒上糖桂花,起锅装盘即可(注意不宜选用过熟的猕猴桃,以免影响成形,油温也不宜过高)。

【功　效】 本品肿瘤患者的辅助食疗佳品。

白蜜银耳椰子盅

【原　料】 大椰子1个,水发银耳80克,白蜂蜜120克,生姜150克。

【制　作】

(1)将椰子剥衣,刮洗净,在蒂部横锯下约1/5处,留下为盖,倒出椰子汁;生姜洗净,切大片,捶蓉入锅内,加开水500毫升煎成汁,滤去姜渣,取姜汁水;银耳用开水洗净,入开水锅中煮几分钟去净异味。

(2)将椰子盅放入蒸碗里,倒入姜汁水、白蜂蜜、银耳,盖上蒂盖,然后将大蒸碗入屉笼内,大火蒸约1小时即可。

【功　效】 具有补肺润肺,化痰止咳的功效。对因肺虚或肺阴虚所致之干咳痰少、喉干痒、痰中带血有良好食疗作用。

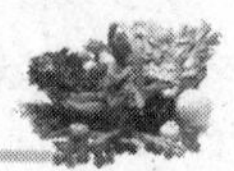

椰奶糕

【原　料】 椰汁500克,鲜奶350毫升,鸡蛋(用蛋清)2个,琼脂15克,白糖250克,椰子油适量。

【制　作】

(1)将琼脂用清水泡软,放入锅中,煮至溶化,再加入鲜奶、椰汁、白糖煮一下,边煮边搅,熟后离火,将其杂质及没有全部溶解的琼脂过滤。

(2)将蛋清搅打泡松,倒入椰奶汁中调匀,煮熟,放凉,入冰箱。

(3)食用时取出,切块装盘即可。

【功　效】 牛奶具有养气血,补肺养胃,生津润肠,解热毒,润肌肤,健脑益智和降低胆固醇的功效;椰汁具有益气生津的功效。常食本品可提高抗病能力,润肌肤。

五香槟榔

【原　料】 槟榔200克,陈皮20克,丁香、白豆蔻、砂仁各10克,精盐适量。

【制　作】 将槟榔、陈皮、丁香、白豆蔻、砂仁放入锅内,加精盐及水适量,用大火烧沸,然后用小火煎煮,使药液干涸,停火待冷,将槟榔切成黄豆大小碎块即可。在饭后含槟榔少许,然后吃下。

【功　效】 具有健脾宽胸,顺气消滞的功效。

樱桃香菇

【原　料】 水发香菇80克,鲜樱桃50颗,豌豆苗50克,料酒、味精、精盐、白糖、酱油、姜汁、淀粉、熟菜油、香油各适量。

【制　作】

(1)将水发香菇去杂质,洗净,切成薄片;将豌豆苗去杂,洗净。

(2)锅置火上,注入菜油烧热,放入香菇煸炒,加入姜汁、料酒、酱油、白糖、精盐和水煮沸,改为小火煨烧一会儿,再将豆苗入锅,加入味精,用淀粉勾芡,然后放入樱桃,淋上香油,出锅装盘即可。

【功　效】 本品能提高机体的抗病能力,改善贫血症状,有美容增颜的作用。

樱桃鲜奶冻

【原　料】 樱桃 250 克,鲜牛奶 250 克,琼脂 10 克,柠檬汁 15 克。

【制　作】

(1)将琼脂用清水洗净,泡软,放入锅中,加适量清水,煮至溶化。

(2)将鲜奶倒入琼脂液中,煮沸后离火。

(3)待牛奶凉至一半时,倒入樱桃拌匀,加入柠檬汁再拌一下,凉透,送入冰箱中冷冻即可。食之可切片、块。

【功　效】 具有生津润肠,解热毒,润肌肤,健脑益智的功效。

樱桃美容散

【原　料】 樱桃 300 克,山药 1500 克,核桃仁 500 克,蜂蜜 400 克。

【制　作】

(1)将山药洗净,去皮,放入屉中蒸熟,烘干,研成粉末;核桃仁用小火炒酥,压成细末;樱桃去核,剁成细粒。

(2)净锅置于中火上,将蜂蜜入锅,加适量开水,溶化后加入山药粉、核桃仁末,用小火炒干水分,炒香,再加上樱桃细粒炒匀,放入瓷缸中盖严存放。

【功　效】 具有滋润皮肤,益颜色,黑发,延年益寿的功效。

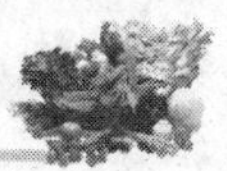

西米鲜樱桃蚕豆

【原　料】 鲜樱桃500克，鲜蚕豆粒200克，西米200克，白糖320克，桂花卤少许。

【制　作】

(1)鲜樱桃洗净，去核，用白糖腌起；鲜蚕豆用开水煮透，剥去内皮，用冰水过凉。

(2)西米洗净，用凉水浸泡。

(3)锅内注入清水烧沸，西米滗掉水，入锅烧沸，用小火煮之，待西米浮起成稀粥状，加进白糖、桂花卤，再将腌过的樱桃、蚕豆放入，烧沸至樱桃、蚕豆浮在西米粥的面上，盛入碗内。

【功　效】 蚕豆具有健脾祛湿，利尿消肿等功效。蚕豆与樱桃配菜，有滋养肝肾，祛风除湿，利尿消肿等作用。

橘皮菜心

【原　料】 白菜心200克，橘皮20克，白糖50克，香油少许。

【制　作】 白菜心洗净，切丝，盛入盘中。橘皮洗净，切成碎末，放菜丝上撒入白糖，浇少许香油，搅拌均匀即可。

【功　效】 白菜性平味甘，具有养胃，利尿的功效。配以橘皮，可调理脾胃不合引起的不思饮食，消化不良。

(五)单味果膳

阿胶枣

【原　料】 鲜枣750克，阿胶50克。

【制　作】 鲜枣洗净，上锅煮至烂；阿胶用温水化开，加入熟枣内，微火爊至汤浓即可。

【功　效】 具有滋阴养血，益脾补中的功效。适用于贫血患者。

大枣膏

【原　料】 大枣500克，白糖500克。

【制　作】 将大枣去核，加水煮烂，熬成膏状，加白糖溶化拌匀即可。

【功　效】 具有补中益气，健脾益胃的功效。

挂霜大枣

【原　料】 大枣250克，芝麻25克，白糖250克，桂花少许。

【制　作】

(1)大枣用开水烫一下，去核；芝麻炒熟后备用。

(2)锅中加少许清水，放入白糖、桂花，熬至水尽快出丝时，将大枣倒入锅中，边翻边撒芝麻，翻匀后倒出，凉后即可挂霜大枣。

【功　效】 具有补中益气，养胃健脾的功效。适用于脾胃虚弱者，也是女性的美容食品。

木瓜蜜汁

【原　料】 木瓜2个，蜂蜜250克，姜20克。

【制　作】 将木瓜、姜切片，加水同煮30分钟，去渣，留汁，与蜂蜜调和，稍熬即可。

【功　效】 具有消食利便的功效。

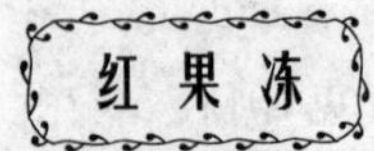

红果冻

【原　料】 鲜红果250克，白糖150克，琼脂50克。

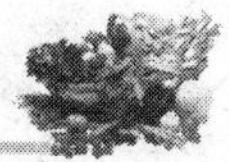

【制　作】

(1)将鲜红果洗净,捅去子,捣成泥,取其汁,倒入锅中,加入白糖和清水,上火烧沸。

(2)将琼脂用清水浸软,洗净,放入烧化的红果糖汁中,待其全部溶化,撇去浮沫,起锅倒入模子或盆中,待其冷冻成形时即可。

【功　效】 具有消食导滞,降血脂的功效。

乌梅蜂蜜汁

【原　料】 乌梅 500 克,蜂蜜 100 克。

【制　作】 乌梅用冷水泡发,去核,加水适量,先以大火煮沸,后以小火煎煮,每 20 分钟煎汁 1 次,加水再煮,共取汁 3 次。合并煎汁,再以小火煎熬至稠膏状时,加入蜂蜜煮沸,停火,待冷后装瓶备用。

【功　效】 适用于慢性肠炎。

梅子酱

【原　料】 酸梅 2 000 克,白糖 1 000 克,淀粉、桂花各适量。

【制　作】

(1)将酸梅洗净,切碎,去核,入锅内加水煮沸,倒掉酸水,再用清水冲洗,以免过酸。

(2)加水没过酸梅,小火煮烂,加白糖,边煮边搅拌,把酸梅捣成酱,最后加进少许淀粉和桂花,搅匀即可。

【功　效】 具有健脾,消食,散瘀血的功效。

椒盐白果

【原　料】 白果 400 克,鸡蛋(用蛋清)2 个,淀粉 100 克,椒盐 10 克,精盐、面粉、熟猪油各适量。

【制　作】

(1)将白果剥去外壳,放入冷水锅中,上火煮 20 分钟,边煮边搅,去掉外层细皮,换水再煮 30 分钟,待白果煮开花后捞出,沥干水分。

(2)将鸡蛋清放入碗中,打散起泡时,加入精盐、面粉拌匀,再加入淀粉,调成蛋清糊。

(3)取锅上火,倒入猪油烧至五成热,将白果蘸上蛋糊,下油锅炸一下,捞出。油烧至七成热时,再将白果放入油锅,炸至金黄色起锅,装入盘中,撒上椒盐即可。

【功　效】 具有定喘嗽,温肺益气的功效。

拔丝西瓜

【原　料】 七成熟的西瓜(净瓜)400 克,鸡蛋(用蛋清)3 个,熟芝麻 5 克,花生油、香油、白糖、面粉、淀粉各适量。

【制　作】

(1)将西瓜切成 2 厘米见方的块,拍上面粉。

(2)把蛋清打散,加入淀粉,搅成蛋泡糊。

(3)锅置大火上,注入油烧至七成热,将西瓜一块一块地拖蛋泡糊,下入油锅炸至浅黄色时捞出。

(4)炒锅留底油,放入白糖炒至四周围起小泡,投入炸好的西瓜,撒上芝麻,不停地翻锅,使糖浆全部裹在西瓜上即可。上桌时,随带凉水 1 碗。

【功　效】 具有清热止渴,利尿解毒的功效。

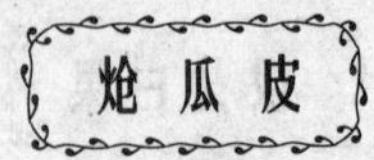

炝瓜皮

【原　料】 西瓜皮 500 克,红辣椒丝 5 克,干红辣椒 1 个,香油、白糖、醋、精盐、姜片、姜丝各适量。

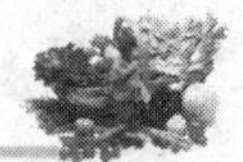

【制　作】 将西瓜皮洗净，去瓜瓤，切成6.5厘米厚、2厘米宽的片。炒勺内加香油，置火上烧至五六成热时下入干红辣椒、姜片和瓜皮片煸炒几下，倒入小盆内，加入精盐、白糖、醋，撒上干红辣椒丝、姜丝，放在凉处腌透即可。

【功　效】 具有清暑开胃，消夏化食的功效。

西瓜冻

【原　料】 上等红瓤西瓜1个，冻粉25克，白糖150克，冰糖50克，水果香精1～2滴。

【制　作】

(1)西瓜洗净，切开，捣碎成蓉状，用消毒纱布过滤，取汁约1 000毫升；将泡发、洗净的冻粉切碎备用。

(2)锅放小火上，加入清水和切碎的冻粉，熬至溶化，再加入白糖、冰糖，烧溶化，搅匀，用纱布过滤，倒回锅内，随即倒入滤过的西瓜汁及水果香精，轻搅至汁微沸，离火，倒入事先备好的盛器中，凉后放入冰箱定形成冻。

(3)食用时，将瓜冻取出，装入盘内即可。

【功　效】 具有清热解暑的功效。

熘西瓜翠衣片

【原　料】 厚西瓜皮500克，花生油，香油、精盐、淀粉、葱、姜末各适量。

【制　作】

(1)将西瓜皮削去外皮，刮去残余瓜瓤，用冷水洗净，切成均匀的厚片，放入开水内烫一下，捞出，用冷水过凉，沥净水分。

(2)锅置火上，注入油烧热，下入葱、姜末，待炒出香味，加入水和精盐，投入瓜片，转微火烧1～2分钟，瓜片入味，用淀粉勾芡，淋上香油即可。

【功　效】 具有清虚热，去燥气的功效。适用于口舌生疮。

核桃糖

【原　料】 核桃仁、白糖各500克，香油适量。

【制　作】 将白糖放入锅中，加水适量，用小火煎至用锅铲能挑起丝状时停火。将核桃仁用香油炸酥，放入白糖锅内搅匀，倒在涂有香油的盘中摊平，稍凉，用刀划成条块即可。

【功　效】 具有补肾益胃的功效。适用于面色少华、多汗易惊、夜寐不宁、烦躁多啼、肌肉松弛、神疲乏力、食欲不振、口渴便干者。

琥珀枇杷

【原　料】 新鲜枇杷20颗，琼脂25克，白糖浆150克。

【制　作】

(1)枇杷洗净，剥去外皮，挖去果核，并保持枇杷的完整，用50克白糖浆拌匀，腌制一下，分别装入20个小酒杯中。

(2)琼脂用凉水洗净，泡软，放入锅中，加入适量清水，上火煮沸，煮至琼脂溶化，撇去浮沫，加入白糖100克搅匀，分别注入20个装有枇杷的小酒杯中。

(3)等其凉后送入冰箱冷冻一下取出，倒扣在盘中即可。

【功　效】 具有清热润肺，和胃止咳的功效。

拔丝苹果

【原　料】 苹果500克，鸡蛋(用蛋清)1个，淀粉、面粉、桂花酱、白糖、花生油各适量。

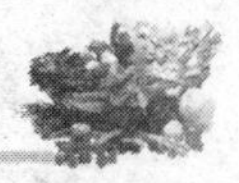

【制　作】

(1)将苹果削去皮,一切为四,挖去核,切成橘瓣状块。

(2)鸡蛋清与淀粉放在碗里,搅匀成糊,将苹果块滚上薄薄一层的面粉,再放入糊内抓匀。

(3)锅放在大火上,倒入花生油烧至七成热,将苹果块逐一放入油内炸至金黄色捞出。

(4)锅内留少许油,在小火上烧至四成热时,放入白糖,熬至糖汁呈金黄色时放入苹果颠翻,使糖汁均匀挂在苹果上,盛入盘中即可。

【功　效】 具有生津和胃,止泻通便的功效。儿童食之有利于生长发育,对高血压、贫血患者有辅助治疗作用。

酥炸苹果环

【原　料】 苹果 6 个,鸡蛋、泡打粉,植物油、白糖各适量。

【制　作】

(1)苹果洗净,削去皮,切成薄片,用 2 个大小不等的铁片环扣压苹果,呈圆环状。

(2)用面粉 250 克,植物油 50 克,泡打粉 60 克,水 350 毫升,鸡蛋 1/2 个,搅拌成糊,制成脆皮糊。

(3)锅置火上,放油烧热,下入蘸上脆皮糊的苹果环,炸至呈金黄色捞出,控净油,装入盘内,撒点白糖即可。

【功　效】 具有生津止渴,健脾益胃的功效。

拔丝橘瓣

【原　料】 鲜橘子 4 个,鸡蛋 1 个,淀粉 50 克,面粉 25 克,白糖 150 克,食用油适量。

【制　作】

(1)将橘子去皮，掰瓣，滚匀淀粉；鸡蛋磕入碗中，放入淀粉、面粉与适量水，调成稀稠适中的蛋粉糊。

(2)油锅上火，烧至四成热，下入逐块挂匀蛋粉糊的橘瓣，炸定形后捞出；油温烧至七成热时，再放入橘瓣炸成金黄色出锅控油。

(3)锅留底油，下入少许水、白糖，在中小火上炒制，白糖溶化变稠、色略呈微黄时，立即离火，倒入炸好的橘瓣，快速推搅均匀出锅，装在提前抹有底油的盘子上，伴同一碗凉开水上桌即可。

【功　效】 具有止咳，化痰，滋润的功效。

白扒柚子皮

【原　料】 白柚子皮 400 克，大蒜、葱白段、精盐、味精、芡粉、白胡椒粉、香油、花生油各适量。

【制　作】

(1)将柚子壳削去青皮层，然后一层层地撕下雪白的柚皮，用清水煮熟，沥去水，再用清水漂洗净柚皮中的苦味，挤干水分，改切成均匀的丁或片形。

(2)把大蒜剥去外膜衣，洗干净，剁成细蓉待用。

(3)炒锅烧热，下花生油滑锅，下蒜蓉稍炒，加入汤水、柚子皮、精盐、味精、葱白段，待柚子皮入味勾芡出锅时，撒入白胡椒粉，淋入香油即可。

【功　效】 具有防癌抗癌，活血保健的功效。

家乡柿子丸

【原　料】 鲜柿子 500 克，面粉 200 克，白糖 35 克，泡打粉、植物油各适量。

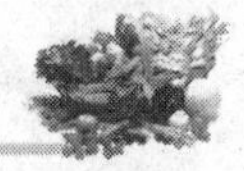

【制　作】

(1)将鲜柿子去皮,入盆用竹筷搅打成稀糊状,再加入面粉、白糖和泡打粉,调匀成干稀适度的柿子糊,静置约10分钟待用。

(2)净锅上火,注入植物油烧至四五成热,将柿子糊用手挤成丸子,下入锅中炸至呈金黄色时捞出控油装盘,最后撒上少许白糖即可。

【功　效】　具有清热润肺,止热解渴的功效。

蜜汁鲜桃

【原　料】　鲜桃1 000克,蜂蜜25克,山楂糕10克,白糖100克,糖桂花、清水各适量。

【制　作】　将鲜桃去皮、核,切块,将桃肉入冷水中浸泡备用;山楂糕切丁。桃肉入碗撒上白糖,入屉蒸10分钟后将汤汁滗出另用,桃肉扣盘中;将汤勺置火上,加水及白糖,用微火把糖水㸆至稍浓,入蜂蜜、糖桂花搅匀,再用微火㸆至糖汁发黏后浇在桃肉上,撒上山楂糕丁即可。

【功　效】　具有生津活血,美容养颜的功效。

酱汁核桃仁

【原　料】　核桃仁500克,白糖100克,熟花生油1 000毫升,甜面酱100克,面碱2.5克,姜末少许。

【制　作】

(1)将核桃仁放入开水中,再加少许面碱浸泡30分钟,捞出漂洗干净,沥干水分待用。

(2)炒锅置火上,倒入花生油烧至七成热时,下入核桃仁,改温火炸至核桃仁呈金黄色浮出油面时即捞出。

(3)炒锅中留油,放入白糖炒至溶化,加甜面酱、姜末煸炒,再加开水200毫升拌匀，然后将核桃仁倒入翻炒几下即端离火口，不断翻炒至冷却，最后浇上熟油，颠翻几下，使其卤汁收缩，裹住核桃仁即可。

【功　效】 具有补肾益肺的功效。适用于肺肾两虚之久喘久咳。

桃　酱

【原　料】 鲜桃500克，白糖350克，柠檬汁适量。

【制　作】

(1)将鲜桃洗净，削去皮，挖去核，切成小丁，放进锅中。

(2)将装有桃丁的锅置火上，再倒入适量的柠檬汁，以免桃酱变色。

(3)用大火煮5分钟，加进白糖，边煮边慢慢搅动，以免煮焦。

(4)待其煮至呈淡红色、柔软的糊状时，离火趁热装入玻璃瓶中盖好即可。

【功　效】 具有滋阴润燥，补心活血的功效。常食可强身壮体，益寿延年。

琥珀核桃仁

【原　料】 核桃仁300克，白糖150克，香油500毫升，精盐适量。

【制　作】

(1)将核桃仁放开水盆中，加精盐浸泡10分钟，用竹签挑去核桃皮衣，洗净，沥尽水分待用。

(2)锅内加清水及白糖，熬到浓稠时把核桃仁放入炒拌，使糖汁裹包在核桃仁上。

(3)净锅放入香油，油热时将蘸满糖汁的核桃仁倒入油中，用

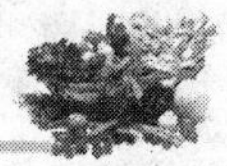

小火炸至呈金黄色时捞出控油即可。

【功 效】 常食有强身壮体，延缓衰老，养颜乌发等功效。

拔丝荸荠

【原 料】 荸荠550克，鸡蛋(用蛋清)3个，芝麻50克，白糖160克，淀粉20克，植物油适量。

【制 作】

(1)将荸荠洗净，削皮；淀粉与蛋清调糊，荸荠蘸糊后入六成热的油中炸至起壳捞出。

(2)锅留底油，入白糖用勺推炒，待糖溶化并熬至泡沫变小时(色为浅黄)，倒入熟芝麻及荸荠，迅速翻炒，使荸荠均匀挂上糖浆时出锅，盛入抹油的盘中即可。

【功 效】 具有清内热，去邪火的功效。

糖渍柠檬

【原 料】 鲜柠檬500克，白糖250克。

【制 作】 将柠檬去皮，去核，切成块，放入锅中，先加白糖腌渍24小时，再上火煨熬至汁液将干时，离火放凉，加少许白糖，将其拌匀，装入盘中即可。

【功 效】 具有生津止渴，开胃的功效。对孕妇有安胎的作用。

草莓酱

【原 料】 鲜草莓500克，白糖350克，柠檬汁25克。

【制 作】

(1)将草莓清洗干净，去蒂，沥干水分，放入干净锅中，加入白糖，用大火煮沸，撇去浮沫，再转小火，边煮边搅以免煳锅。

(2)待草莓煮至浓稠熟透后，加入柠檬汁略煮一下，此时草莓呈玫瑰红色，离火装入容器中，置于阴凉通风处凉透即可。

【功　效】 草莓含维生素C丰富，能防止维生素C缺乏症，增强人的抵抗力，还有解毒抗癌，通便健胃等功效。同时，对冠心病、高血压、体弱、贫血等病症有一定的辅助治疗作用。

拔丝草莓

【原　料】 鲜草莓200克，鸡蛋2个，植物油、干细豆粉、白糖各适量。

【制　作】

(1)草莓洗净，沥干水分；鸡蛋入碗，加干细豆粉制成全蛋糊待用。

(2)锅置火上，倒入油烧至六七成热，将草莓逐个裹上全蛋糊，入油锅炸至金黄色时捞出，放在撒有一层白糖的盘中。

(3)锅内留少许底油，放适量的白糖入锅微火慢炒，待炒至白糖浓稠时将糖汁淋入盘中即可。

【功　效】 具有促进食欲，帮助消化的功效。对动脉硬化、高血压患者有辅助治疗作用。

凉冻菠萝酪

【原　料】 菠萝(净)250克，白砂糖150克，淀粉150克。

【制　作】

(1)淀粉放碗内，加清水浸湿；菠萝放砧板上用刀斩细待用。

(2)取净锅置火上，加清水和白砂糖，待烧滚后将菠萝下锅搅和烧沸，然后将淀粉搅匀，徐徐倒入锅内，同时用勺不断搅动(以免结块)至熟，随即起锅倒在白瓷盘中，待冷却后放进熟食冰箱凝结成冻。吃时取出，切块装在盘中即可。

【功　效】 具有解渴清暑，开胃消食的功效。

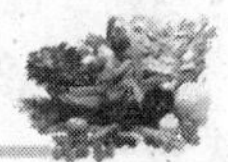

菠萝冻

【原　料】　菠萝1个，冻粉15克，白糖50克，精盐少许。

【制　作】

(1)鲜菠萝洗净，削皮，取其果肉，放在盛器中捣烂，用消毒纱布过滤，取汁约200毫升备用；冻粉泡发，洗净，切碎备用。

(2)铝锅放小火上，加入清水、冻粉，烧沸溶化，加入白糖，加热化开，再用纱布过滤，倒回锅内，随即倒入菠萝汁，加精盐搅匀微开，倒入事先备好的盛器中，冷却，定形，成冻。将定形的菠萝冻取出，装入盘中即可。

【功　效】　具有帮助消化，利尿消暑的功效。

菠萝酱

【原　料】　鲜菠萝1 500克，冻粉15克，柠檬汁50克，白糖500克，精盐适量。

【制　作】

(1)将菠萝洗净，削去皮，挖掉菠萝心，取净重1 000克。将菠萝肉用淡盐水浸渍一下，去掉涩味，捞出，用清水洗掉盐味，捣成泥。

(2)冻粉用温水溶化，加进白糖，上火熬成糖汁，离火放凉。把糖汁倒入菠萝中，加进柠檬汁，搅拌均匀，装入瓷罐或玻璃瓶中，送入冰箱冷藏，用时随取。

【功　效】　具有生津止渴，补益脾胃的功效。

冰糖蒸梨

【原　料】　梨250克，冰糖少许。

【制　作】　梨去皮、核，切块，与冰糖一起放碗中，上屉蒸至梨肉熟烂取出即可。

【功　效】 具有生津止咳，化痰的功效。

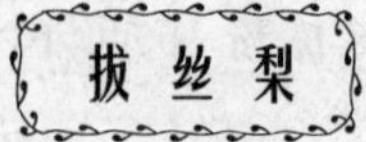

拔丝梨

【原　料】 大白梨500克，白糖150克，花生油适量。

【制　作】

(1)将大白梨削去外皮，切成滚刀块待用

(2)锅置火上，加入花生油烧热，下入白糖化开，慢慢炒成嫩黄色，泡沫多而大时将锅端离火口，待泡沫变小，色转深黄时，速将梨块下入颠翻，直到糖汁全部均匀地粘满每块梨，外皮明亮，能拔出丝来时即可装入抹好油的盘子内。吃时，外带一碗凉白开水，边蘸边吃，以免烫嘴。

【功　效】 具有清肺止咳的功效。

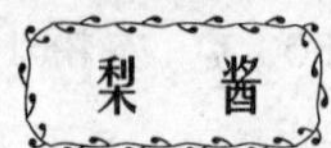

梨　酱

【原　料】 梨500克，白糖350克，冻粉15克，柠檬汁15克。

【制　作】

(1)将梨洗净，削去皮，挖掉核，切成小丁。

(2)将梨丁、白糖、柠檬汁放入锅中，加少许清水，上火边煮边搅，撇去杂质。

(3)冻粉用水溶化，放入糖梨中，熬成糊，离火放凉。

(4)将梨酱装入容器中，置冰箱冷藏待用。

【功　效】 具有养阴清热，润肺止咳的功效。

冰糖猕猴桃

【原　料】 猕猴桃250克，冰糖适量。

【制　作】 将猕猴桃洗净，去皮，切成块，放入碗中，加入冰

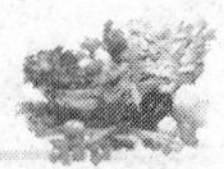

糖,上屉蒸至猕猴桃肉熟烂取出即可食用。

【功　效】 常食有延年益寿,抗肿瘤的作用。

猕猴桃酱

【原　料】 鲜熟猕猴桃1 000克,白糖500克。

【制　作】

(1)选用充分熟的猕猴桃,洗净,沥干水分,去皮;白糖加水溶化,分为2份备用。

(2)将猕猴桃肉放入一份糖液中,煮沸15分钟左右,待果肉煮成透明、无白心时,再倒入另一份糖液,继续煮20分钟,边煮边搅。

(3)煮好后,将果肉捣成泥状,离火放凉,装瓶冷藏。

【功　效】 具有防癌抗癌的功效。

冰糖炖木瓜

【原　料】 鲜木瓜500克,冰糖适量。

【制　作】 将鲜木瓜去皮,切成块。炖盅洗净,放入木瓜块、冰糖、少量水,入屉中蒸熟即可。

【功　效】 具有帮助消化,抗肿瘤,杀菌的功效。

拔丝栗子

【原　料】 栗子150克,猪油、白糖、精盐各适量。

【制　作】

(1)栗子放入开水碗中泡一会儿,去壳,再将内皮剥净,然后用盐水清洗净,沥干水分。

(2)锅置火上,注油烧热,下入栗子炸至金黄色捞出。

(3)炒勺置火上,下入猪油化开,放入白糖,不断搅拌,待能拉出丝来,下入拌好的栗子,颠勺,出勺装在抹过薄油的盘子里。食时带碗凉水。

【功　效】 具有健脾壮腰，强筋补肾的功效。常食可健身强体。

糖烧栗子

【原　料】 栗子 750 克，蜂蜜 50 克，白糖 200 克，熟猪油 500 克。

【制　作】

(1)将栗子放入开水锅煮 20 分钟，捞出去壳取肉，大粒切成 2 片。

(2)炒锅放在大火上，倒入猪油烧至七成热，栗子下锅翻炸至皮黄，起锅倒进漏勺，控去油。

(3)将过油栗子装入大碗，加清水 500 毫升，白糖适量，上屉大火蒸 30 分钟。

(4)炒锅置大火上烧热，将蒸烂的栗子和糖浆一并下锅煮沸，再倒入蜂蜜推匀，起锅倒入汤碗即可。

【功　效】 具有补肾益气，健脾和胃的功效。

拔丝菠萝

【原　料】 净鲜菠萝 500 克，白糖 250 克，淀粉 50 克，植物油适量。

【制　作】

(1)净菠萝切条，放入淀粉中滚匀。

(2)锅置火上，注油烧热，下入挂淀粉的菠萝条，炸至呈红黄色时捞出，控油。

(3)锅留底油，放入白糖不停地搅炒，见糖化汁起小泡时，放入炸好的菠萝，洒少许水，颠翻几下即可。

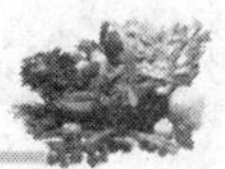

(4)食时带碗凉开水。

【功　效】 具有帮助消化,清热利尿的功效。

油炸菠萝圈

【原　料】 菠萝500克,鸡蛋250克,面粉125克,鲜牛奶200克,白糖50克,香草香精、花生油、精盐各适量。

【制　作】

(1)将菠萝削去皮,切成圆片,用淡盐水浸渍一下,去涩味待用。

(2)将鸡蛋清、黄分别放入盆内;将白糖和香草香精放入蛋黄盆中拌匀,加入牛奶调好,放进面粉调成蛋黄糊;蛋清用筷子搅打起泡沫,倒入蛋黄面糊中,调匀待用。

(3)锅置火上,倒入花生油大火烧热,将菠萝片蘸匀混合好的蛋黄面粉糊,轻轻地放入油锅内,炸至两面呈金黄色时捞出,控干油,装盘,撒上白糖即可。

【功　效】 具有开胃消食的功效。

拔丝葡萄

【原　料】 葡萄150克,白糖100克,干面粉、淀粉、植物油各适量。

【制　作】

(1)将葡萄用开水烫一下,去子,去皮,蘸上干面粉,再挂上淀粉糊。

(2)锅置火上,注油烧热,下入挂糊的葡萄炸至呈金黄色时,捞出控油。

(3)锅留底油,下入白糖不断地搅炒,待糖化后成汁起小泡时,下入炸好的葡萄,颠翻几下即可。

(4)食时带碗凉开水。

【功　效】 本品是体弱贫血者的滋补菜肴。

炸葡萄干

【原　料】 葡萄干 50 克,面粉 50 克,鸡蛋 1 个,蜂蜜 15 克,白糖 10 克,牛奶、面粉各适量。

【制　作】

(1)将葡萄干洗净,放水、白糖,上火煮沸捞出,控去水。

(2)将鸡蛋清与鸡蛋黄分开,蛋清用筷子抽打成泡沫;蛋黄和牛奶、面粉搅成糊,放入葡萄干,再与打好的蛋清拌匀,用小勺分成 5 小份,分别放入油锅中炸熟装盘。吃时,浇上蜂蜜即可。

【功　效】 适用于体质虚弱、贫血者食用。

玫瑰甘蔗

【原　料】 甘蔗 1 000 克,玫瑰花 5 朵,白糖 500 克。

【制　作】 甘蔗去皮,除节,劈切成 1 寸长的细条;玫瑰花取瓣,去心,洗净。甘蔗条、玫瑰花放盆中,加白糖拌匀,腌制 1 夜即可。

【功　效】 具有清热生津,下气润燥的功效。

(六)果品主食

枣酿糕

【原　料】 大枣 1500 克,芝麻 150 克,糯米面 150 克,青红丝 6 克,白糖 60 克,桂花酱适量。

【制　作】

(1)将大枣洗净,煮熟后去核、皮,制成枣泥,加糯米面和好,搓

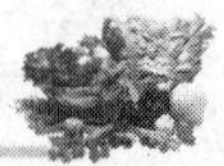

成长条，做成36个面剂，擀成皮。

(2)将芝麻炒熟后压碎，加白糖、青红丝、桂花酱搓匀，分成36份，逐个包入面皮中，放在模子里压成形，垫上竹叶，入屉蒸熟。

【功　效】 具有补中益气，健脾益胃的功效。

大枣粥

【原　料】 大枣(去核)50克，粟米100克。

【制　作】 先以水适量，将大枣煮烂，去渣投米，煮粥食之。

【功　效】 具有健脾益气，和中祛风，养胃补虚的功效。适用于脾胃虚弱、四肢沉重、虚羸少气者。

银耳大枣粥

【原　料】 糯米250克，银耳25克，大枣20枚，冰糖适量。

【制　作】

(1)将银耳浸泡1～2个小时，择洗干净；大枣洗净，去核。

(2)将糯米淘洗干净，放入锅内，加适量水，放入大枣，用大火烧沸，小火熬煮沸10分钟后加入银耳、冰糖，用小火熬至粥熟。

【功　效】 具有活血润燥，洁肤除斑，健脾补气，安神定志的功效。适用于心脾两虚神疲乏力、失眠心悸、精神恍惚者。

枣泥包

【原　料】 面粉500克，枣泥馅250克，白糖50克，鲜酵母6克，食用碱适量。

【制　作】

(1)将面粉倒入盆内，加入鲜酵母，用温水和面，揉匀揉透，至面团表面光滑，盖好待其发酵。

(2)将发酵的面团放在案板上，撒些干面粉，加入适量的食用碱、白糖，揉匀，搓成长圆条，揪 20 个面剂，擀成圆皮，包入馅，做成馒头形，入屉用大火蒸 20 分钟即熟。

【功　效】 具有补中益气，健脾益胃，养血安神的功效。

枣泥蒸饼

【原　料】 面粉 500 克，大枣 250 克，白糖 100 克，花生油 50 毫升，鲜酵母 6 克，桂花、碱面各适量。

【制　作】

(1)将面粉放入盆内，加入鲜酵母，用温水和面，揉匀，盖好待其发酵。

(2)将大枣洗净，用刀拍扁，去除枣核，加水蒸熟，捣碎，过罗，去皮，搓成枣泥。

(3)将炒锅置火上烧热，放入花生油，油热后放入白糖化开，加入枣泥，用微火慢炒至枣泥浓稠发亮时离火装盘，放凉后加入桂花拌匀，即可枣泥馅。

(4)将面团放在案板上，撒些干面粉揉至面团表面光滑，搓成长圆条，揪 10 个面剂，按扁，擀成圆皮，包入枣泥馅，收口捏拢，剂口朝下，擀成圆饼，摆入屉中用大火蒸 15 分钟即熟。

【功　效】 具有补中益气，健脾益胃，养血安神的功效。

松子枣泥糕

【原　料】 糯米粉 300 克，粳米粉 200 克，枣泥馅 250 克，松子仁 25 克，猪板油 50 克，熟猪油 50 克，白糖 200 克。

【制　作】

(1)将糯米粉放入盆里，加入粳米粉拌匀；将猪板油洗净，切成小碎丁。

(2)将炒锅置火上烧热，放入熟猪油，油热后放入白糖、枣泥不

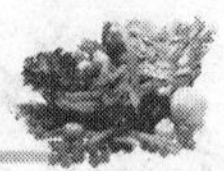

断翻炒，再加入适量水或煮大枣的原汤一起熬制，待白糖化开后即可离火，不烫手时加入米粉、猪板油丁拌匀。

(3)将蒸盘抹匀熟猪油，倒入拌匀的米粉和枣泥摊平，用大火蒸 45 分钟左右即熟，出锅后撒上松子仁，冷却后切成菱形块即可食用。

【功　效】 具有健脑益智，益气补虚，抗衰老的功效。

麻　团

【原　料】 糯米 500 克，枣泥馅 250 克，白糖、芝麻各 100 克。

【制　作】

(1)将糯米淘洗干净，用凉水浸泡 1～2 小时，加适量水，入屉蒸至熟烂成为糯米饭。

(2)将芝麻淘洗干净，入锅炒熟，趁热擀碎。

(3)将糯米饭和枣泥馅分成 20 等份，用糯米饭当皮，枣泥当馅，包好后团成圆球，滚上芝麻，摆入盘中，撒上白糖即可食用。

【功　效】 具有补中益气，健脾益胃的功效。

小枣粽子

【原　料】 糯米 500 克，小枣 150 克，芦苇叶、马莲草各适量。

【制　作】

(1)将糯米淘洗干净，用凉水浸泡 2 小时；小枣洗净；芦苇叶和马莲草泡软，洗净(如果是鲜芦苇叶，应放入开水锅中煮一下再用)。

(2)将 2～3 个芦苇叶逐个压边比齐，从中间对折起来，使苇叶中心成为圆锥形的漏斗状，斗内先放入 15 克糯米，中间放 2～3 个小枣，再放入 15 克糯米，上面再放 1～2 个枣，把斗上面的苇叶折下包住斗口，包成四角形，用湿马莲草拦腰捆紧系好即为粽子。

(3)将包好的粽子码入锅中,倒入凉水,没过粽子,加盖,用大火煮 2 小时即熟。食用时可蘸白糖、蜂蜜。

【功　效】 具有补中益气,健胃开胃的功效。

炸枣角

【原　料】 面粉 2 500 克,大枣 5 000 克,植物油 2 500 毫升。

【制　作】

(1)把大枣洗净,煮熟,制成枣泥馅。

(2)取面粉 2 000 克倒入盆内,用 4 000 毫升水一次调入,随即搅拌成面坯,放在案子上放凉,再调加干面 500 克盘匀,烘 10 分钟左右。放在抹油的案子上,均匀搓成长条,摘成 50 个面剂,按成圆窝,放入枣馅,随手捏成双角形,将剂口捏严。

(3)锅内放入植物油,用武火烧至六七成热,将包好的枣角顺锅边下油锅,随炸随翻,炸至鼓起、色泽柿红捞出即可。

【功　效】 具有补中益气,健脾开胃的功效。

大枣锅盔

【原　料】 面粉 2 000 克,发酵面粉 90 克,大枣 1 750 克,玫瑰 30 克,青红丝 15 克,白糖 90 克,糖稀 30 克,芝麻 30 克,碱面适量。

【制　作】

(1)将发酵面粉澥开倒入盆中,倒入面粉,用手和成面团(500 克面加水 150～200 毫升),稍停一会儿,加入适量碱水,垫入干面盘匀。

(2)大枣洗净,煮熟,捞出放凉。将面团分成 3 份,其中一份擀成圆片,将枣立着均匀排在上面。另一份先擀成圆片,再切成长条。每排一圈枣,用长面条紧成一圈,固定枣的位置,并与下一圈

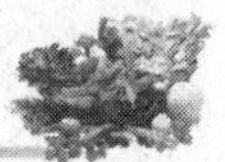

枣隔开，同时撒入玫瑰。枣排完后，将剩下的一份面也擀成圆片，并稍大于底，盖在枣的上面将周围包住。

(3)将枣锅馈放入平底鏊里，用小火烙制片刻，即在面上撒少许水，粘上芝麻，翻身烙面，待花起匀，再翻个身，并垫上垫圈，继续烙 30 分钟左右，待底、面均呈柿黄色。锅盔烙熟透后，将鏊端离火口，刷上糖稀，撒上白糖和青、红丝即可。食用时，切成长方块。

【功　效】 具有补中益气，健脾开胃的功效。

枣泥酥

【原　料】 枣泥 250 克，面粉 500 克，核桃仁 50 克，山药 50 克，猪油 125 克，白糖 100 克，植物油适量。

【制　作】

(1)将核桃仁、山药切碎，与枣泥、白糖和匀做馅；面 200 克，猪油 100 克拌匀成干油酥。

(2)余面与猪油 25 克加水适量做油面团，擀成大圆饼，将干油酥卷在里面，切成 20 个剂子，擀成圆皮，将枣馅包在内，手按成小圆饼。

(3)锅油烧六成热下圆饼，烙至浮起呈黄色即可。

【功　效】 具有补中益气，健脾开胃的功效。

山楂粥

【原　料】 山楂片 30 克，粳米 50 克，桂皮 3 克。

【制　作】 山楂片去核后轧粉，桂皮轧粉，与粳米同煮成粥，加白糖少许调味。

【功　效】 具有消鱼肉食积的功效。

核桃山楂粥

【原　料】 大米250克，山楂100克，核桃仁50克，白糖少许。

【制　作】

(1)将山楂洗净，去核，与核桃仁同放锅内，加适量水，煮20分钟，取汁备用。

(2)将大米淘洗干净，放入锅内，倒入山楂核桃汁，加适量水，煮成米粥。食用时可加白糖调味。

【功　效】 具有开胃化积，强心降压的功效。适宜高血压、高脂血症者食用。

八仙糕

【原　料】 山楂片(去核)、山药、茯苓、莲子各50克，党参、炒枳实、炒白术、炒陈皮各10克，粳米粉、糯米粉各400克，白糖300克。

【制　作】 党参、枳实、白术、陈皮放锅内加水煮30分钟取浓汁，山楂、山药、茯苓、莲子研粉，与糯米、粳米粉和匀，放药汁、白糖和成面团，做成糕，上屉蒸30分钟，每日早餐食用1块。

【功　效】 具有益脾胃，止泄泻的功效。

无花果粥

【原　料】 无花果粉20克，粳米50克。

【制　作】 粳米洗净，加水450毫升煮为稀粥，再调入无花果粉，改用小火稍煮片刻即熟。每日早晚餐温食，5～7日为1个疗程。

【功　效】 适用于消化不良、久泻不止、慢性肠炎、痢疾、咽喉肿痛、痔疮肿痛出血等。

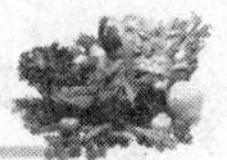

羊肉木瓜饭

【原　料】 羊肉500克，木瓜1000克，粳米750克，姜、葱、花椒、精盐、植物油各适量。

【制　作】 羊肉洗净，切小丁；木瓜洗净，榨汁用；粳米洗净。锅油烧热，放姜、葱、花椒，爆出香味，放精盐、羊肉炒一会儿，倒上粳米，加上清水，焖至羊肉熟烂即可。

【功　效】 具有壮阳气，祛风湿，舒筋骨的功效。

乌梅粥

【原　料】 乌梅(槌碎)15克，粳米100克。

【制　作】 将乌梅、粳米以水浸泡一宿，去乌梅取汁，与粳米煮成粥，每日空腹食用。

【功　效】 具有清热生津，敛肺涩肠的功效。

甘蔗粥

【原　料】 甘蔗汁50～100毫升，粳米100克。

【制　作】 将甘蔗汁，加水适量，与粳米煮成粥，空腹食之。

【功　效】 具有清热生津，养阴润肺的功效。适用于肺燥咳嗽及热病津伤、心烦口渴、大便燥结等，并可解酒毒。

桂圆莲枣粥

【原　料】 桂圆肉15克，莲子15克，大枣5枚，糯米50克，白糖适量。

【制　作】 将莲子去皮、心，大枣去核，再与桂圆、糯米放锅中，加水同煮成粥，食时加白糖。

【功　效】 具有养心益肾，延年益寿的功效。

桂圆阿胶粥

【原　料】 桂圆肉10克，阿胶、粳米、粟米各30克，花生仁、核桃仁各20克，大枣15克，红糖少许。

【制　作】 将桂圆肉、大枣洗净，去核，放锅中，加入清水、花生仁、核桃仁、粳米、粟米煮粥，待粥熟时，放入捣碎的阿胶，边煮边搅匀，稍煮2～3沸，加入红糖调匀即可。

【功　效】 具有升高白细胞，提高免疫力的功效。适用于各种癌症。

菱粉枸杞粥

【原　料】 粳米50克，菱粉、粟米各30克，枸杞子15克，核桃仁20克，红糖少许。

【制　作】 将粳米、粟米与核桃仁一同下入锅内煮粥，至半熟时，调入菱粉及洗净的枸杞子同煮，加入红糖即可。

【功　效】 具有健脾胃，增营养的功效。适用于各种癌症。

白果粥

【原　料】 白果10克，粳米100克。

【制　作】 先水煎白果去渣取汁，再入粳米煮成粥，每日分2次食用。

【功　效】 具有敛肺气，定喘咳，止滞浊，缩小便的功效。适用于久咳气喘、白带异常、遗精、小便频数。

白果莲子粥

【原　料】 白果20克，莲子15克，糯米50克，净乌骨鸡。

【制　作】 将白果、莲子研末，纳入鸡膛，与糯米加水慢火煮

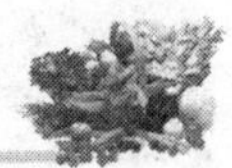

熟。食肉喝粥，每日2次。

【功 效】 具有补肝肾，止滞浊的功效。

红果包

【原 料】 面粉500克，山楂750克，白糖500克，糖桂花50克，鲜酵母6克，食用碱适量。

【制 作】

(1)将面粉放入盆中，加入鲜酵母，用温水和面，揉匀揉透，至面团表面光滑盖好，待其发酵。

(2)将山楂洗净，去核，放在锅里，加凉水用小火慢煮至山楂熟烂时取出，过罗，去皮，再放回锅中，加入白糖、桂花糖微炒至筷子插入直立时为止即可馅。

(3)将面团放在案板上，撒些干面粉，调入适量的食用碱，揉匀，搓成长圆条，揪20个面剂，按扁，擀成中间稍厚、周边薄的圆皮，包入馅，收口捏紧，摆入屉中用大火蒸15分钟即熟。

【功 效】 具有开胃助消化，滋阴润燥，补中解毒的功效。适用于食积不化、胸腹胀满等。

琥珀莲子饭

【原 料】 糯米500克，莲子400克，豆沙馅、金糕各100克，白糖300克，糖稀50克。

【制 作】

(1)将糯米淘洗干净，加适量水，入蒸锅蒸烂，加入100克白糖拌匀；金糕切成小丁。

(2)将莲子入加碱的热水里浸泡至软，刷去内皮，切掉两头，捅出莲子心，入锅加清水蒸烂。

(3)取2个大碗，在碗底抹上糖稀，把莲子放入碗底，摆好图案，放入1/2糯米饭，再放豆沙馅，把余下的糯米饭放在上边，将2个碗口拍平，同入蒸锅蒸透，取出后分别扣入两个大盘子里即是琥珀莲子饭。

(4)将炒锅置火上，加入少量清水、白糖，炒至金黄色，加入一点开水调成蜜汁，浇在莲子饭上，撒上金糕丁即可。

【功　效】 具有补中益气，安神养心，抗衰老的功效。常食可益智健脑。

莲子芡实饭

【原　料】 莲子50克，大米50克，芡实50克。

【制　作】

(1)将大米淘洗干净；莲子温水泡发，去心、皮；芡实温水泡发，待用。

(2)取锅，放入莲子、大米、芡实，加适量水搅匀，大火烧沸，改小火焖熟即可。

【功　效】 具有固肾止遗的功效。

莲子粥

【原　料】 莲子50克，粳米75克，冰糖适量。

【制　作】 锅置火上，放入水适量，加入淘洗干净的粳米和莲子，大火煮沸，小火煮熟，加入冰糖煮化即可。

【功　效】 具有养心益脾的功效。

酥皮莲蓉包

【原　料】 面粉600克，莲蓉馅400克，咸鸭蛋黄3个，猪酥油100克，鲜酵母6克，熟猪油50克，食用碱适量。

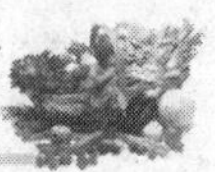

【制　作】

(1)将500克面粉倒盆里,加入鲜酵母,用温水和面,揉匀揉透,至面团表面光滑盖好,待其发酵。

(2)将100克面粉放入碗里,加入熟猪油和匀至面团表面光滑即为猪油酥;将每个咸鸭蛋黄切成10块,共切30块备用。

(3)将发酵的面团放在案板上,撒些干面粉,调入适量的食用碱,揉匀,搓成长圆条,切30个面剂,按扁,分别放在酵面皮上,用酵面包好油酥面上,卷起来,再按扁,再卷起来,竖着按扁,擀成圆皮,先放1块咸蛋黄,再放入适量的莲蓉馅,收口捏紧,包成圆包子,用刀在包子顶部轻轻切十字形刀口,不要露出馅,摆入屉中用大火蒸15分钟即熟。

【功　效】 具有安神养心,健脾益胃的功效。

真君粥

【原　料】 杏5～10克,粳米50克,冰糖适量。

【制　作】 先将杏煮烂,去核,粳米加水煮粥,待粥将熟入杏肉、冰糖共煮成粥,任意食用。

【功　效】 具有润肺止咳,生津止咳的功效。适用于肺热咳喘、痰稠、口干舌燥、烦渴等。

杏核桃仁粥

【原　料】 杏仁15克,核桃仁15克,粳米50克,蜂蜜适量。

【制　作】 先捣杏仁,水磨滤汁,取汁和核桃仁、粳米同煮成粥,调蜂蜜食之。

【功　效】 具有补肾敛肺,止咳平喘,通经脉,润血脉、聪明耳目的功效。适用于肺肾不足、咳嗽气喘。

山药杏仁粥

【原　料】 山药100克,粟米100克,杏仁200克。

【制　作】 山药煮熟,粟米炒为面,杏仁炒熟,去皮为末,共同加水煮成粥。

【功　效】 具有补中益气,温中润肺的功效。适宜于有化疗反应及癌症患者食用。

香杏粟米角

【原　料】 加州杏仁粒80克,粟米150克,面粉100克,红萝卜丁、黄瓜丁、香菇丁各30克,植物油适量。

【制　作】

(1)将粟米、红萝卜丁、黄瓜丁、香菇丁焯水,和杏仁粒炒成汁浓、咸鲜的馅。

(2)面粉加水,和成软硬适中的面团,在平底锅上摊成10张大小相等的春卷皮,将皮切成两半,包馅成三角形状,入油锅中炸至膨胀、色泽黄亮捞出即可。

【功　效】 具有润肺止咳,增强记忆力的功效。

火腿杏仁糯米粽

【原　料】 糯米750克,杏仁200克,金华火腿100克,苇叶、精盐各适量。

【制　作】

(1)将糯米洗净,用水泡30分钟;杏仁泡去皮,切成粒;火腿切粒;苇叶用开水烫过。

(2)将糯米、火腿、杏仁用精盐少许拌匀,用苇叶包成“小脚”粽子,入水煮熟即可。

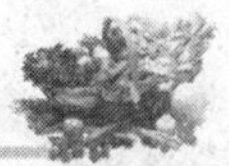

【功　效】 具有润肠通便,润泽肌肤的功效。本品是女性美容食品。

柚皮粥

【原　料】 鲜柚皮1个,粳米60克,葱花、精盐、食用油、味精各适量。

【制　作】 鲜柚皮去掉外面黄皮,只要白内皮,切小丁。粳米洗净,上锅煮至五成熟时下火。炒锅油热后放葱花炒香,放柚皮、精盐稍炒,倒入粳米粥中,继续煮至米烂汤稠,加味精调味即可。

【功　效】 本品是各类癌症的食疗食品。

白柿粥

【原　料】 柿子饼2个,糯米50克,蜂蜜适量。

【制　作】 柿子饼与糯米同煮成粥,调蜂蜜食之。

【功　效】 具有润肺,止血的功效。适用于干咳声哑及咯血、吐血、血淋、肠风下血等诸血证。

干柿粥

【原　料】 干柿子饼3个,淡豆豉10克,糯米100克。

【制　作】 将干柿子饼细切,淡豆豉洗净,与糯米煮成粥,空腹食用。

【功　效】 具有聪耳通窍的功效。适用于耳聋、鼻塞。

柿子煎饼

【原　料】 柿子500克,粟米250克,红糖50克。

【制　作】

(1)柿子去皮,与粟米同磨成糊,加水100毫升,放红糖搅匀。

(2)鏊子置火上烧热,盛1勺柿糊倒在上面,用木扒旋转刮匀,烙至色泽红润时沿边揭起,叠好。用此法将糊全部烙完即可。

【功　效】 具有清热润肺,开胃健脾的功效。

三仁饼

【原　料】 面粉200克,核桃仁(研细)、花生仁(去皮、研细)各20克,松子仁5克,茯苓粉100克,发酵粉适量。

【制　作】 先将面粉、茯苓粉和匀,加水调成糊状,再入发酵粉,拌匀后将核桃仁、松子仁、花生仁撒于面团内,制成饼,入烤箱烤熟。

【功　效】 具有安神养心,清热祛暑的功效。适用于心悸、失眠、虚烦等。

五仁二米粥

【原　料】 芝麻仁、松子仁、核桃仁、桃仁、甜杏仁各10克,粳米、粟米各30克,白糖适量。

【制　作】 将芝麻仁、松子仁、核桃仁、甜杏仁混合,加入粳米、粟米共煮成粥,调入白糖即可。

【功　效】 具有乌发,泽肤,养颜的功效。

核桃三米粥

【原　料】 核桃仁40克,粟米、黑米、粳米各30克,白糖适量。

【制　作】 将粟米、黑米、粳米洗净,一同放入锅内,加适量水煮沸,下入核桃仁。煮沸后,改用中火煮至粥较稠,再加入白糖拌匀即可。

【功　效】 具有营养肌肤,乌发养颜的功效。

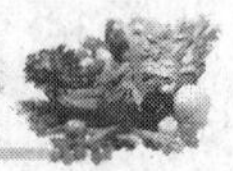

润肌美容糕

【原　料】 芝麻、花生仁、黄芪、核桃仁、黄豆各100克，炒米粉500克，红糖、熟猪油各适量。

【制　作】

(1)将芝麻、花生仁、核桃仁、黄豆分别用小火炒酥，磨成粉末。黄芪洗净，切成极薄的片，烘干，研成细粉末。

(2)将芝麻粉、花生粉、黄芪粉、黄豆粉、核桃仁粉与炒米粉拌和均匀。

(3)将红糖用开水化开，加入熟猪油，倒入粉末中混合拌匀，注入木制模型中压成圆形片，划成数个小片即可。

【功　效】 具有养颜润肤，补脾益肾，驻容美颜的功效。

甜味八宝粥

【原　料】 黑芝麻、赤小豆、黄豆、绿豆、豇豆、核桃仁、大枣各20克，粳米30克，白糖适量。

【制　作】 将黑芝麻、赤小豆、黄豆、绿豆、豇豆、核桃仁、大枣洗净，放入砂锅中，加水适量，煮成稀粥，放入白糖调匀即可。

【功　效】 具有养颜美容，延缓衰老的功效。

莲子百合豆粥

【原　料】 莲子、百合、核桃仁、绿豆各10克，糯米50克，冰糖适量。

【制　作】 将莲子、百合、核桃仁、绿豆洗净，加水适量，煮软，再与洗净的糯米同煮粥，煮至米烂汤稠，加入冰糖后稍煮片刻即可。

【功　效】 具有益气强身，补脑，抗衰老的功效。适用于神志恍惚、失眠多梦等。

核桃芝麻饼

【原　料】 核桃仁 50 克,黑芝麻 20 克,面粉 500 克。

【制　作】 将核桃仁轧碎,与黑芝麻混合备用。面粉加水和好,加工成饼,将芝麻核桃碎撒于表面,烙熟即可。

【功　效】 具有滋养精血的功效。适用于产后贫血。

灵芝粥

【原　料】 灵芝、核桃仁各 20 克,粳米 100 克,精盐少许。

【制　作】

(1)灵芝用清水洗净,切成小块;粳米洗净;核桃仁用开水泡 10 分钟,剥去外皮。

(2)锅内加清水 1 000 毫升,下粳米、灵芝、核桃仁,大火烧沸,小火煮成粥,下精盐调味即可。

【功　效】 具有补肺肾,止咳喘的功效。适用于肺肾两虚所致的咳喘、动则咳喘加重、气短乏力及慢性支气管炎、支气管哮喘。

荔枝粥

【原　料】 荔枝 5 个,粳米 50 克,大枣 5 枚,白糖适量。

【制　作】 先将荔枝、大枣洗净,放入锅内,再把粳米淘洗干净也放入锅内,加水适量煮熟,加白糖煮化即可。

【功　效】 具有健脑补身,滋心养血的功效。对身体虚弱有很好的滋补作用。

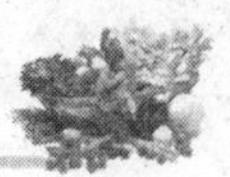

荔枝山药莲子粥

【原　料】 荔枝肉50克，山药、莲子20克，粳米100克，白糖适量。

【制　作】 将荔枝肉、山药、莲子捣碎，放入锅内，加水适量煮至软烂，然后放入淘洗干净的粳米，煮成粥，加白糖煮化即可。

【功　效】 具有健运脾胃，补益气血，美容除斑的功效。

核桃雀肉粥

【原　料】 核桃仁30克，麻雀3只，大枣10枚，粟米60克，植物油、精盐各适量。

【制　作】 麻雀去毛及内脏，切块，用油炒熟。核桃仁、粟米、大枣洗净，与雀肉一起放入砂锅，小火煮2小时，至粟米熟烂，加精盐即可。

【功　效】 具有补肾强腰，祛湿除痹的功效。适用于腰椎肥大性关节炎属于痹证日久，肾阳不足症见腰膝冷痛、日久不愈、步履无力、夜尿频数、小便清长者。

腊八粥

【原　料】 糯米、粳米、粟米、秫米、赤小豆、菱角、栗子、大枣各25克，花生仁、核桃仁、葡萄干各10克，红糖适量。

【制　作】

(1)大枣洗净，去核，切成小丁块；菱角、栗子切小口，煮熟去壳，取肉切成小块。

(2)将糯米、粳米、粟米、秫米、赤小豆淘洗干净，去杂质，放大锅里加清水，与大枣、栗子、菱角、花生仁、核桃仁、葡萄干煮沸，改小火煮，不停搅拌，待粥成时加红糖拌匀即可。

【功　效】 具有补中益气，健脾暖胃，益肾滋阴，清热消食的功效。适用于慢性胃病、营养不良。

菊花核桃仁粥

【原　料】 菊花、核桃仁各 15 克，粳米 100 克。

【制　作】 菊花洗净，核桃仁洗净，粳米淘洗干净。把粳米、菊花、核桃仁同放锅内，加入清水 800 毫升，先在大火上烧沸，再用小火煮 45 分钟即可。

【功　效】 具有散风热，补肝肾，降血压的功效。适用于高血压。

五仁蒸包

【原　料】 松子仁、核桃仁、杏仁、花生仁、芝麻仁、大枣各 50 克，面粉 300 克，红糖 30 克，植物油、淀粉、酵母粉各适量。

【制　作】

(1)将松子仁、核桃仁、杏仁、花生仁、芝麻仁压碎，杏仁用水浸泡 1 日蒸熟，大枣煮熟，去核，切块。

(2)五仁与大枣放入盆中，加淀粉及植物油充分混合即制成五仁馅。

(3)面粉放入适量酵母粉，加水和面团，1 小时后即发开，做成包子皮，放馅做成包子，上屉蒸熟即可。

【功　效】 具有益智健脑的功效。

核桃仁鸡丁炒米饭

【原　料】 核桃仁 30 克，鸡丁 50 克，米饭 200 克，植物油、葱、精盐各适量。

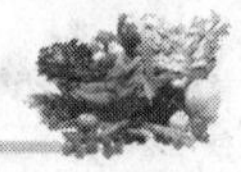

【制　作】

(1)核桃仁用油炸香,切碎待用;鸡丁用油滑透,捞起待用;葱切花;米饭盛入碗内待用。

(2)炒锅置大火上烧热,加入油烧至六成热,下入葱爆香,放入鸡丁、米饭、核桃仁、精盐炒匀即可。

【功　效】 具有补肾壮阳,润肠通便的功效。适用于高血压、便秘。

核桃仁莲子糕

【原　料】 核桃仁 100 克,莲子(去心)300 克,芡实粉 60 克,粳米 500 克,白糖适量。

【制　作】 核桃仁、莲子加水煮烂,捣烂成泥。粳米水浸 2 小时,与核桃仁莲子肉泥及芡实粉混匀,置盆内隔水蒸熟,稍凉切块,撒白糖即可。

【功　效】 具有温肾健脾,厚肠止泻的功效。适用于结肠癌、直肠癌。

核桃仁枸杞粥

【原　料】 核桃仁 30 克,枸杞子 15 克,粳米 100 克,白糖适量。

【制　作】 将粳米淘洗干净,放入锅中,加水适量,置火上煮沸,放入捣碎的核桃仁及洗净的枸杞子,等粥快熟时放入白糖即可。

【功　效】 具有强身健体,滋补肝肾,益精明目的功效。

枸杞粳米粥

【原　料】 枸杞叶 30 克,粳米 100 克,白糖适量。

【制　作】

(1)取枸杞叶洗净,用纱布袋装好,扎紧;粳米淘洗干净。

(2)锅内放入水,下入粳米和纱布袋装枸杞叶,煮熟成粥,食用时加白糖即可。

【功　效】 具有滋补强壮,抗衰老的功效。

五彩饭

【原　料】 鲜玉米粒、薏苡仁、核桃仁、莲子、百合、豌豆各 30 克,粳米、粟米、熟鸡腿肉各 100 克,竹笋、胡萝卜各 50 克,鸡骨汤 250 毫升,植物油 50 毫升,精盐适量。

【制　作】

(1)将薏苡仁、核桃仁、莲子、百合洗净,用热水泡好;将粳米、粟米淘洗干净,用水浸泡;竹笋、胡萝卜切成小丁。

(2)薏苡仁、核桃仁、莲子、百合放入锅内,加水适量,置于火上,煮至稍软。

(3)炒锅中放入植物油烧热,翻炒薏苡仁、核桃仁、粳米、粟米、玉米粒、豌豆、莲子、百合、竹笋丁、胡萝卜,再放入鸡骨汤、精盐,反复翻炒均匀,放入盆内,加适量水,放在蒸锅中蒸熟,再加入熟鸡腿肉即可。

【功　效】 具有补中益气,健脾和胃,强身益智的功效。

核桃仁羊肾粥

【原　料】 羊肾 1 对,羊肉、粳米各 100 克,核桃(取仁)5 个,枸杞子 10 克。

【制　作】 将羊肾剖开去臊腺,切小块,羊肉切片,同粳米、核桃仁、枸杞子一同煮成粥。

【功　效】 具有补肾壮阳的功效。适用于早泄、阳痿。

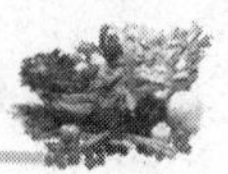

核桃仁猪肉粥

【原　料】 核桃仁15克，猪肉100克，粳米150克，花生油、酱油、精盐、味精各适量。

【制　作】

(1)猪肉用清水洗净，切成极薄片，放入净碗中，加入花生油、酱油、精盐腌渍入味。

(2)把核桃仁用开水烫一下，去外皮，用清水洗净。粳米用水淘洗干净，与核桃仁一起放入煮锅内，加水适量，置于大火上煮沸，加入猪肉片，用小火煮至粥成肉熟，加入味精拌匀即可。

【功　效】 具有补肾固精的功效。适用于肾虚引起的阳痿、遗精、早泄、小便频数、大便秘结。

核桃仁鸭丁包

【原　料】 面粉500克，鸭脯肉300克，核桃仁100克，香菇、玉兰片、熟火腿各20克，鸡蛋1个，料酒、白糖、味精、鸡油、鲜酵母、精盐、淀粉、植物油、食用碱各适量。

【制　作】

(1)将面粉放入盆中，加入鲜酵母，用温水和面，揉匀揉透，至面团表面光滑，待其发酵。

(2)将鸭脯肉洗净，切成小碎丁；香菇去蒂，切碎末；玉兰片、火腿均切碎丁；将鸡蛋磕入碗内，取出黄不用，将蛋清搅散，加入淀粉，放入鸭肉丁，拌匀上浆。

(3)将植物油倒入炒勺，油热后放入核桃仁炸至金黄色时捞出沥油，碾碎。

(4)油锅再置火上，放入鸭肉丁滑散，变色时捞出放在盆内。

(5)炒锅留底油置火上，放入香菇、玉兰片煸炒，炒七八成熟时出锅。

(6)将鸭肉丁、香菇丁、玉兰片丁、火腿丁、核桃仁末都放在盆内，加入精盐、料酒、味精、鸡油，拌匀成馅。

(7)将面团放在案板上，撒些干面粉，调入适量的食用碱揉匀，搓成长圆条，揪20个面剂，按扁，擀成中间稍厚，周边薄的圆皮，包入馅，捏成带褶的圆形包子，摆入屉中大火蒸15分钟即熟。

【功　效】 具有滋补强壮，补肾壮阳的功效。

核桃仁包

【原　料】 面粉500克，核桃仁500克，白馒头屑100克，猪板油200克，白糖500克，鲜酵母6克，食用碱适量。

【制　作】

(1)将面粉放入盆内，加入鲜酵母，用温水和面，揉匀揉透，至面团表面光滑，待其发酵。

(2)将核桃仁放入盆内，用开水泡一会儿，剥去皮，入烘箱烤熟或炒熟，碾成末；将猪板油冲洗干净，撕去油膜，剁成泥。

(3)将核桃末、板油泥混在一起，拌匀，再放入白糖、馒头屑，拌匀成馅。

(4)将面团放在案板上，撒些干面粉，调入适量的食用碱，搓成长圆条，揪20个面剂，按扁，擀成圆皮，包入馅，收口合拢，捏成带褶的包子，摆入屉中蒸10分钟即熟。

【功　效】 具有强身壮体，延缓衰老的功效。

什锦糖包

【原　料】 面粉500克，核桃仁、花生仁、瓜子仁、芝麻各20克，白糖100克，鲜酵母6克，青红丝、食用碱、桂花酱各适量。

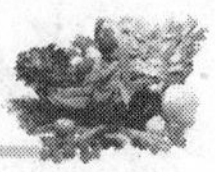

【制　作】

(1)将面粉倒入盆内,加入鲜酵母,用温水和面,揉匀揉透,至面团表面光滑,待其发酵。

(2)将芝麻炒熟;将花生仁、核桃仁去外衣与瓜子仁同捣碎,放在家中,加入芝麻、白糖、青红丝、桂花酱拌匀成馅。

(3)将面团放在案板上,撒些干面粉,调入适量的食用碱,揉匀,搓成长圆条,揪 20 个面剂,按扁,擀成圆皮,包入馅成馒头形,入屉蒸 20 分钟即熟。

【功　效】 具有健脾开胃的功效。

全仁包

【原　料】 面粉 500 克,糖桂花、葡萄干、核桃仁、瓜子仁、熟杏仁、松子仁、芝麻各 20 克,白糖 50 克,鲜酵母 6 克,食用碱食量。

【制　作】

(1)将面粉放入盆里,加入鲜酵母,用温水和面,揉匀揉透,至面团表面光滑,待其发酵。

(2)将葡萄干洗净,晾干;核桃仁用热水泡一会儿,剥去皮,剁碎丁;熟杏仁去掉黄皮,破成两半;松子仁搓掉红皮。将以上各种果仁放在一起,加入瓜子仁、芝麻、葡萄干、糖桂花、白糖,拌匀成馅。

(3)将面团放在案板上,撒些干面粉,调入适量的食用碱,加入白糖,揉匀,搓成长圆条,揪 20 个面剂,按扁,擀成圆皮,包入馅,收口捏紧包成圆形包,摆入屉中大火蒸 15 分钟即熟。

【功　效】 具有健脾开胃,润肠通便的功效。

五仁元宵

【原　料】 糯米粉 500 克,瓜子仁、芝麻、花生仁、核桃仁、松子仁各 15 克,熟面粉 30 克,青红丝少许,香油 25 克,桂花酱少许。

【制　作】

(1)将瓜子仁、花生仁、核桃仁、松子仁均碾碎，放在大碗里，加入白糖、芝麻、熟面粉、青红丝、桂花酱、香油，拌匀，倒入木框内，用力压扁，再切成小方块，晾干，即可五仁馅。

(2)将糯米粉放在竹匾里，将元宵馅过一下水，放在糯米粉上，前后左右不停地摇动，使糯米粉充分粘在元宵馅上，如此反复几次，使元宵达到一定重量(约25克)即可。

(3)将摇好的元宵放入开水锅内煮熟，边煮边用手勺推搅，以免煳底和互相粘连，待元宵浮起时淋点凉水继续煮，视元宵表面鼓起膨胀时即可捞入碗内食用。

【功　效】 具有健脾开胃，润肠通便的功效。

果味酥饺

【原　料】 面粉500克，核桃仁、青梅、瓜子仁、金糕各20克，鸡蛋1个，熟猪油200克。

【制　作】

(1)将200克面粉放入盆内，加入熟猪油100克和面，揉匀揉透，至面团表面光滑，即是油酥面；将250克面粉放入盆中，加入熟猪油50克，温水120毫升和面，揉匀揉透，至面团光滑，即是水油酥面。

(2)将青梅、瓜子仁、金糕切成小丁，核桃仁敲碎，放入盆内，加入白糖、熟猪油50克、面粉50克拌匀，即是果味馅。

(3)将水油酥面团按扁，摊平，将油酥面团放在上面，按扁，包起来，再按扁，卷起来，成长圆条，切10个面剂，按扁，擀成圆皮，包入馅，对折捏紧，成饺子形状，摆入烤盘，上面刷一层鸡蛋液，入烤箱，烤成金黄色即熟。

【功　效】 具有健脾开胃的功效。

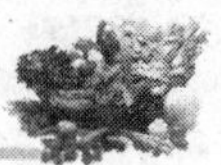

庐江烧卖

【原　料】 精白面粉100克，核桃仁500克，干白馒头屑40克，绵白糖500克，猪板油100克。

【制　作】

(1)将核桃仁放入钵内，先用开水泡一下，剥去外皮，放入烤盘内，摊平后送入烤箱，用小火烤干水分取出，碾成末待用。

(2)猪板油撕去油膜，用刀塌成泥，先放入核桃末擦透，后放入绵白糖拌和，再加入馒头屑拌匀，分成50份，分别搓成3厘米高、上端直径1厘米、下端直径1.2厘米的圆柱形馅心。

(3)面粉放在案板上，中间拔一个小窝，加入清水(约60毫升)拌匀，揉成面团，搓成长条，揪成50只剂子，用面杖擀成薄圆形的皮子。

(4)左手托住皮子，右手取馅心1份，细的一端向下，放入皮子中心，右手轻轻攥起包拢，右手揪住皮子四周边沿慢慢拉成像纸一样薄的皮子(皮子拉得越薄越好，但不能拉破)，包好后将细的一端向上，放入屉内，用小火蒸熟取出。烧卖顶端中心用牙签蘸上红色水点一点，以装饰。

【功　效】 具有滋润五脏，补肾固精，通便的功效。

栗子粥

【原　料】 栗子150克，粳米100克。

【制　作】 将栗子煮熟，入粳米煮成粥食之。

【功　效】 具有健脾养胃，补肾强筋的功效。

栗子大枣粥

【原　料】 大米200克，栗子粉100克，大枣15枚，桂圆肉

15 克；蜂蜜 40 克。

【制　作】

(1)将大米淘洗干净；大枣洗净，去核。

(2)将大米放入锅内，加适量水，大火煮沸，加入大枣、桂圆肉，煮沸后再放入栗子粉搅匀，开锅后改用小火熬至粥熟，加入蜂蜜拌匀即可。

【功　效】 具有养血安神，补中益气的功效。常食可滋补强壮、健身延年，起到抗衰老、延年益寿的效果。

桑葚醪

【原　料】 鲜桑葚 1 000 克，糯米 500 克，酒曲适量。

【制　作】 将桑葚榨汁，与糯米共煮成干饭，待冷，加酒曲拌匀，发酵酿酒，每日饮之。

【功　效】 具有补血益肾，乌发美颜。

猕猴桃粥

【原　料】 猕猴桃 200 克，糯米 100 克，白糖 50 克。

【制　作】 将猕猴桃去皮，去核，切丁。糯米洗净，煮至粥状，放入猕猴桃丁、白糖再煮 5 分钟即可。

【功　效】 本品为肺瘤患者的辅助食疗佳品。

绿豆花生仁粥

【原　料】 绿豆 50 克，花生仁 50 克。

【制　作】 绿豆、花生仁洗净，同煮成粥，任意食用。

【功　效】 具有清热明目的功效。适用于暑热眩晕、头目不清、胸闷烦热等。

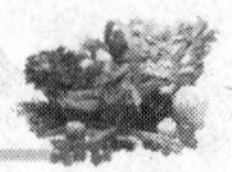

花生豌豆粥

【原　料】 粳米250克，花生仁100克，豌豆150克，精盐、味精各适量。

【制　作】 将粳米、花生仁、豌豆淘洗干净，放入锅内，加适量水大火烧沸，改小火慢煮，至花生仁熟软即可。食用时用精盐、味精调味。

【功　效】 具有生津补虚，利湿降血压的功效。适用于高血压、病后体虚、食欲不振。

花生山药粥

【原　料】 大米250克，花生仁100克，山药50克，冰糖适量。

【制　作】 将山药洗净，捣碎。将大米淘洗干净，放入锅内，加适量水，加入花生仁、山药，大火煮沸，小火熬煮至熟时加入冰糖，再熬3～5分钟即可。

【功　效】 具有补肾滋阴，强身健体的功效。适用于肾虚体弱、糖尿病、食欲不振等。

柿饼糯米饭

【原　料】 柿子饼50克，糯米250克，白糖100克。

【制　作】 柿子饼切成小方丁待用。糯米与柿子饼同置饭盒内，加入清水约500毫升，上屉蒸约40分钟，取出后加白糖食用。

【功　效】 具有健脾，益胃，降逆的功效。适用于胃气虚弱或胃虚有热的顺逆、呕吐。

珠玉二宝粥

【原　料】 生山药60克，生薏苡仁60克，柿子饼30克。

【制　作】 先把薏苡仁煮至烂熟，再将山药捣碎，柿子饼切成小块，同煮成糊粥。

【功　效】 山药、薏苡仁皆为清补脾肺之药；柿子饼霜之凉可润肺补肺，健脾养胃。适用于阴虚内热、劳嗽干咳、大便泄泻、食欲减退等脾肺气虚的病症。

榛仁粳米粥

【原　料】 榛子仁30克，枸杞子15克，粳米100克。

【制　作】 榛子仁捣碎，与枸杞子同煎汁，入粳米煮成粥。

【功　效】 具有养肝益肾明目的功效。适用肝肾不足致视物昏花。

橄榄萝卜粥

【原　料】 橄榄10个，白萝卜50克，糯米100克，白糖少许。

【制　作】 橄榄去核，切丁，白萝卜切丁，与糯米同煮至米烂成粥，加白糖调味。

【功　效】 具有清热，生津，利咽的功效。

百果包

【原　料】 面粉500克，黑芝麻、山楂糕各35克，花生仁、核桃仁各70克，栗子100克，鲜酵母6克，糖桂花、藕粉、食用碱各适量。

【制　作】

(1)将面粉放入盆中，加入鲜酵母，用温水和面，揉匀揉透，至

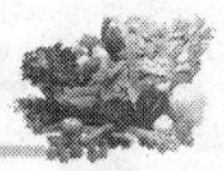

面团表面光滑，待其发酵。

(2)将黑芝麻淘洗干净，沥水，入锅炒熟，趁热擀成细末；将栗子放入锅中煮熟，剥去外壳与内皮，碾碎成泥；将核桃仁、花生仁放在热水中泡一会儿，搓去外衣，放入锅中炒熟，趁热研成细末；将山楂糕切成小丁；藕粉加少许水调成稀糊。

(3)将锅中加水烧沸，加入花生末、栗子泥、核桃仁末、芝麻末、山楂糕丁、白糖，烧沸后用藕粉勾芡，出锅装盘，撒上桂花，即可百果馅。

(4)将面团放在案板上，撒些干面粉，调入适量的食用碱，揉匀，搓成长圆条，揪 20 个面剂，按扁，擀成圆皮，包入百果馅，收口捏紧，包成馒头形，摆入屉中大火蒸 15 分钟即熟。

【功　效】 具有润脏通便，开胃健脾的功效。

什锦蒸饼

【原　料】 面粉 500 克，桂圆肉、桃仁、瓜条、葡萄干、杏仁、桂花、瓜子仁共 350 克，熟面粉 25 克，青红丝 20 克，鲜酵母 6 克，白糖 150 克，植物油 50 毫升，碱面适量。

【制　作】

(1)将面粉放入盆里，加入鲜酵母，用温水和面，揉匀，待其发酵。

(2)将白糖放入盆内，加入熟面粉、植物油和各种果料，拌匀成什锦馅。

(3)将面团放在案板上，撒些干面粉，调入适量的碱面，揉匀，至面团表面光滑，搓成长圆条，揪 10 个面剂，按扁，擀成圆皮，包入什锦馅，收口捏拢，放入模子里扣出花样，或擀成圆饼，摆入屉内大火蒸 15 分钟即熟。

【功　效】 具有开胃健脾的功效。

团圆饼

【原　料】 面粉 500 克，小枣、青梅、瓜条、桃脯各 25 克，白糖、红糖各 150 克，桂花酱 50 克，鲜酵母 6 克，碱面适量。

【制　作】

(1)将面粉放入盆里，加入鲜酵母，用温水和面，揉匀，至面团表面光滑，待其发酵。

(2)将小枣洗净，去核；将青梅、瓜条、桃脯剁成小丁。

(3)将面团放在案板上，撒些干面粉，调入适量的碱面，揉匀，搓成长圆条，揪 10 个面剂，按扁，擀成圆皮。

(4)将红糖、白糖分别放在碗里，各加入一半桂花酱拌匀，分别抹在 4 个面皮上，按着红糖皮在下，白糖皮在上的顺序摞在一起，最后用剩下的两个面皮合在一起，擀成一个大面皮，盖压在上面，包严，按扁，擀平，把小枣、青梅、瓜条、桃脯摆在上面，摆入屉中，蒸 30 分钟即熟。

【功　效】 具有开胃健脾的功效。

果丁窝头

【原　料】 玉米面 500 克，豆粉 250 克，青梅、京糕、瓜条各 30 克，白糖 200 克，苏打 5 克。

【制　作】

(1)将青梅、京糕、瓜条切成小丁；苏打调入适量的水，搅匀。

(2)将玉米面放入盆内，加入豆粉、白糖、苏打水，用温水和面，和完的面能立起来成形，揉匀后加入各种果料，揉匀揉透，搓成长圆条，揪 10 个面剂，团成小窝头，摆入屉中大火蒸 20 分钟即熟。

【功　效】 具有开胃健脾的功效。

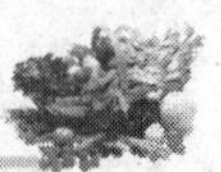

果料蜂糕

【原　料】　大米粉 500 克，面肥 75 克，青梅 15 克，瓜条、花生仁各 30 克，瓜子仁、核桃仁、桂花酱各 10 克，白糖 25 克，花生油 25 毫升，杏仁、青红丝各适量。

【制　作】

(1)将面肥放入盆中，加水化开，倒入 100 克大米粉和好，静置发酵。

(2)将白糖放入盆内，用开水化开，加入剩余的大米粉和已发酵的面团，揉匀，二次静置发酵。

(3)将发起的面团加入桂花酱，并用水和稀，揉匀，进行第三次发酵，至表面呈细纹为宜。

(4)将用于蒸蜂糕的铁盘或木框刷上花生油，倒入发酵的稀面，上面撒上各种果料和青红丝，用大火蒸 20 分钟即熟。

(5)取出后稍晾一会儿，再切成菱形块或三角块，码入盘中即可食用。

【功　效】　具有开胃健脾的功效。

百果年糕

【原　料】　糯米粉 500 克，山楂糕、瓜条各 30 克，青梅 15 克，核桃仁、瓜子仁各 10 克，白糖 250 克，香油 25 毫升。

【制　作】

(1)将糯米粉放在盆里，加入适量水，和成软硬适度的粉团，放入铺有湿屉布的屉内，入蒸锅大火蒸 30 分钟即熟。

(2)将山楂糕、瓜条、青梅、桃仁切碎；取大盘 1 个，里面抹匀香油。

(3)将蒸熟的粉团加入白糖揉搓均匀，放入涂有油的盘里，按平，撒上各种果料，冷却后即可食用。

【功　效】 具有开胃健脾的功效。

百果粽子

【原　料】 糯米750克，青梅、菠萝肉、瓜条各25克，西瓜子仁、核桃仁、葡萄干各15克，白糖250克，粽叶若干。

【制　作】

(1)先将青梅、菠萝肉、瓜条各用糖水煮，沥干水分，然后用白糖腌渍1日。

(2)取2片粽叶，折成斗状，填进糯米，把其他果料夹在糯米中，上面再盖上糯米，包好，扎紧后煮1小时即可。

【功　效】 具有开胃健脾的功效。

菠萝蒸饭

【原　料】 大菠萝1个，糯米200克，橘饼15克，蜜枣75克，白眉豆20克，去皮荸荠50克，咸鸭蛋黄3个，奶油15克，食用油50毫升，白糖75克。

【制　作】

(1)将菠萝的尾部切开，挖出菠萝肉，即为菠萝盅，洗干净；糯米泡涨，蒸熟成饭；橘饼切成丁；白眉豆洗净，加水蒸绵；荸荠切成丁；取小部分菠萝肉切成丁；咸鸭蛋黄切成丁。

(2)将糯米饭、橘饼、眉豆、荸荠、蜜枣、咸鸭蛋黄放盆内，加入奶油(先化开)、食用油、白糖、菠萝拌匀，填入菠萝盅内，将菠萝盅盖上盖，上屉蒸30分钟出笼即可。

【功　效】 具有促进胃液分泌，助消化，降血压，利尿的功效。适用于肾炎水肿、高血压患者。

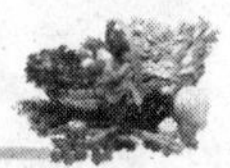

(七)果品汤羹

大枣木耳汤

【原　料】 大枣15枚,木耳10克,白糖适量。

【制　作】 将木耳用水发好,撕成小块;大枣洗净,去核。将大枣、木耳、白糖同放砂锅中,注水,煮至大枣、木耳熟即可。

【功　效】 具有润燥利肠,健胃益脾的功效。

大枣香菇汤

【原　料】 干香菇20只,大枣8枚,料酒、精盐、味精、姜片、熟花生油各适量。

【制　作】

(1)将香菇用温水浸发好,洗去泥沙;大枣洗净去核。

(2)将澄清过滤的泡发香菇水和适当的清水放入,炖盅中,再放入香菇、大枣、精盐、味精、料酒、姜片、熟花生油盖上盅盖,炖1小时即可。

【功　效】 香菇具有健胃益气,滋补强壮的功效;大枣具有补中益气,养血生津的功效。两者组成此菜汤,可作为各种气血不足虚、脾胃虚弱、食少的营养保健汤菜食用。

鹿肉芪枣汤

【原　料】 鹿肉150克,黄芪50克,大枣50克,精盐、料酒、姜片、葱段、熟花生油、肉汤各适量。

【制　作】

(1)将鹿肉洗净,切片:黄芪用冷水洗净,切段;大枣洗净,去核。

(2)锅置火上,放入肉汤烧沸,加入精盐、料酒、姜片、葱段、花生油、鹿肉、黄芪、大枣,共煮至鹿肉熟烂,即可出锅装入汤碗中。

【功　效】 鹿肉具有补五脏,调血脉的功效;黄芪具有补气开阳,益卫固表,利水消肿的功效。常食此菜汤,有润肤、美容、抗衰老的作用。

黄酒大枣牛肉汤

【原　料】 牛肉600克,大枣80克,黄酒25克,生姜末10克,花生油、精盐、酱油、味精各适量。

【制　作】

(1)牛肉用清水洗净,切片,放入碗内,加入花生油、酱油、黄酒,腌渍入味。

(2)大枣逐个去核,用清水洗净。

(3)砂煲中加适量水,用大火烧沸,放入牛肉片、姜末、大枣、黄酒,加盖再烧沸,改用小火煲3小时,下入精盐、味精调味即可。

【功　效】 具有温中散寒,补虚健胃的功效。

带鱼木瓜汤

【原　料】 鲜带鱼350克,生木瓜300克,姜、精盐、味精各适量。

【制　作】 将带鱼洗净,切段;木瓜去皮、核,切块;姜切片。砂锅中放水,加入带鱼、木瓜、姜同煨,鱼肉熟后入精盐、味精调味即可。

【功　效】 具有补血益乳,养身活血的功效。

木瓜核桃牛骨汤

【原　料】 木瓜200克,牛脊骨200克,核桃仁50克,精盐、

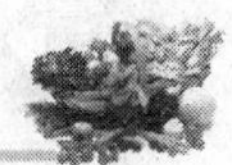

白糖、淀粉各适量。

【制 作】

(1)将木瓜去皮、核,切碎;核桃仁切碎。

(2)牛脊骨熬汤,待汤浓时去骨留汤。

(3)将骨汤、木瓜、核桃仁放锅中共煮 20 分钟,勾淀粉芡。可按自己的喜好调制汤的稀稠度和用精盐还是白糖调味。

【功 效】 为女性调经、补血、润肤、养颜的食疗保健汤肴。

萝卜乌梅汤

【原 料】 乌梅 2 枚,萝卜 250 克,精盐少许。

【制 作】 萝卜洗净,切成薄片;乌梅洗净。将萝卜片、乌梅加清水 3 碗煎至 1 碗,用精盐调味,去渣饮用。

【功 效】 具有宽中行气,化积滞化痰热,下气生津的功效。

橄榄乌梅汤

【原 料】 鲜橄榄 60 克,乌梅 10 克,白糖适量。

【制 作】 将橄榄、乌梅稍捣烂,加水 3 碗煎成 1 碗,去渣,加白糖调味饮用。

【功 效】 具有清热解毒,生津止渴的功效。

桂圆花生汤

【原 料】 花生仁 250 克,大枣 15 克,桂圆肉 12 克,白糖 12 克。

【制 作】

(1)将花生仁去杂,洗净;大枣洗净,去核。

(2)将花生仁、大枣、桂圆肉同放锅中,煮沸一段时间,加入白糖,继续煮至花生仁熟烂,盛入碗中即可。

【功　效】 花生仁富含维生素 E、卵磷脂等物质，具有使人聪明强志，延缓脑功能衰退的功效。大枣润肌肤，养血生津。此汤是很好的健美、延缓衰老菜肴。常食能使人面色红润秀丽、延年益寿。

桂圆羹

【原　料】 桂圆肉 50 克，冰糖 50 克，藕粉 25 克。

【制　作】

(1)将桂圆去壳，去核，把肉剥下来。

(2)把桂圆肉放在锅内煮涨，加冰糖在锅内溶化，再把藕粉加水调匀，倒入锅内，边倒边搅，煮成糊状即可。

【功　效】 具有滋阴润肺，美容增颜的功效。

桂圆鲜莲羹

【原　料】 桂圆 150 克，鲜莲子 200 克，红樱桃 30 克，冰糖 150 克，白糖 75 克，湿淀粉 50 克。

【制　作】

(1)将桂圆剥去外壳，放入凉水中洗净，沥干水分。

(2)鲜莲子剥去绿皮和嫩皮，捅去心，洗净，放入开水锅焯透捞出，用凉水浸泡。

(3)锅置火上，倒入 1 000 毫升清水，加入白糖和冰糖，烧沸撇去浮沫，放入桂圆肉和鲜莲子，用湿淀粉勾芡，撒入红樱桃，起锅装碗即可。

【功　效】 具有养血安神，补精益智，养心补脾的功效。适用于心悸、失眠健忘、贫血、体弱等。

核桃酪

【原　料】 核桃仁 40 克，大枣、粳米各 10 克，白糖 30 克。

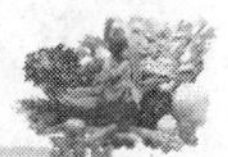

【制　作】 将核桃仁水泡，去皮；大枣煮熟，去皮、核；粳米温水浸泡2小时。核桃仁、大枣、粳米一同磨成糊状，然后置于砂锅中加清水、白糖搅匀，放火上，用勺不断搅匀，烧沸后即可食用。

【功　效】 具有补肾健脾，益气补血的功效。适用于小儿贫血症。

蜜枣核桃羹

【原　料】 蜜枣250克，核桃仁100克，糯米粉100克，鸡蛋(用蛋清)5个，白糖、花生油各适量。

【制　作】

(1)将蜜枣去核，核桃仁用热水泡开。

(2)锅置火上，放油烧至五成热，下入核桃仁，过油1分钟捞出，控尽油。

(3)取蜜枣摊开，包进一小块过油的核桃仁，卷成橄榄形，至蜜枣全部包完；鸡蛋磕开，取蛋清，放入糯米粉调拌后，将卷好的蜜枣放入糯米浆内蘸匀。

(4)锅内放油烧至五成热，将蜜枣核桃逐一下油锅炸至发脆，随即捞起，待蜜枣全部炸好，再全部回锅略炸，倒入漏勺控油，装入盘里，撒上白糖即可。

【功　效】 常食能健美，强身，延年，抗衰老。

大枣栗子羹

【原　料】 大枣50克，栗子肉200克，白糖75克，琼脂10克。

【制　作】

(1)将琼脂用水泡软，置火上煮化。

(2)将栗子肉上屉蒸透，取出放凉，切碎。

(3)把大枣洗净，煮软，去皮和核，捣成泥。

(4)锅置火上，注水烧沸，放入栗子、大枣、白糖，煮至糖化，改用小火，加琼脂调匀，离火，倒进容器内放凉，入冰箱冷冻即可。

【功　效】 具有补中益气，补肾健脾的功效。常食能润肤、延年益寿。

核桃仁梨汁

【原　料】 鸭梨 150 克，核桃仁 50 克，冰糖 30 克。

【制　作】 将鸭梨、核桃仁、冰糖分别捣碎，加水煮汁。

【功　效】 补脾益肺，润燥止咳。适用于小儿百日咳及慢性呼吸道感染。

美肤汤

【原　料】 黑芝麻、核桃仁各 60 克，北杏仁、薏苡仁、冰糖各 30 克。

【制　作】 黑芝麻、核桃仁、北杏仁、薏苡仁洗净，入砂锅内，加水适量，小火煎煮 1 小时，加入冰糖溶化即可。

【功　效】 具有补肝肾，润五脏，补肺益气，乌须发，养颜，抗衰老，助脾长肌，养血通乳的功效。适用于面色不佳、须发早白。

补血养颜汤

【原　料】 牛肉 300 克，花生仁 100 克，核桃仁 50 克，牛奶 1 杯，精盐少许。

【制　作】

(1)牛肉洗净，放入锅内，煮约 5 分钟，取出洗净。

(2)花生仁、核桃仁洗净，与牛肉一起放入锅内，用清水炖煮 3 小时，加入牛奶煮 5 分钟，加精盐调味。

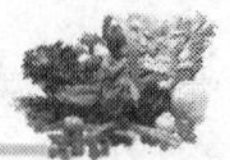

【功　效】 具有补血养血，滋润容颜的功效。

核桃栗子羹

【原　料】 核桃、栗子各50克，冰糖10克。

【制　作】

(1)将核桃仁去壳留仁，炒香；栗子去皮，炒香，切两半。将核桃仁、栗子放入锅内，加水300毫升，置大火上烧沸，再用小火煮至熟烂。

(2)将冰糖打成屑，放入炒锅内，加水50毫升，置火上熬成糖汁，将糖汁放入核桃栗子羹内搅匀即可。

【功　效】 具有补肝肾，降血压的功效。适用于高血压。

桂花鲜栗羹

【原　料】 栗子250克，白糖、淀粉、桂花酱各适量。

【制　作】 将鲜栗子去壳，把肉切片，放入锅中，加水适量，置火上烧沸，放入白糖待溶化，勾芡，撒上桂花酱即可。

【功　效】 具有补肾壮骨的功效。对肾虚腰肌劳损有补益作用。

山楂核桃蜜浆

【原　料】 核桃仁、山楂、蜂蜜各30克。

【制　作】 核桃仁加水浸泡30分钟，然后研磨成浆。山楂加水煮熟，过滤，去渣取汁，倒入锅内，加入蜂蜜搅拌，再缓缓倒入核桃浆，煮沸即可。

【功　效】 具有补肾健脑，降血脂，助消化的功效。适用于中老年脑动脉硬化、高血压、冠心病、脑卒中后遗症。

山楂莲子汤

【原　料】 山楂25克，莲子100克，白糖75克。

【制　作】

(1)将莲子去皮和心，入水锅中煮软。

(2)取锅加水，置火上烧沸，放入白糖和煮好的莲子，边煮边搅，直至煮沸。

(3)山楂去皮、核，加少许水捣泥，然后放入莲子汤里即可。

【功　效】 具有安神养心，清热祛暑，止泻消食，开胃化积的功效。

山楂猪排汤

【原　料】 山楂30克，猪排150克，芹菜叶100克，精盐少许。

【制　作】

(1)将山楂洗净；芹菜叶洗净，切碎；猪排洗净，切成2厘米见方的块。

(2)将锅置火上，放入清水，下入山楂、猪排，用小火焖熟，下精盐，再撒入芹菜叶即可。

【功　效】 具有开胃化积，收敛止泻的功效。

荸荠桂花汤

【原　料】 荸荠20个，桂花糖100克，鸡蛋(用蛋清)1个，山楂糕丁25克，白糖100克，淀粉少许。

【制　作】

(1)将荸荠洗净，用刀片去两头，削去外皮，在开水锅里煮透，用凉水泡凉，在砧墩上用刀拍成饼形。

(2)锅置火上，添水4勺，下入桂花糖、白糖、蛋清用勺打开，汁

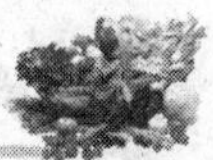

沸时撇去浮沫，将荸荠投入，勾芡，盛起即可。

【功　效】具有祛暑生津的功效。

荸荠瘦肉汤

【原　料】荸荠100克，猪瘦肉100克，精盐适量。

【制　作】猪瘦肉洗净，切片；荸荠去皮，切片。砂锅放入水，置火上投入荸荠和瘦肉片烹熟，下精盐调味即可。

【功　效】具有清热生津的功效。适用于急性肝炎的辅助治疗。

核桃山药羹

【原　料】核桃仁50克，鲜山药150克，淀粉30克，白糖、糖桂花各适量。

【制　作】

(1)核桃仁用开水浸泡片刻，剥去外皮，切成小块；山药去皮，洗净，切成小块。

(2)把核桃块放入锅内，倒入适量清水，用大火煮沸，改用小火煮至八成熟，放入山药块再煮至熟烂，加入白糖调味，用淀粉勾芡，淋上糖桂花即可。

【功　效】具有滋肾养阴的功效。常食可保持面色红润。

红颜瘦肉汤

【原　料】核桃仁60克，猪瘦肉50克，枸杞子、葡萄干各30克，大枣肉、杏仁各10克。

【制　作】将核桃仁、大枣肉捣碎；杏仁泡去皮、尖，煮4～5沸；猪瘦肉切丁，枸杞子、葡萄干洗净。各料一同入砂锅中，炖煮15分钟即可。

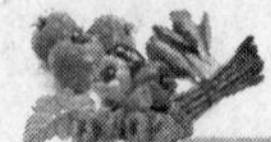

【功　效】 具有滋补肺肾，补益脾胃，润滑肌肤，悦泽容颜的功效。适用于面色憔悴、皮肤干燥。

樱桃羹

【原　料】 樱桃50克，藕粉50克，冰糖25克，果酸0.5克。

【制　作】

(1)将樱桃用水漂净，去核，再用清水漂2次。

(2)锅置火上，放入适量清水，加入樱桃、冰糖，用小火煮至樱桃变白，汤汁深红且稍有些黏稠，加果酸、藕粉，煮沸即可。

【功　效】 具有补血美容的功效。

杏仁茶汤

【原　料】 杏仁25克，糯米15克，鸡蛋(用蛋清)1个，冰糖30克，白糖10克，姜1片。

【制　作】

(1)将杏仁用水泡涨，剥去外皮，并将杏仁尖去掉；糯米淘净后滋润一下，同杏仁放蒜臼内捣碎，用水冲开，用布将汁挤出，余渣不用。

(2)锅放火上，添水4勺，入白糖、冰糖、蛋清、姜片，用勺搅开，汁沸时撇去浮沫和姜片，将杏仁汁倒入，见沸即可。

【功　效】 具有开胃润肠的功效。本品为肿瘤患者的食疗佳品。

杏仁核桃酪

【原　料】 杏仁20克，核桃仁50克，大枣20克，鲜牛奶400克，藕粉2匙，白糖25克。

【制　作】

(1)把杏仁、核桃仁一同放入果汁机内，加鲜牛奶50克，打成

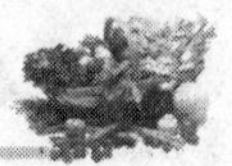

仁浆，用纱布滤清，把剩余仁渣用力挤汁，弃去仁渣。

(2)把藕粉加牛奶2匙调和，倒入杏仁、核桃仁汁内，再把余下牛奶一起加入。

(3)把大枣蒸熟，去皮、核，压泥，将枣泥加入汁中调匀，用小火煮稍沸，要不断搅动，勿使煳锅，加入白糖，调匀后即可食用。

【功 效】 具有补中益气，补肾健脾的功效。常食能美容润肤、延年益寿。

双银汤

【原 料】 银杏仁50克，银耳50克，青红丝25克，鸡蛋1个，白糖100克，淀粉100克，味精、精盐、熟猪油各适量。

【制 作】

(1)将银杏仁入开水中氽一下，捞出，剥去内种皮。

(2)把银杏仁煮熟，捞出压扁，然后在三成热的油中过油炸起花为止。

(3)将银耳浸泡洗净，分成片状，放入洁净的锅内，加水适量，大火烧沸，移中小火煎熬，至银耳熟烂为止。

(4)白糖放入另一锅内，中火熬浆。将鸡蛋打破取蛋清，调入清水少许搅匀，倒入锅内搅拌，撇去浮沫，加入炸起花的银杏仁，大火烧沸。

(5)将熟烂的银耳倒入银杏锅内，加味精、精盐，勾芡，撒青红丝，淋猪油起锅。

【功 效】 具有养阴润肺的功效。

鲫鱼杏仁汤

【原 料】 鲜鲫鱼1条，甜杏仁20克，红糖适量。

【制　作】

(1)将甜杏仁用清水浸泡，除净外皮；鲫鱼刮去鱼鳞，去净鳃及内脏，用清水洗净。

(2)锅内放入鲫鱼、杏仁，加入适量清水，先用大火烧沸，再改用小火慢慢炖煮至鱼肉熟烂，加入红糖稍煮至糖溶化，盛出即可。

【功　效】 鲫鱼具有益气健脾，利水消肿，下乳的功效。是体虚久病、气血亏损者的滋补佳品，常食可强壮身体、益气补元。

香蕉蛋羹

【原　料】 鸡蛋 4 个，香蕉 100 克，高汤 250 毫升，熟猪油 10 克，精盐、味精各适量。

【制　作】

(1)将香蕉去皮，压制成细泥，加高汤、味精、精盐调匀。

(2)把鸡蛋打入一汤钵中，搅打至散烂后加入香蕉高汤调和均匀，调入熟猪油，置屉中用大火蒸熟即可。

【功　效】 具有滋阴润燥，愉悦精神的功效。

雪梨贝耳汤

【原　料】 雪梨 1 个，银耳 6 克，川贝母 3 克，白糖少许。

【制　作】 将水发银耳洗净；川贝母去杂，清水泡发；梨去皮、核，切块。将梨块与白糖、川贝母、银耳放入汤碗，加水适量，上笼蒸 1 小时取出即可。

【功　效】 具有清热，润肺，止咳的功效。

百合梨汤

【原　料】 梨 1 个，百合 10 克，白糖适量。

【制　作】 将梨洗净，切成块，同百合一起放入锅中，加适量

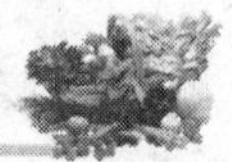

水上火煮，待梨八成熟时，把白糖加入即可。

【功　效】 具有养阴生津，润肺止咳的功效。

梨银耳汤

【原　料】 梨 2 个，银耳 15 克，冰糖适量。

【制　作】

(1)将梨洗净，去皮，去核，切条；银耳用水泡好，洗净，去杂质。

(2)锅置火上，注水适量，加入梨条、银耳、冰糖，烧沸后用小火熬 10 分钟即可。

【功　效】 具有润肺，止咳，养喉的功效。常食可美容助颜。

花生排骨汤

【原　料】 猪排骨 500 克，花生仁 100 克，葱、姜、精盐、料酒、味精、胡椒粉各适量。

【制　作】

(1)将猪排骨剁小块，入开水锅中氽透，捞出，入清水漂清。

(2)锅置火上，放入排骨块，加水、姜块、葱、料酒烧沸，移小火烧沸炖七成烂，下花生仁炖烂，加入精盐、味精，并撒上胡椒粉即可。

【功　效】 具有补中益气，健脑延寿的功效。

花生薏仁瘦肉汤

【原　料】 花生仁、薏苡仁各 50 克，猪瘦肉 150 克，精盐少许。

【制　作】 将花生仁、薏苡仁洗干净，放入砂锅内，加水 5 碗，炖煮至熟透；猪瘦肉切片，下锅炖熟，加精盐调味即可。

【功　效】 具有滋润皮肤，健脑延寿的功效。

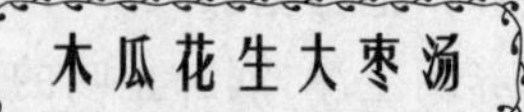

木瓜花生大枣汤

【原　料】 木瓜1个，花生仁100克，核桃仁50克，大枣6枚，红糖适量。

【制　作】

(1)将木瓜去皮，洗净，切成粗块；花生仁洗净；核桃仁洗净，浸泡30分钟后去除外衣；大枣去核。

(2)将木瓜、花生仁、核桃仁、大枣共置锅内，加水6碗，煲至花生仁熟透，加红糖调匀即可。

【功　效】 益血补血，解毒去湿。适用于保胎。

木瓜银杏饮

【原　料】 木瓜1个，银杏25克，冰糖适量。

【制　作】 将木瓜洗净，切碎，银杏择洗干净，一起放入锅中，加水适量，置火上烧至熟烂，去渣，加冰糖，炖至糖化即可。

【功　效】 具有润肺消喘，解毒去湿，美容养颜的功效。

橘子羹

【原　料】 橘子300克，山楂糕丁40克，糖桂花、白糖各适量。

【制　作】 橘子去皮、橘络及子，切丁；锅中入水烧热，入白糖。待糖汁沸时去浮沫，将橘丁入锅撒上山楂糕丁、糖桂花即可。

【功　效】 具有开胃理气，止咳润肺的功效。

银耳橘羹

【原　料】 水发银耳100克，橘瓣200克，白糖适量。

【制　作】 将银耳去蒂，洗净，用小火煮透，加入白糖、清水，

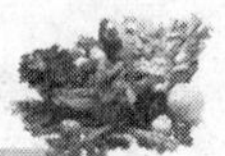

改为大火炖。待银耳质地黏软时，加橘瓣烧沸，起锅盛入大汤碗中即可。

【功　效】具有提高人体的免疫能力和肝脏解毒能力的功效。银耳与滋润、止咳、化痰的橘合食，可作为肺热咳嗽、肺燥干咳、痰中带血等病症患者的辅助食疗佳品。

枸杞鱼片汤

【原　料】枸杞子50克，鱼肉200克，精盐、香油各适量。

【制　作】

(1)把枸杞子择洗干净；鱼肉切片。

(2)锅置火上，加入适量水烧沸，下入枸杞子烧出味，下精盐、香油调味，再放入鱼片烧熟即可。

【功　效】具有补肾益肝的功效。对肾虚精血不足，腰脊酸痛等症有一定辅助疗效。

冰糖枸杞百合汤

【原　料】百合250克，枸杞子25克，冰糖200克。

【制　作】

(1)将百合洗净，枸杞子用热水泡软，冰糖敲碎。

(2)锅置火上，注水投入百合和冰糖烧沸，再煮3分钟，投入枸杞子再煮几分钟即可。

【功　效】具有润肺清肝，滋肾益气，补虚劳，强筋骨的功效。

菠萝银耳

【原　料】银耳50克，菠萝100克，冰糖100克。

【制　作】

(1)将银耳用温水泡涨，洗净；菠萝洗净，去皮，切片。

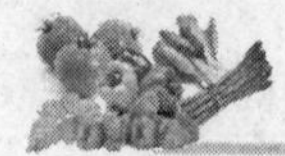

(2)锅置火上,注入清水,下入冰糖,沸后投入银耳、菠萝片,再煮沸倒碗内即可。

【功　效】 具有滋阴养胃,利尿消肿的功效。女性久食可美容、延缓衰老。

莲子枸杞汤

【原　料】 莲子400克,枸杞子25克,白糖适量。

【制　作】

(1)将枸杞子用冷水淘洗干净;莲子用开水浸泡,剥去外皮,取出莲子心。

(2)锅内加清水,放莲子煮透,加入适量白糖溶化,放入枸杞子稍煮,出锅装碗即可。

【功　效】 此汤由莲子配以滋补强壮、补血益精明目的枸杞子,经烹制而成。枸杞子含有丰富的维生素C、维生素B_1、维生素B_2等多种维生素,还具有保肝、降低血糖等作用。常食此菜,不但对脑有增智作用,而且可作为肝肾不足,目昏眩晕、神经衰弱、失眠等病症患者的食疗佳品。

莲子百合汤

【原　料】 莲子、百合各25克,羊瘦肉150克,精盐适量。

【制　作】

(1)莲子去皮和心,放入砂锅内,加水适量,置火上烧沸。

(2)羊肉切成小块,与百合一同放入砂锅内煮熟,加精盐调味即可。

【功　效】 百合有补脑,清心抗衰老的作用,莲子益气强身,配以羊肉组成滋补菜肴,健康人食用能强身健体。同时,适用于肺燥、干咳、神志恍惚、失眠多梦等患者。

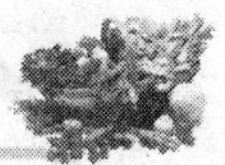

莲子芡实猪肉汤

【原 料】 莲子、芡实各250克，猪瘦肉100克，精盐、味精各适量。

【制 作】

(1)将莲子去皮和心，放入锅内，加水煮沸。

(2)猪瘦肉洗净，切片，同芡实一起放入锅内，烧后放入精盐、味精调味即可。

【功 效】 芡实有益精气，强志，令耳目聪明的功效，配以补虚，强壮的猪肉及莲子，组成很好的益智健脑菜肴；还适用于心悸失眠、虚烦、消渴等。

竹荪莲子汤

【原 料】 竹荪25克，鲜莲子50克，嫩丝瓜50克，笋片50克，味精、精盐、高汤各适量。

【制 作】

(1)竹荪先用冷水泡发好，捞起，修去两头，洗净泥沙，切成斜形块，放在冷水中浸泡；鲜莲子放入开水锅中焯10分钟，刷去莲衣，捞起洗净，用冷水浸泡；丝瓜刮去外皮，去瓤，切成菱形小片。

(2)竹荪、鲜莲子、笋片一起下开水锅中焯几分钟，放入丝瓜片，再焯几分钟捞出，放入汤碗。

(3)锅内放入高汤、精盐、味精，烧沸，盛入放竹荪、莲子、丝瓜的碗中即可。

【功 效】 竹荪具有滋补强壮，益气补脑，宁神健体的功效。现代研究证明，竹荪含丰富蛋白质、脂肪、糖类，谷氨酸的含量特别丰富，配以养心补脾，益肾，涩精的莲子、丝瓜做成此汤，具有滋补，健脑，清热，消痰，利水的功效。

莲子银耳汤

【原　料】 莲子(鲜品)50 克,水发银耳 150 克,精盐、味精、料酒、白糖、高汤各适量。

【制　作】

(1)将莲子剥皮,去心,放入开水中焯透,捞入碗中。

(2)银耳去杂质,洗净,放入碗中,并加少量高汤,入屉大火蒸约 5 分钟,放入莲子碗内。

(3)炒锅内放适量鲜汤,加入料酒、精盐、白糖、味精,烧沸,注入碗内即可。

【功　效】 银耳具有增强细胞免疫功能,益气和血,强心补脑,滋阴降火等功效。

冰糖炖莲子

【原　料】 蒸好的莲子 200 克,山楂糕丁 25 克,鸡蛋(用蛋清)1 个,冰糖 100 克,白糖 150 克。

【制　作】

(1)将蒸好的莲子用开水汆一下捞出,将冰糖捣碎。将冰糖、白糖和蛋清放碗内,添水 4 勺用筷子打开。

(2)锅置火上,倒入糖水蛋清汁,用筷子打一下,汁沸时撇去浮沫,见糖水湛清即下入莲子,稍炖片刻,待莲子漂起时起锅盛碗,撒上山楂糕丁即可。

【功　效】 具有清润益气的功效。本品为女性养颜美容滋补佳品。